大腸ポリペクトミー・
EMR *2025*

Web動画 ▶▶▶

Polypectomy and EMR for the colon and rectum

編集 堀田 欣一

日本メディカルセンター

● 編　集

堀田　欣一　静岡県立静岡がんセンター内視鏡科　部長

● 執　筆（執筆順）

木村　英憲　滋賀医科大学医学部附属病院光学医療診療部

重田　浩平　昭和医科大学江東豊洲病院消化器センター

髙田　和典　静岡県立静岡がんセンター内視鏡科

岸田　圭弘　広島大学大学院医系科学研究科消化器内科学

島田清太郎　富山大学医学部第三内科

伊藤　紗代　静岡県立静岡がんセンター内視鏡科

上田　駿介　静岡県立静岡がんセンター内視鏡科

堀田　欣一　静岡県立静岡がんセンター内視鏡科

土井　拓矢　静岡県立静岡がんセンター内視鏡科

沼　圭次朗　静岡県立静岡がんセンター内視鏡科

平井　哲彦　静岡県立静岡がんセンター内視鏡科

籔内　洋平　神戸市立医療センター中央市民病院消化器内科

芦澤　　浩　山梨県立中央病院消化器内科

今井健一郎　静岡県立静岡がんセンター内視鏡科

奥村　大志　昭和医科大学横浜市北部病院消化器センター

横山英一郎　静岡県立静岡がんセンター内視鏡科

推薦の言葉

　静岡県立静岡がんセンター内視鏡科，堀田欣一先生が責任編集された「大腸ポリペクトミー・EMR 2025」の発刊を心から祝福したい．

　近年，大腸内視鏡治療については ESD に関する書籍が多くを占めるようになった．ESD 手技は画期的な手法で学会などにおいて瞬く間に席巻し，ESD 手技は標準治療にまで浸透してきた．

　が，「ESD 手技を習得したが，EMR が上手くできない」という声も耳にするようになり，このような状況のなかで ESD 手技以外の内視鏡治療を習得したいと願う医師にとって，朗報となる書籍である．

　腫瘍径だけからみた内視鏡的治療法は，10 mm 未満は cold polypectomy，10〜20 mm は hot polypectomy，20 mm 以上は ESD という位置づけである．

　ESD が登場するまでは EMR による分割切除も容認されていたが，局所再発リスクの観点から一括切除が推奨されている．本書では 20 mm 以上の病変をすべて ESD の対象とするのではなく，30 mm までの病変に対する内視鏡切除手技を，安全で確実に行う一括切除法についてさまざまな治療手技が具体的に紹介されている．また最良の処置具や薬剤なども客観的データと実臨床に基づいて詳細に解説されており，さらに活字では表現が難しい実技手技の詳しいコツなども鮮明な画像とともに解説がされている．内視鏡治療以外のことでも，前処置から病理検体の取り扱いに至るまで，日常診療に役立つ内容が満載であり，多くのことを勉強させていただいた．

　とくに共感を得たのは第Ⅳ章の病理診断とサーベイランスの項である．病理診断と内視鏡診断との一対一の対応をベースとした内視鏡・病理カンファレンスの継続から，実臨床のなかで内視鏡検査時に病変がおのずと病理組織像，ルーペ像がイメージできてくるということ．また大腸内視鏡検査は，ほかの検査法にはない内視鏡治療ができる最大のアドバンテージから大腸癌の死亡率抑制に大きく貢献している．しかしながら，本邦における癌死亡率のなかで大腸癌は女性 1 位，男性 2 位という現実であり，大腸癌死亡率抑制を目指すにはサーベイランス・コロノスコピーよりこれまで受けたことのない初回大腸内視鏡検診（first colonoscopy）の受診率向上が必要であることなど，まさに大腸癌撲滅を目指すわれわれ内視鏡医の思いが述べられている．

　本書は，内視鏡治療だけを取り上げたのではなく大腸内視鏡検査の本質の意義を

捉えており，多くの内視鏡医の先生方に読んでいただきたい良書である．

　静岡がんセンターの先生方に感謝を伝えるとともに，続編として大腸内視鏡診断や大腸癌検診についての新たな本を発刊してくれることを期待して，推薦の言葉としたい．

藤井隆広クリニック

藤井　隆広

序　文

　軟性大腸内視鏡の開発から10余年後の1969年に当時，米国のBeth Israel Medical Centerの外科医であった日本人医師の新谷弘実氏により，世界で初めて高周波電流を用いた大腸ポリペクトミーが実現された．同じ年にアポロ11号による人類初の月面着陸と音楽史上の伝説的イベントであるウッドストック・フェスティバルが開催された．振り返るとまさに激動の時代の最中に大腸ポリペクトミーは誕生したといえる．

　私が医師になった1990年代半ばには，大腸ポリープを切除する方法は，ポリペクトミー，EMRそしてhot biopsyしかなかった．上部消化管の内視鏡切除ではERHSE，EMRC，EMRL法などが報告されていたが，大腸領域で応用した報告は皆無であった．

　1990年代後半，内視鏡切除の世界に革命的な出来事が起きた．ESDの開発である．胃癌に対する切除法として開発されたESDは，数年のうちに大腸腫瘍に対して試みられるようになった．2000年以降の10年は多くの内視鏡医がESDの開発，普及に没頭した．2010年頃には先進的施設においては大腸ESDの技術はほぼ確立したように思う．

　その間，大腸ポリペクトミーやEMRにおいてはとくに目立った進歩や変化はなかった．2010年代に入り，後にcold revolutionと称される革命的な変化が起きた．cold polypectomyの開発である．National Polyp Studyの長期成績の報告から，大腸腺腫の全摘除，つまりクリーンコロンが大腸癌死亡を抑制することが明らかとなり，cold polypectomyは瞬く間に普及した．とくにスネアを用いたcold snare polypectomyは10mm未満のポリープの大部分に適応可能であり，さまざまな臨床試験のエビデンスから，各種ガイドラインにおいても第一選択の治療法として推奨されるに至った．

　近年，cold polypectomyとESDの間にあるターゲットである10〜20mmの大腸腫瘍に対する治療法についても，新しいアプローチがなされるようになった．欧米から開発が始まったunderwater EMRやpiecemeal CSPなどが有望な治療法と位置づけられている．

　一方，静岡がんセンターではTip-in EMR（先端刺入法EMR），cold snare EMR，LPPC（low-power pure-cut）-HSPなどの開発，評価に取り組んできた．最近では世界に先駆けてgel immersion EMRを大腸腫瘍の治療に応用した．新たな切除法を臨床試験として評価し，一定の成果も出ていると実感している．

　そんななかで，世界的潮流を踏まえたうえで，当院が取り組んできた新規の内視

鏡切除法を整理する時期にきていると考えた．本書の執筆は現在，当院に在籍しているスタッフ，レジデントに加えて，レジデントとして当院で研鑽を積み，現在，日本全国で活躍している卒業生の先生方に分担していただいた．内視鏡切除手技を中心としたが，その準備段階で必須と思われる診断手技や，治療後の病理評価，サーベイランスなどで必要な知識についても取り上げた．2025年時点で，もっともアップデートされた大腸ポリペクトミー・EMRの書籍が完成したと自負している．本書を手にして，日常診療に取り入れていただけることとなれば，編者，執筆者一同にとって望外の喜びである．

　最後に多忙な診療業務のなか，短期間で原稿を執筆していただいた先生方，ならびに本書を出版する機会を与えてくださった日本メディカルセンター編集部の方々に心から感謝申し上げます．

2025年4月

静岡県立静岡がんセンター内視鏡科　　堀田　欣一

本書で取り上げた新しい切除法

	対　象	難易度	長　所	短　所	将来展望
Cold snare EMR	10〜14mm 腺腫，SSL	EMRと同様	出血，穿孔のリスクほとんどなし	粘膜下層はとれないのでTis以深には適用不可	SSLへの適用
Low powered HSP	10〜14mm 腺腫，SSL Tis	CSPと同様	・出血，穿孔のリスク低い ・粘膜下層切除可能	特になし	・標準的切除法となりうる可能性あり ・EMRとの比較試験
UEMR GIEMR	15〜25mm 腺腫，Tis SSL（T1a）	・局注が不要 ・良い条件を出すために慣れ，工夫が必要	病変が浸水下で収縮し，周囲粘膜伸展されていないのでスネアリングが容易	・口側の辺縁が遺残しやすい ・水を貯めるのが難しい場面あり	・20mm以上でのエビデンス構築 ・SSLへの適用
Tip-in EMR	15〜25mm 腺腫，Tis，T1a NLS陽性含む	・EMRとほぼ同様 ・スネア刺入部位に工夫必要	・20mm以上でも根治性高い ・T1やNLS陽性も根治切除可能	穿孔リスクはEMRよりやや高い可能性あり	ESD適応病変の一部（30mm以下）への適用

Contents

第Ⅰ章　内視鏡治療に必要な大腸内視鏡診断学

❶ 腫瘍性病変の発見能を高めるために ──────────────────── 木村　英憲　16

　Ⅰ．観察手技の工夫／16
　Ⅱ．内視鏡機器，デバイスの工夫／17

❷ 病変径測定を正確に行うために ──────────────────── 重田　浩平　23

　Ⅰ．病変径測定の意義／23
　Ⅱ．病変径測定の方法／24
　Ⅲ．大腸ポリープに対する病変径測定における限界と新展開／25

❸ 腺腫・癌の質的診断，深達度診断の精度を高めるために ──────── 髙田　和典　29

　Ⅰ．腺腫・癌の鑑別診断／29
　Ⅱ．癌の深達度診断／31

❹ 鋸歯状病変の診断 ────────────────────────── 岸田　圭弘　37

　Ⅰ．鋸歯状病変の分類と特徴／37
　Ⅱ．鋸歯状病変の鑑別ポイント／42

第Ⅱ章　内視鏡治療に必要な基礎知識

❶ 大腸癌の抑制のためにはクリーンコロンが基本 ──────────── 島田清太郎　52

　Ⅰ．クリーンコロンとは／52
　Ⅱ．クリーンコロンをしないセミクリーンコロンが許容される経緯／52
　Ⅲ．クリーンコロンの実現可能性と有害事象と労力／53

❷ 外来内視鏡切除はどこまで可能？ ────────────────── 伊藤　紗代　57

　Ⅰ．当院の大腸内視鏡検査件数と治療法の変遷／57
　Ⅱ．外来内視鏡治療の適応／57
　Ⅲ．外来治療における鎮痙・鎮痛・鎮静／60
　Ⅳ．偶発症対策（後出血）と術後管理／61

❸ 抗血栓薬の取り扱い ················· 上田　駿介，堀田　欣一　63

　Ⅰ．消化器内視鏡診療ガイドラインにおける抗血栓薬の取り扱い／63
　Ⅱ．他臓器ガイドラインにおける抗血栓薬の取り扱い／67
　Ⅲ．大腸内視鏡治療の今後の展望／71

❹ 腸管洗浄法の種類と選択 ······················· 土井　拓矢　75

　Ⅰ．大腸内視鏡検査の腸管洗浄法に関するガイドライン／75
　Ⅱ．腸管洗浄剤の種類・特徴／75
　Ⅲ．腸管洗浄剤の選択／77
　Ⅳ．腸管洗浄剤による偶発症／78

❺ スネアの特性と選択 ················· 沼　圭次朗，堀田　欣一　81

　Ⅰ．スネアの特性／81
　Ⅱ．スネア選択のコツ／83
　Ⅲ．論文紹介／83

❻ 局注液の特性と選択 ················· 平井　哲彦，堀田　欣一　85

　Ⅰ．局注液の種類と特性／85
　Ⅱ．局注液の選択／87

第Ⅲ章　内視鏡切除法各論　　Web動画 ▶▶▶

❶ Cold snare polypectomy（CSP） ················· 籔内　洋平　90

　Ⅰ．CSP の歴史／90
　Ⅱ．CSP のガイドライン上の適応／90
　Ⅲ．CSP の理論的背景／91
　Ⅳ．CSP の適応に関するエビデンス／92
　Ⅴ．CSP の偶発症リスク／92
　Ⅵ．CSP におけるスネアの選択／93
　Ⅶ．CSP の手技のコツ／93
　Ⅷ．CSP の派生手技／96

❷ Hot snare polypectomy（HSP） ················· 髙田　和典　99

　Ⅰ．hot snare polypectomy（HSP）／99
　Ⅱ．低出力純切開波 hot snare polypectomy（LPPC-HSP）／101

❸ Conventional EMR ················· 沼　圭次朗，堀田　欣一　105

　Ⅰ．EMR の位置付け／105

Ⅱ．EMR の手技とコツ／105

Ⅲ．分割 EMR／111

Ⅳ．偶発症への対応／114

❹ Underwater EMR（UEMR） 芦澤　浩　115

Ⅰ．UEMR の開発・理論背景／115

Ⅱ．UEMR の特色―CEMR と比べて／115

Ⅲ．UEMR に関する臨床試験と CEMR の比較試験／116

Ⅳ．UEMR の適応病変／117

Ⅴ．UEMR のデメリット／117

Ⅵ．UEMR に必要な機材と準備／117

Ⅶ．UEMR の実際／118

Ⅷ．症例提示／120

❺ Gel immersion EMR（GIEMR） 芦澤　浩　126

Ⅰ．GIEMR の開発・特徴／126

Ⅱ．GIEMR の適応病変／126

Ⅲ．GIEMR に必要な機材と準備／127

Ⅳ．GIEMR の実際／127

Ⅴ．GIEMR のデメリット／129

Ⅵ．GIEMR に関連した研究／129

Ⅶ．症例提示／129

❻ Tip-in EMR 今井健一郎　133

Ⅰ．手技の概要／133

Ⅱ．Tip-in EMR の治療成績／136

❼ ESMR-L 伊藤　紗代　139

Ⅰ．直腸 NET における内視鏡治療選択／139

Ⅱ．直腸 NET における内視鏡治療の変遷／140

Ⅲ．直腸 NET に対する modified EMR／140

Ⅳ．ESMR-L による偶発症／144

❽ Hybrid ESD 奥村　大志　147

Ⅰ．hybrid ESD の概念と特徴／147

Ⅱ．hybrid ESD の適応病変／148

Ⅲ．SOUTEN®／148

Ⅳ．大腸 hybrid ESD の現状と課題／149

Ⅴ．hybrid ESD の実際―手技の流れとポイント／150

Ⅵ．症例提示／152

⑨ 治療法選択－ポリペクトミー・EMR と ESD の棲み分け ················· 堀田　欣一　155

Ⅰ．腫瘍径 10 mm 未満の病変／155
Ⅱ．腫瘍径 10〜19 mm の病変／156
Ⅲ．腫瘍径 20 mm 以上の病変／158

第Ⅳ章　切除後のマネジメント

① 切除後のクリッピング ················· 横山英一郎，堀田　欣一　164

Ⅰ．切除後のクリッピングを全例に行う必要性はない理由／164
Ⅱ．クリッピングによる予防止血を行うメリットが期待できる病変／165

② 検体処理の工夫 ················· 上田　駿介，堀田　欣一　167

Ⅰ．切除後検体の回収／167
Ⅱ．標本の展翅（貼り付け）／168
Ⅲ．展翅後標本の画像撮影のポイント／170
Ⅳ．病理医への依頼書の書き方／171

③ 病理診断のエッセンス ················· 重田　浩平，堀田　欣一　173

Ⅰ．内視鏡画像と病理診断の対比／173
Ⅱ．大腸 pT1 癌内視鏡切除後の追加外科切除基準／179

④ 切除後のサーベイランス－米国，欧州，日本のガイドラインの比較
················· 堀田　欣一　184

Ⅰ．低リスク腺腫群／184
Ⅱ．高リスク腺腫（NAA）群／186
Ⅲ．advanced neoplasia（AN）群／187
Ⅳ．分割切除後／187
Ⅴ．鋸歯状病変／188
Ⅵ．ポリープ切除後のサーベイランスの将来展望／188

⑤ エビデンス創出のための臨床研究 ················· 今井健一郎，堀田　欣一　191

Ⅰ．研究の立案／191
Ⅱ．試験デザイン／192
Ⅲ．研究対象の設定／192
Ⅳ．エンドポイント設定とサンプルサイズ設計／193
Ⅴ．研究実施体制の構築／193

略語一覧 12

本書の Web 動画につきまして 14

索　引 195

Column

- 技術向上の鍵は左手にあり！／22
- 挿入困難，どう突破する？／28
- 蠕動が止まらない…どうする？／50
- 多発ポリープ症例，所見ちゃんと覚えていますか？／56
- 処置具，すぐに出てきますか？／74
- 水の中で観る新たな世界〜underwater endoscopy の魅力〜／80
- 鼠径ヘルニアに注意！〜見落としがちな大腸内視鏡挿入の落とし穴〜／132
- 切除直後の大量出血，どうする？／146
- 外来コールド・ポリペクトミー，生活制限しなきゃダメですか？／162
- 大腸癌術前，ポリープ全部切除しなきゃダメですか？／172

略語一覧

AA	advanced adenoma	進行腺腫
ADR	adenoma detection rate	腺腫検出割合
AN	advanced neoplasia	
BLI	Blue Laser Imaging	
CADe	computer-aided detection	コンピュータ病変検出支援
CADx	computer-aided diagnosis	コンピュータ質的診断支援
CEMR	conventional endoscopic mucosal resection	内視鏡的粘膜切除術
CFP	cold forceps polypectomy	コールド・フォーセプス・ポリペクトミー
CRB	Certified Review Board	認定臨床研究審査委員会
CS	colonoscopy	大腸内視鏡検査
CS-EMR	cold snare endoscopic mucosal resection	
CSP	cold snare polypectomy	コールド・スネア・ポリペクトミー
DOAC	direct oral anticoagulant	直接経口抗凝固薬
EMR	endoscopic mucosal resection	内視鏡的粘膜切除術
EMR-C	EMR using a cap-fitted endoscope	
ESD	endoscopic submucosal dissection	内視鏡的粘膜下層剥離術
ESGE	European Society of Gastrointestinal Endoscopy	
ESMR-L	endoscopic submucosal resection with ligation device	
EUS	endoscopic ultrasonography	内視鏡的超音波断層法
FAP	familial adenomatous polyposis	家族性大腸腺腫症
GIE	gel immersion endoscopy	ゲルイマージョン内視鏡
GIEMR	gel immersion EMR	ゲルイマージョン内視鏡的粘膜切除術
HGD	high grade dysplasia	
HP	hyperplastic polyp	過形成性ポリープ
HSP	hot snare polypectomy	ホット・スネア・ポリペクトミー
IRB	Institutional Review Board	施設倫理審査委員会
JGES	Japan Gastroenterological Endoscopy Society	日本消化器内視鏡学会
JNET	The Japan NBI Expert Team	
LCI	Linked Color Imaging	
LPPC-HSP	low-power pure-cut HSP	
LST	laterally spreading tumor	側方発育型腫瘍

NBI	Narrow Band Imaging	狭帯域光観察
NET	neuroendocrine tumor	神経内分泌腫瘍
NPG	non-polypoid growth	
NT-tube	non-traumatic tube	
PAEM	per-anal endoscopic myectomy	経肛門内視鏡的筋層切除術
PCCRC	post-colonoscopy colorectal cancer	内視鏡検査後発生大腸癌
PECS	post-ESD coagulation syndrome	
PG	polypoid growth	
RCT	randomized controlled trial	ランダム化比較試験
SL	serrated lesion	鋸歯状病変
SPS	serrated polyposis syndrome	
SSL	sessile serrated lesion	
SSLD	SSL with dysplasia	
TSA	traditional serrated adenoma	鋸歯状腺腫
TXI	Texture and Color Enhancement Imaging	
UEMR	underwater EMR	浸水下内視鏡的粘膜切除術
US-MSTF	United States Multi-Society Task Force	

本書のWeb動画につきまして

動画配信につきまして

- 本サービスは動画共有サイトVimeo®を使用しています．
- 本書の動画配信期間は，本書最新刷発行日から5年間をめどとします．
  ただし，予期しない事情により，期間内であっても配信を停止する場合がございます．
- PCなどのOSのバージョン，通信環境，再生環境による再生状況は保証いたしかねます．これらの状況について，弊社は一切サポートいたしません．
- リンク先のWeb動画に関する諸権利は，著者，映像制作者および弊社に帰属します．無断複製・頒布，個人が本来の目的で再生する以外の使用は固く禁じます．
- 動画再生に関する通信費などの諸費用はご自身でご負担ください．
- 動画には音声は含まれておりません．

配信動画目次

- 本書の動画は，本書の該当する頁のQRコード，URLからご覧いただけます．
- 本書の動画は，下記の目次からもご覧いただけます．

Ⅲ-1 **Cold snare polypectomy**

https://qr.paps.jp/bypgn

Ⅲ-2 **Hot snare polypectomy ①**

https://qr.paps.jp/1DcUC

Ⅲ-2 **Hot snare polypectomy ②**

https://qr.paps.jp/RiLlk

Ⅲ-3 **Conventional EMR**

https://qr.paps.jp/GO9SH

Ⅲ-4 **Underwater EMR**

https://qr.paps.jp/FQQB

Ⅲ-5 **Gel immersion EMR**

https://qr.paps.jp/mhLg6

Ⅲ-6 **Tip-in EMR**

https://qr.paps.jp/A4gAa

Ⅲ-6 **Tip-in EMR ②**

https://qr.paps.jp/xgnST

Ⅲ-7 **ESMR-L**

https://qr.paps.jp/E3Lus

Ⅲ-8 **Hybrid ESD**

https://qr.paps.jp/QPlfP

I 内視鏡治療に必要な大腸内視鏡診断学

第Ⅰ章 内視鏡治療に必要な大腸内視鏡診断学

1 腫瘍性病変の発見能を高めるために

木村　英憲
滋賀医科大学
医学部附属病院
光学医療診療部

Key words　腺腫検出割合，観察技術，画像強調内視鏡

はじめに

　大腸内視鏡検査（colonoscopy；CS）において腺腫性病変を早期発見し，切除することは将来の大腸癌罹患および死亡抑制につながる[1),2)]．しかし，CSを施行したにもかかわらず発見される，内視鏡検査後発生大腸癌（post-colonoscopy colorectal cancer；PCCRC）が近年問題となっている．PCCRCの原因としてはポリープの見逃しが最多であるとされている[3)]．そのため，CSにおいて見逃しの少ない観察を行うことは将来のPCCRCの発生低減につながる．

　本稿では腫瘍性病変の発見能を高めるための工夫について，内視鏡医の観察手技，内視鏡デバイスの両側面からエビデンスをまじえて概説する．

Ⅰ．観察手技の工夫

❶ 抜去時間

　CSの質を確保するための指標としてまず抜去時間（観察時間）が挙げられる．抜去時間は腺腫検出割合（adenoma detection rate；ADR）に関連し，客観的な数値かつ検査時に意識できる技術的な要因であり，施行医が日常臨床で意識する必要のある指標と考えられる．実際，米国や欧州の消化器内視鏡学会ガイドラインでは6分以上の時間をかけて抜去時の観察を行うことを推奨している[4),5)]．これは2006年にBarclayらが，無病変症例に対する平均抜去時間6分以上の検査では6分未満の検査に比し，ADRが2倍以上高く（28.3％ vs. 11.8％，P＜0.001），抜去時間とADRの有意な相関を報告したことによる[6)]．また，抜去時間が6分以上と6分未満の術者群で比較すると，抜去時間の短い術者が検査を行った患者で2.3倍のPCCRCの発生を認めたという報告もあることから[7)]，一定の時間をかけて十分な観察を行うことは見逃しを減らすためにまず行うべき重要事項といえる．

　また最近のRCTでは抜去時間6分よりも9分でADRが向上しており（36.6％ vs. 27.1％，P＝0.001）[8)]，現時点では少なくとも9分前後の時間をかけて観察を行うことが理想的と考えられる[4)]．しかし，13分以上の抜去時間はADRに相関しないという報告もあり[9)]，ただいたずらに抜去時間を長くすればよいというわけではない．

　病変検出の最も重要な指標はあくまでADRであり，それを向上させるために抜去時間以上に意識すべきなのは，次項に述べる質の高い観察技術である．そのため，抜去時間ありきで検査を行うのではなく，質の高い検査手技を適用するためには少なくとも平均8～9分程度の抜

去時間を要するということを意識して日々の検査に努めていくことが重要である.

❷ 観察技術

客観的に評価しづらい項目であるが,日常臨床において腫瘍性病変の見逃しを減らすためには,抜去時間より意識する必要のある指標である.具体的には,①ひだ裏の観察,②残渣の洗浄・吸引除去,③適度な送気による管腔伸展,である[10),11)].

CS観察を録画したビデオを用い,上記3項目の観察技術をスコアリングした過去の検討では,ADRが高い群と低い群で抜去時間には有意差がなかったものの,観察技術スコアには2倍近い差が認められた[11)].そのため観察技術は,ADRを向上させるために,抜去時間と同等か,それ以上に重要である可能性がある.一般的にもひだ裏,直腸がポリープ見逃しの多い部位とされており[12)],これらの部位に留意し,上記手技を意識して観察することを心掛けてほしい.

❸ 反復観察

先述したように,PCCRCの原因はポリープの見逃しが大部分を占める[3)].PCCRC自体の特徴としては右側結腸に多く,腫瘍径は小さく,平坦型が多いと報告されている[3)].また,ほかの報告では左側結腸と比較し右側結腸でCSによる大腸癌死亡抑制効果が弱い(左側結腸:82%>右側結腸:53%)ことが示されている[13)].これらの結果から,右側結腸において見逃されたポリープの一部がPCCRCの原因である可能性があり,右側結腸におけるポリープ見逃しを低減するための観察法の工夫は重要と考える.

その工夫として,右側結腸の反復観察が報告されている.米国でも推奨されており[4)],反復観察を行うことで右側結腸のADRが有意に向上したという報告は複数ある[14)~16)].方法としては,順方向で2回観察する方法,2回目を反転して観察する方法があるが,ADRの観点で

の効果は同等とされており[14),15)],順方向,反転観察のいずれでもよいので病変の見逃しを減らすために反復観察を行い,とくに平坦な病変の見逃しがないか注意することが重要である.

ただし,反転観察の技術的成功率は100%ではないため[15)],そこに留意し症例に応じて反復観察法を選択する必要がある.また,反復観察の有用性を検討した今までの並行群間のRCTはすべて白色光のみでの観察であるため,画像強調を併用した反復観察の有用性も期待できるが,今後のエビデンスの蓄積が待たれる.

■ II. 内視鏡機器,デバイスの工夫

❶ 先端フード

見逃しの少ない病変発見においては,死角の少ない網羅的な観察が重要となる.先端フードは,比較的安価かつ容易に使用することができるデバイスであり,大腸粘膜を押さえ込むことによりひだ裏や腸管屈曲部など,通常観察において死角になりうる部位の観察を可能にする.先端フードの有用性を検討した過去のメタ解析では,先端フードなし群と比較してポリープ発見率は有意に向上した(相対リスク比1.08,95%信頼区間[95% CI] 1.00-1.17)としている[17)].さらに,サブグループ解析では,短くフードを装着する(≦4 mm)ことは高いポリープ発見率と有意に相関しており,大腸内視鏡の広い視野角を生かすためにも,観察時フードは短めに装着することが望ましい.

日本国内で販売されている先端フードはおもに透明フードと黒フードに分かれる.筆者は観察やスネアによるポリープ切除までは,通称wavy capと呼ばれる黒フード(MAJ-2187/2257,オリンパス社)を用いている.その理由は2点ある.1つは先端に凹凸があるため,フードが画面内に映り込まないように調整でき,粘膜と距離を保って良好な視野を保ちつつも,フードがない場合と同様の画像撮影が可能である点である.もう1つはリユースが可能であり,ディスポーザブルの透明フードと比較してコス

トを抑えられる点である．一方，挿入に関して
は十分な硬さを有し，より大腸粘膜との距離を
保ちやすい透明フードのほうが挿入しやすく，
実際そのような報告もある[18]．しかし，CSの第
一の目的は大腸ポリープを見逃しなく発見し切
除することで将来の大腸癌罹患および死亡を抑
制することであり，できれば挿入よりも観察に
重点を置いた先端フードの選択が望ましい．そ
のため，ESDなどの高度な内視鏡治療を行う場
合を除き，黒フードを第一選択として検査を行
うことが見逃しの少ない観察，きれいな写真撮
影，コストの面でより良い可能性がある．

❷ 画像強調内視鏡

1) 色素・コントラスト法（インジゴカルミン・コントラスト法）

色素法はコントラスト法，染色法などに細分
類されるが，観察に焦点を置き，本稿ではコン
トラスト法のみについて言及する．

コントラスト法とは色素を散布して病変の隆
起や陥凹を明瞭化する方法である．最も汎用さ
れているのはインジゴカルミンであり，範囲診
断から質的診断まで幅広く使用されている．病
変発見における色素内視鏡と通常内視鏡の
RCTのメタ解析（10件中8件がインジゴカル
ミンを用いた研究）では，ADR，進行腺腫発見
割合，鋸歯状病変発見割合が色素内視鏡で有意
に高かった[19]．しかし，以降に示す光デジタル
法での観察に比べると，色素の準備や大腸内散
布に伴い検査時間が延長することが短所であ
り[20),21]．観察時における方法として普及してい
ないのが現状である．患者負担，術者負担を考
慮すると，全大腸色素散布内視鏡は鋸歯状ポリ
ポーシス症候群などの大腸癌リスクが非常に高
い患者のみに行う[22]のが現実的かもしれない．

2) NBI，Blue Laser Imaging（BLI）

NBIは酸化型ヘモグロビンの吸収波長である
415 nmおよび540 nmを照射光とし，粘膜の表
面血管や構造を明瞭化する狭帯域光観察モード
を指す．現在，消化管腫瘍の発見および診断に
幅広く使用されているが，第一世代のNBIは
中・遠景での画像が暗かったため，発見には適
しておらず，2012年のメタ解析でも通常光観察
と比較してNBIで腺腫やポリープの発見割合
を向上させる結果とはならなかった[23]．しかし
その後，EVIS LUCERA ELITEシステム（オ
リンパス社）が登場したことにより，NBIにお
いても明るい画像を得ることができるように
なった．以降NBIにおけるポリープ発見能向上
の報告がなされるようになり，2019年のRCT
のメタ解析においてNBIは白色光観察と比較
して有意にADRを向上し，とくに前処置が良
好な場合や平坦な病変に対してより効果的であ
ると報告された[24]．現在はEVIS X1（オリンパ
ス社）というさらに新しい内視鏡システムが開
発され，第二世代NBIより明るく高画質な観察
が可能になっているため，ADRのさらなる向
上が期待される．

BLIも410 nmおよび450 nmの2つの短波長
のレーザー光を用いた狭帯域光観察モードの1
つである．こちらも画像の暗さを克服した
BLI-brightという，中・遠景でも明るい画像が
得られる病変発見に適したモードがある．過去
に報告された多施設前向きRCTでは1回の検
査で検出された患者当りの平均腺腫数は白色光
観察よりもBLI-brightモードで多かったとし
ており[25]，NBIと同様，ポリープ検出に大いに
貢献する可能性がある．

3) Linked Color Imaging（LCI）

LCIは，BLIモードと同じ波長のレーザー光
を用いており，450 nmの白色用レーザーの光
量を強くし，白色成分と赤色成分をより強調す
ることで病変の発赤をより視認しやすくする
モードであり，白色光観察に似た画像での観察
が可能なことが特徴である．並行群間国際多施
設RCTの結果では，LCIは白色光観察と比較
してポリープ，腺腫，鋸歯状病変すべての発見
割合が向上した（68.6％ vs. 59.5％，P＜0.01；
58.7％ vs. 46.7％，P＜0.01；4.8％ vs. 2.8％，P＜
0.01）と報告されている[26]．そのため，白色光

観察に慣れている内視鏡医として本モードは使用しやすく，同時に病変の見逃しを減らすことができる有用なモダリティである可能性がある．

一方，NBIとLCIのポリープ発見割合を比較したRCTではNBIはLCIよりもポリープ発見割合，鋸歯状病変発見割合が有意に高かったと報告している[27]．しかし，両群ともに約20%のポリープを見逃していた．そのため，画像強調内視鏡を使用した場合でも潜在的に病変見逃しが発生することを理解し，とくにひだの高い右側結腸では必要時反復観察を行うことを考慮すべきである．

4）Texture and Color Enhancement Imaging（TXI）

TXIは，白色光観察で撮影された画像を構造画像と明るさ・色成分であるベース画像に分離し，それぞれ個別に強調することで，病変のコントラストをより向上させることができるモードであり，先述した内視鏡システムEVIS X1（オリンパス社）から使えるようになった．TXIにおける最近の本邦の報告では，TXIは白色光と比較して腺腫やポリープの発見率が有意に向上し，とくに平坦病変の発見能が向上したという多施設後ろ向き試験の結果が出ており[28]，今後病変の見逃しを減らす期待が持てる画像モードである．TXIにはcolor tone enhancementを加えたmode 1，加えていないmode 2があるが，TXI mode 1はTXI mode 2やNBI，白色光観察と比較して視認性が向上するという報告[29]があることから，TXIを使用するのであれば基本的にはTXI mode 1の使用が推奨されるであろう．TXIは開発されてまだ期間が経っておらず，前向き臨床研究の報告は少ない．最近報告された多施設国際RCTの結果では，TXIは白色光観察と比較してADRが有意に高く（58.9% vs. 42.7%，P＜0.001），とくに10mm未満の病変検出に効果的であったとしている[30]．

このように画像強調内視鏡はボタン1つで病変発見能向上に寄与できる簡便かつ有用な方法である．しかし，NBI，BLI，LCI，TXIのそれぞれの使い分けについては十分明らかにはされておらず，今後のエビデンスの蓄積が期待される．また内視鏡医自身の慣れも必要であり，それぞれの画像強調の特徴を理解し，腸管内の観察条件や症例に応じて使い分けていくことが望ましい．

❸ 内視鏡AI（人工知能）

AIの発展は目覚ましく，2010年代にディープラーニングが登場してから，従来の機械学習技術よりもコンピュータ支援システムの開発が容易になり，大腸内視鏡分野でも研究開発が盛んとなった．そのなかで大腸病変検出支援を行うAIは"CADe"と呼ばれている．2019年に実臨床で行われた初のRCTが報告され，その結果，通常観察群と比較してCADe群で有意にADRが向上した（29.1% vs. 20.3%，P＜0.001）[31]．その後も多数の報告がなされ，メタ解析の結果でもCADeはADRを約10%向上させると報告しており[32),33]，腫瘍性病変の発見能を高めるために非常に有用なデバイスと考えられた．しかし，このADR上昇の大きな要因は微小腺腫発見の増加によるところが大きいため，実際に大腸癌死亡抑制に関与するかどうかは不明であり，今後さらなる検証が必要である．

また，最近ではLCIなどの画像強調内視鏡[34]やEndocuffなどの先端フードを装着した内視鏡[35),36]においてもCADeを併用するとADRを有意に向上させると報告されており，今まで述べてきた内視鏡デバイスとCADeを併用することで，さらに病変発見能を向上させることができる可能性がある．

おわりに

腫瘍性病変の発見能を高めるための工夫について観察手技，デバイスの両側面からエビデンスをまじえ紹介した．自身の観察技術を向上させるための日々の鍛錬はもちろん重要であるが，どのようなモダリティが腫瘍性病変の発見向上に寄与するのか知っておくと，日常臨床に

おいてさらに見逃しを少なくする質の高い内視 幸いである.
鏡検査を提供できる. 本稿がその一助になれば

文献

1) Winawer SJ, Zauber AG, Ho MN, et al : Prevention of colorectal cancer by colonoscopic polypectomy. The National Polyp Study Workgroup. N Engl J Med 1993 ; 329 : 1977-1981

2) Zauber A, Winawer S, O'Brien M, et al : Colonoscopic polypectomy and long-term prevention of colorectal-cancer deaths. N Engl J Med 2012 ; 366 : 687-696

3) le Clercq CMC, Bouwens MWE, Rondagh EJA, et al : Postcolonoscopy colorectal cancers are preventable : a population-based study. Gut 2014 ; 63 : 957-963

4) Keswani R, Crockett S, Calderwood A : AGA clinical practice update on strategies to improve quality of screening and surveillance colonoscopy : Expert review. Gastroenterology 2021 ; 161 : 701-711

5) Rembacken B, Hassan C, Riemann JF, et al : Quality in screening colonoscopy : position statement of the European Society of Gastrointestinal Endoscopy (ESGE). Endoscopy 2012 ; 44 : 957-968

6) Barclay R, Vicari J, Doughty A, et al : Colonoscopic withdrawal times and adenoma detection during screening colonoscopy. N Engl J Med 2006 ; 355 : 2533-2541

7) Shaukat A, Rector T, Church T, et al : Longer withdrawal time is associated with a reduced incidence of interval cancer after screening colonoscopy. Gastroenterology 2015 ; 149 : 952-957

8) Zhao S, Yang X, Meng Q, et al : Impact of 9-minute withdrawal time on the adenoma detection rate : A multicenter randomized controlled trial. Clin Gastroenterol Hepatol 2022 ; 20 : e168-e181

9) Desai M, Rex D, Bohm M, et al : Impact of withdrawal time on adenoma detection rate : results from a prospective multicenter trial. Gastrointest Endosc 2023 ; 97 : 537-543.e2

10) Rex DK : Colonoscopic withdrawal technique is associated with adenoma miss rates. Gastrointest Endosc 2000 ; 51 : 33-36

11) Lee R, Tang R, Muthusamy VR, et al : Quality of colonoscopy withdrawal technique and variability in adenoma detection rates (with videos). Gastrointest Endosc 2011 ; 74 : 128-134

12) Pickhardt P, Nugent P, Mysliwiec P, et al : Location of adenomas missed by optical colonoscopy. Ann Intern Med 2004 ; 141 : 352-359

13) Nishihara R, Wu K, Lochhead P, et al : Long-term colorectal-cancer incidence and mortality after lower endoscopy. N Engl J Med 2013 ; 369 : 1095-1105

14) Desai M, Bilal M, Hamade N, et al : Increasing adenoma detection rates in the right side of the colon comparing retroflexion with a second forward view : a systematic review. Gastrointest Endosc 2019 ; 89 : 453-459.e3.

15) Kushnir V, Oh Y, Hollander T, et al : Impact of retroflexion vs. second forward view examination of the right colon on adenoma detection : a comparison study. Am J Gastroenterol 2015 ; 110 : 415-422

16) Tang RSY, Lee JWJ, Chang L-C, et al : Two vs one forward view examination of right colon on adenoma detection : An international multicenter randomized trial. Clin Gastroenterol Hepatol 2022 ; 20 : 372-380.e2.

17) Ng S, Tsoi KKF, Hirai H, et al : The efficacy of cap-assisted colonoscopy in polyp detection and cecal intubation : a meta-analysis of randomized controlled trials. Am J Gastroenterol 2012 ; 107 : 1165-1173

18) Kondo S, Yamaji Y, Watabe H, et al : A randomized controlled trial evaluating the usefulness of a transparent hood attached to the tip of the colonoscope. Am J Gastroenterol 2007 ; 102 : 75-81

19) Antonelli G, Correale L, Spadaccini M, et al : Dye-based chromoendoscopy for the detection of colorectal neoplasia : meta-analysis of randomized controlled trials. Gastrointest Endosc 2022 ; 96 : 411-422

20) Pohl J, Schneider A, Vogell H, et al : Pancolonic chromoendoscopy with indigo carmine versus standard colonoscopy for detection of neoplastic lesions : a randomised two-centre trial. Gut 2011 ; 60 : 485-490

21) Hurt C, Ramaraj R, Farr A, et al : Feasibility and economic assessment of chromocolonoscopy for detection of proximal serrated neoplasia within a population-based colorectal cancer screening programme (CONSCOP) : an open-label, randomised controlled non-inferiority trial. Lancet Gastroenterol Hepatol 2019 ; 4 : 364-375

22) López Vicente J, Rodríguez Alcalde D, Hernández L, et al : Panchromoendoscopy increases detection of polyps in patients with serrated polyposis syndrome. Clin Gastroenterol Hepatol 2019 ; 17 : 2016-2023.e6.

23) Dinesen L, Chua T, Kaffes A : Meta-analysis of narrow-band imaging versus conventional colonoscopy for adenoma detection. Gastrointest Endosc 2012 ; 75 : 604-611

24) Atkinson NSS, Ket S, Bassett P, et al : Narrow-band imaging for detection of neoplasia at colonoscopy : A meta-analysis of data from individual patients in randomized controlled trials. Gastroenterology 2019 ; 157 : 462-471

25) Ikematsu H, Sakamoto T, Togashi K, et al : Detectability of colorectal neoplastic lesions using a novel endoscopic system with blue laser imaging : a multicenter randomized controlled trial. Gastrointest Endosc 2017 ; 86 : 386-394

26) Suzuki S, Aniwan S, Chiu H-M, et al : Linked-color imaging detects more colorectal adenoma and serrated lesions : An international randomized controlled trial. Clin Gastroenterol Hepatol 2023 ; 21 : 1493-1502.e4.

27) Leung W, Guo C-G, Ko MKL, et al : Linked color imaging versus narrow-band imaging for colorectal polyp detection : a prospective randomized tandem colonoscopy study. Gastrointest Endosc 2020 ; 91 : 104-112.e5.

28) Sakamoto T, Ikematsu H, Tamai N, et al : Detection of colorectal adenomas with texture and color enhancement imaging : Multicenter observational study. Dig Endosc 2023 ; 35 : 529-537

29) Tamai N, Horiuchi H, Matsui H, et al : Visibility evaluation of colorectal lesion using texture and color enhancement imaging with video. DEN Open 2022 ; 2 : e90

30) Antonelli G, Bevivino G, Pecere S, et al : Texture and color enhancement imaging versus high definition white-light endoscopy for detection of colorectal neoplasia : a randomized trial. Endoscopy 2023 ; 55 : 1072-1080

31) Wang P, Berzin T, Glissen Brown J, et al : Real-time automatic detection system increases colonoscopic polyp and adenoma detection rates : a prospective randomised controlled study. Gut 2019 ; 68 : 1813-1819

32) Barua I, Vinsard DG, Jodal HC, et al : Artificial intelligence for polyp detection during colonoscopy : a systematic review and meta-analysis. Endoscopy 2021 ; 53 : 277-284

33) Hassan C, Spadaccini M, Mori Y, et al : Real-time computer-aided detection of colorectal neoplasia during colonoscopy : A systematic review and meta-analysis. Ann Intern Med 2023 ; 176 : 1209-1220

34) Miyaguchi K, Tsuzuki Y, Hirooka N, et al : Linked-color imaging with or without artificial intelligence for adenoma detection : a randomized trial. Endoscopy 2024 ; 56 : 376-383

35) Lui T, Lam C, To E, et al : Endocuff with or without artificial intelligence-assisted colonoscopy in detection of colorectal adenoma : A randomized colonoscopy trial. Am J Gastroenterol 2024 ; 119 : 1318-1325

36) Spadaccini M, Hassan C, Rondonotti E, et al : Combination of mucosa-exposure device and computer-aided detection for adenoma detection during colonoscopy : A randomized trial. Gastroenterology 2023 ; 165 : 244-251.e3.

Column

📝 技術向上の鍵は左手にあり！

- 大腸内視鏡の基本操作といえば，「左手でアングル，右手でスコープ」が鉄則です．でも，初心者のうちにやりがちなミスがあります．それは…右手をスコープから離してアングル操作してしまうこと！　これでは，いつまでたってもエキスパートへの道は遠いかもしれません（筆者の独断ですが）．
- 最初は「左手だけで上下と左右のアングルを操るなんて無理！」と思うかもしれませんが，そこは練習あるのみ．コツは，操作していないほうのアングルをしっかり固定すること．固定が甘いと視野が安定せず，スコープが「ふらふら状態」になってしまいます．
- この左手操作を極めれば，右手の負担が減り，スムーズに多くの作業がこなせるようになります．たとえば，左右アングルの彎曲角度は上部用スコープでは 100°ですが，大腸用スコープでは 160°もあります．この性能を使いこなせるようになれば，病変を視野のど真ん中に捉えるのも，スネアの展開位置を調整するのも，簡単にできるようになります．
- さらに，左右アングル操作をマスターすれば，挿入，抜去，観察など基本操作すべてがワンランク上がるのは間違いありません．そして，このスキルは ESD を習得するうえでも欠かせないものです．左手の指は，それぞれ独立して動くことが求められるので，指の筋力も鍛える必要があります．「指の筋力トレーニングって何？」と思うかもしれませんが，当院ではレジデントにこれを推奨しています．左手のスキル向上こそが，内視鏡技術の向上への近道！　ぜひ，日々のトレーニングに取り入れてみてくださいね．

（堀田　欣一）

第I章 内視鏡治療に必要な大腸内視鏡診断学

2 病変径測定を正確に行うために

重田 浩平
昭和医科大学
江東豊洲病院
消化器センター

Key words　病変径測定，大腸ポリープ，メジャー鉗子

はじめに

　大腸ポリープはその病変径によって，5 mm以下は微小病変（diminutive），6〜9 mmは小型病変（small），10 mm以上は大型病変（large）のカテゴリーに分類して取り扱う[1]．また10 mm以上，高異型度腺腫，villous成分を有する病変はadvanced adenomaと定義され，大腸癌のサロゲート・マーカーとして広く用いられている．またポリープの病変径は，その病変に対する治療選択を行ううえで重要な因子である[2〜4]．大腸ポリープの病変径は診断から治療方針決定，治療後のサーベイランスまでさまざまな側面で重要な因子である．
　本稿では，適切な病変径測定の意義や病変径測定を正確に行うための工夫について概説する．

I. 病変径測定の意義

❶ 大腸ポリープの病変径ごとの担癌率

　大腸ポリープにおける大腸癌の頻度は病変径によって異なることが知られている．腫瘍性病変の長径では，5 mm以下の病変における癌の相対危険率を1とすると，径6〜10 mmでは7.2，11〜20 mmでは12.7，20 mmより大きい病変では14.6倍と報告された[5]．後述するような治療方針選択を行ううえで，病変径によって一括切除割合，完全切除割合が異なるために，病変径測定を正確に行う必要がある．とくに，病変径10 mm以上の病変については通電切除を行うかどうかを決定する因子となることや，本邦では最大径20 mm以上の早期癌，または最大径5〜10 mmの神経内分泌腫瘍に対してESDが保険適用されることを踏まえると，治療方針決定前に正確に計測することが必須である．

❷ 内視鏡切除後のサーベイランス間隔

　日本消化器内視鏡学会（JGES）「大腸内視鏡スクリーニングとサーベイランスガイドライン」，European Society of Gastrointestinal Endoscopy（ESGE）やUnited States Multi-Society Task Force（US-MSTF）が発刊するガイドラインでは，腺腫性ポリープの個数と最大径，病理組織診断（villous成分やhigh grade dysplasiaの有無）により推奨される全大腸内視鏡検査間隔が設定される．10 mm以上の腺腫性病変を切除した場合は，3年後のサーベイランス全大腸内視鏡検査が推奨される．一方，10 mm以下の腺腫2病変以下であれば，JGESでは3〜5年後の大腸内視鏡サーベイランス，US-MSTFでは7〜10年後の大腸内視鏡サーベイランス，ESGEではスクリーニングに戻すことが推奨されている．これは大腸ポリープの病変径

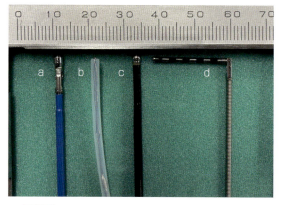

図1 当院で病変径測定の基準として使用しているデバイスと先端径
a：ジャンボコールドポリペクトミー鉗子（Endo-Jaw Jumbo，オリンパス社）；約3mm．
b：高周波スネア（SnareMaster Plus，10mm径，オリンパス社）；約2.5mm．
c：NTチューブ（オリンパス社）；約3mm．
d：メジャー鉗子（オリンパス社）；20mm（1目盛り2mm）．

が，その後のサーベイランス方法に影響を与えることを意味する．

しかし，内視鏡診断時に計測した大腸ポリープの病変径は，切除後に測定した病変径と比較して，過大評価していることが示された[6]．さらに病変径測定の不確定さにより，10～35％の症例で不適切なサーベイランス間隔を割り当てられていることが示唆された[7,8]．これらを考慮すると，病変径測定は大腸腫瘍内視鏡切除後のマネージメントに大きな役割を担うと考える．

II．病変径測定の方法

筆者らは，前述したとおり病変径測定が大腸ポリープのマネージメントに重要な役割をもつため，全大腸内視鏡検査で大腸ポリープを発見し，内視鏡診断および内視鏡切除する場合，必ず内視鏡下でなんらかのデバイスを用いて腫瘍径を測定している．日常臨床において，病変径測定の基準として用いるデバイスを図1に示した．そのデバイスごとの使い分けを概説する．

❶ 微小病変や小型病変に対する計測

小型病変に対するCSP前や10mm前後の病変に対する内視鏡精査や内視鏡切除前には，全例で内視鏡切除を行う前にデバイスの先端径を基準として，内視鏡下での病変径を測定し，その画像を撮影する．使い分けとしては，微小〜小型病変では，切除に用いるジャンボコールドポリペクトミー鉗子（EndoJaw Jumbo，オリンパス社）や高周波スネア（SnareMaster Plus，オリンパス社または，Captivator™ II，ボストン・サイエンティフィック社）のシース径を用いて（図2a，b），また癌の可能性がある病変ではn-traumatic（NT）チューブ（オリンパス社）を用いて（図2c），病変径測定を行うことが多い．

❷ 大型病変に対する計測

大型の病変に対しては，デバイスの先端径を計測基準にして病変径を計測することは困難である．筆者らの施設では，大型の病変に対する内視鏡切除を行う場合やESD適応を検討する場合，さらに臨床試験への参加が考慮される病

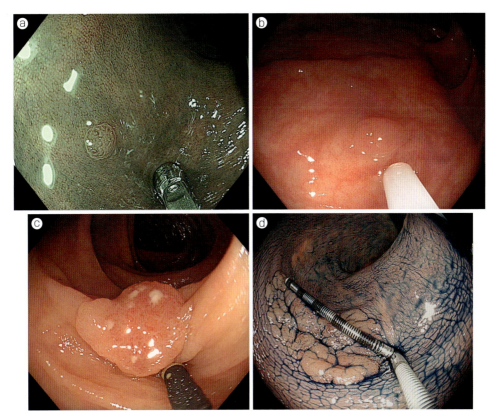

図2 デバイスごとの病変径測定例
a：ジャンボコールドポリペクトミー鉗子（3 mm）を用いた測定．上行結腸の腺腫であり3 mmと計測．
b：高周波スネアのシース（2.5 mm）を用いた測定．下行結腸の腺腫であり4 mmと計測．
c：NTチューブ（3 mm）を用いた測定．上行結腸の早期大腸癌であり12 mmと計測．
d：メジャー鉗子（20 mm）を用いた測定．直腸Rbの早期大腸癌であり22 mmと計測．

変に対して適格性を評価する場合などにおいて，メジャー鉗子（オリンパス社）を用いて病変径を測定する（図2d）．

III. 大腸ポリープに対する病変径測定における限界と新展開

1 正確な病変径測定における課題

切除後に体外で定規などを用いて測定された病変径をゴールドスタンダードとした場合，デバイスを併用することで病変の測定誤差が減ったという報告がある一方で[9]，熟練医が鉗子を用いて病変径を測定しても，60％以上の病変で病変径が25％以上誤差を生じたという報告もある[10]．シースや鉗子を当てて測定する場合，病変を画面上の適切な位置において測定しないと，内視鏡レンズが魚眼レンズ様で視野内の位置によって異なる病変径に見えるため，直視下では留意しなければならない（図3a）．また1画面内に病変が収まらないような場合（図3b），病変の位置を変えて測定することになるため大型の病変になるほど病変径測定の精度が低下する．さらなる工夫として，スネアに目盛りを付けることで病変径測定の誤差が減ったとされるが[11]，日常臨床においては，全大腸内視鏡検査で発見されたポリープすべてにメジャー鉗子や目盛り付きのスネアを用いることは時間効率を考えても現実的ではない．

さらに病理組織学的な病変径をゴールドスタ

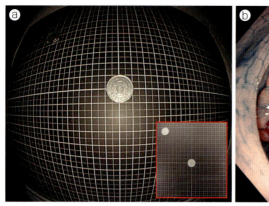
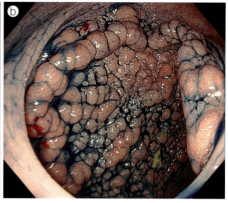

図3 正確な病変径測定が困難になる要因

a：CF-XZ1200（オリンパス社）を用いて撮影した内視鏡像．内視鏡のレンズは魚眼レンズ様の構造を取り視野内において中央と辺縁では，対象が同じサイズでも見え方が異なるため，直視下での病変径測定に注意が必要である（赤枠：正面から撮像）．

b：直腸 Ra-RS の LST-G．病変全景を1画面内に収めることができないので，メジャー鉗子を複数回当てなければならないため，病変径測定を慎重に行う．

ンダードとする場合，ピンで伸展固定する場合に生じる誤差，下1桁が0, 5といった切りのいい数字が好まれる影響（terminal digit preference），分割切除になった検体などの病理学的な問題点が残る．大腸ポリープにおける正確な病変径診断とその精度においては現状の測定方法では課題が残る．

❷ 今後の展望

近年，大腸内視鏡スコープの発展と共に virtual scale endoscope（VSE）と呼ばれる，リアルタイムで内視鏡画面上に仮想のスケールを描出するスコープや[12]，大腸内視鏡画像における病変径測定の精度を向上させる人工知能（AI）の開発が進んでいる[13),14]．とくにウォータージェットの水流の径をリファレンスとしたリアルタイム AI は，人工ポリープと生体内いずれにおいても測定誤差を減らしたことが報告された[14]．また当院においても，昭和大学横浜市北部病院，名古屋大学工学部との共同研究でスケールを使用せずに10 mm 以上か，10 mm 未満かを診断する AI サイズ測定のシステムを開発した[15]．こういった新たな大腸内視鏡スコープの開発・発展により，病変径測定の精度が向上することが望まれる．

おわりに

本稿では，大腸ポリープの内視鏡下病変径測定の意義と工夫，今後の展望について概説した．病変径は診断から治療法選択，サーベイランス間隔に至るまで広く影響するため，内視鏡医はデバイスを用いるなどの工夫を行って，可能なかぎり正確に病変径を計測することが望まれる．

文献

1) Lieberman DA, Rex DK, Winawer SJ, et al：Guidelines for colonoscopy surveillance after screening and polypectomy：a consensus update by the US Multi-Society Task Force on Colorectal Cancer. Gastroenterology 2012；143：844-857
2) Ferlitsch M, Hassan C, Bisschops R, et al：Colorectal polypectomy and endoscopic mucosal resection：European Society of Gastrointestinal Endoscopy (ESGE) Guideline-Update 2024. Endoscopy 2024；56：516-545

3) Kaltenbach T, Anderson JC, Burke CA, et al : Endoscopic removal of colorectal lesions—Recommendations by the US Multi-Society Task Force on Colorectal Cancer. Gastroenterology 2020 ; 158 : 1095-1129

4) Tanaka S, Kashida H, Saito Y, et al : Japan Gastroenterological Endoscopy Society guidelines for colorectal endoscopic submucosal dissection/endoscopic mucosal resection. Dig Endosc 2020 ; 32 : 219-239

5) Winawer SJ, Zauber AG, Ho MN, et al : Prevention of colorectal cancer by colonoscopic polypectomy. The National Polyp Study Workgroup. N Engl J Med 1993 ; 329 : 1977-1981

6) Anderson BW, Smyrk TC, Anderson KS, et al : Endoscopic overestimation of colorectal polyp size. Gastrointest Endosc 2016 ; 83 : 201-208

7) Eichenseer PJ, Dhanekula R, Jakate S, et al : Endoscopic mis-sizing of polyps changes colorectal cancer surveillance recommendations. Dis Colon Rectum 2013 ; 56 : 315-321

8) Chaptini L, Chaaya A, Depalma F, et al : Variation in polyp size estimation among endoscopists and impact on surveillance intervals. Gastrointest Endosc 2014 ; 80 : 652-659

9) Hyun YS, Han DS, Bae JH, et al : Graduated injection needles and snares for polypectomy are useful for measuring colorectal polyp size. Dig Liver Dis 2011 ; 43 : 391-394

10) Rex DK, Rabinovitz R : Variable interpretation of polyp size by using open forceps by experienced colonoscopists. Gastrointest Endosc 2014 ; 79 : 402-407

11) Kaz AM, Anwar A, O'Neill DR, et al : Use of a novel polyp "ruler snare" improves estimation of colon polyp size. Gastrointest Endosc 2016 ; 83 : 812-816

12) Haumesser C, Zarandi-Nowroozi M, Taghiakbari M, et al : Comparing size measurements of simulated colorectal polyp size and morphology groups when using a virtual scale endoscope or visual size estimation : Blinded randomized controlled trial. Dig Endosc 2023 ; 35 : 638-644

13) Kwak MS, Cha JM, Jeon JW, et al : Artificial intelligence-based measurement outperforms current methods for colorectal polyp size measurement. Dig Endosc 2022 ; 34 : 1188-1195

14) Sudarevic B, Sodmann P, Kafetzis I, et al : Artificial intelligence-based polyp size measurement in gastrointestinal endoscopy using the auxiliary waterjet as a reference. Endoscopy 2023 ; 55 : 871-876

15) Hotta K, Itoh H, Mori Y, et al : Computer-aided size estimation of colorectal polyps. Tech Innov Gastrointest Endosc 2023 ; 25 : 186-188

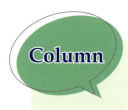

挿入困難，どう突破する？

- 大腸内視鏡を学ぶ過程で，誰もがぶつかる壁．それが「挿入困難例」です．この瞬間，まるで迷路に迷い込んだような気分になりますよね．しかし，こうした困難を乗り越えた先には，確実な技術向上が待っています．では，エキスパートたちはこの「壁」にどう対応しているのでしょうか．その思考のプロセスを探ってみましょう．

- まず，内視鏡検査の勝負は，すでに検査を始める前から始まっています．患者さんの性別や体型，とくにBMI（body mass index）の確認はもちろん，過去に腹部や骨盤の手術歴があるかどうかをしっかり把握しておくことが大切です．また，過去の内視鏡検査レポートに目を通すことで，どこに難所があったのかを予測することができます．このような事前の準備が，挿入困難に直面した際の冷静な判断につながるのです．

- いざ挿入が始まると，困難が発生する状況を瞬時に把握する必要があります．今，スコープはどの部位にあり，どのような問題が起きているのか？　ループが形成されているのか？　スコープはフリーなのか？　そして，次に考えるべきは「この挿入困難はどのパターンに当てはまるのか？」ということです．たとえば，癒着による狭窄や屈曲のために痛みが強いのか，S状結腸が長くて短縮できないのか，脾彎曲まで到達したけれどS状結腸で再度ループを形成しているのか，横行結腸が長くてガンマループになっているのか，肝彎曲手前まで到達したものの押しても引いても肝彎曲を越えられないのか，といった具体的な状況を想定します．こうした「挿入困難」の状況は無限にあるため，対応法もケースバイケースになるのが実際のところです．

- しかし，ある程度パターン化することで効率的に対応できるようになります．重要なのは，その時々に対応できる引き出しを複数もっておくことです．一つの方法を試してうまくいかない場合は，別の方法を試す柔軟性が必要です．同じ方法を延々と繰り返すことは避けましょう．

- トレーニング中の医師の皆さんは，自分がどうしても打開できなかった場面を，指導医がどのように克服するのかを必ず観察してください．観察してもわからない場合は，遠慮なく質問してください．また，挿入で上級医に交代するときは，それを「敗北」と捉えるのではなく，「最大の学びのチャンス」と考えましょう！

（堀田　欣一）

第Ⅰ章 内視鏡治療に必要な大腸内視鏡診断学

3 腺腫・癌の質的診断，深達度診断の精度を高めるために

髙田　和典
静岡県立
静岡がんセンター
内視鏡科

画像強調内視鏡，色素内視鏡，JNET 分類，pit pattern 分類，EC 分類

はじめに

大腸腺腫と早期癌の鑑別，およびその深達度診断は，適切な治療法の選択においてきわめて重要である．本稿では，大腸腺腫および早期癌の鑑別診断における最新の内視鏡診断法について詳述するとともに，診断精度向上のためのポイントを解説する．

Ⅰ．腺腫・癌の鑑別診断

CSP の適応は内視鏡的に癌を疑わない 10 mm 未満の非有茎性病変であり，腺腫と癌の診断は，10 mm 未満のポリープ切除方法の決定において重要となる．白色光での通常内視鏡診断に加え，NBI や Blue Laser Imaging（BLI）などの画像強調内視鏡を用いた診断が重要となる．本稿では大腸腺腫と癌の鑑別診断について，各種内視鏡診断法を詳説する．

❶ 病変サイズによる担癌割合

腺腫と癌の診断において，病変径による担癌割合の違いを知る必要がある．病変の長径 5 mm 未満では担癌割合はわずか0.4%であるのに対し，長径 6〜9 mm では 3.3%，長径 10 mm 以上では 28.2%と，病変径の増大に伴い担癌割合が上昇する[1,2]．担癌割合の低い 10 mm 未満のポリープに対してはCSP が適用されることが多いが，6〜9 mm になると担癌割合が上昇することを念頭に置き，癌を疑う所見があれば通電切除を選択することが肝要である．

❷ 10 mm 未満の腺腫・癌の鑑別のポイント

小型病変の腺腫と癌との鑑別において，通常内視鏡診断に加え，インジゴカルミンなどの色素内視鏡診断，NBI や BLI などの画像強調内視鏡診断を駆使することが精度を高めるポイントとなる．10 mm 未満の大腸腫瘍性病変を対象とした，高異型度病変（高異型度腺腫・癌）を予測する内視鏡所見として，通常内視鏡観察における発赤・白斑・ひだ集中・結節，NBI 非拡大観察における O-ring sign・不均一，NBI 拡大観察における JNET Type 2B/3 を示す不整血管/構造，インジゴカルミンを用いた色素内視鏡観察における陥凹・分葉消失・non-polypoid growth・不整な pit pattern，の有用性を検討した遡及的研究では，①発赤，②白斑，③不均一，④JNET Type 2B/3 を示す不整血管/構造，⑤分葉消失，⑥non-polypoid growth の 6 つの所見が高異型度病変と有意な相関を認めた（図 1）[3]．

この 6 つの所見の有用性を検証した多施設前

29

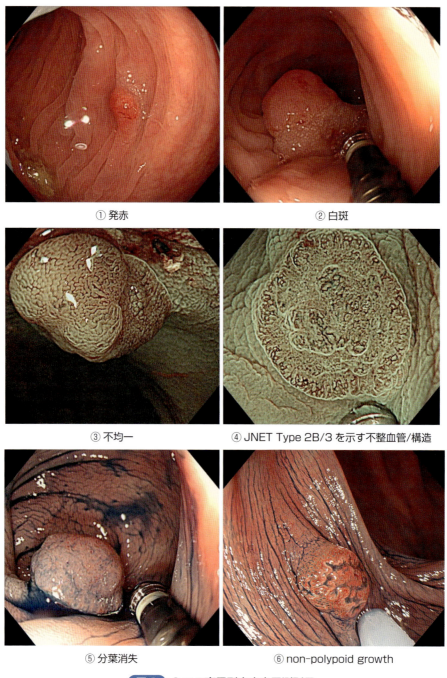

① 発赤　② 白斑　③ 不均一　④ JNET Type 2B/3 を示す不整血管/構造　⑤ 分葉消失　⑥ non-polypoid growth

図1 6つの高異型度病変予測所見

向き観察研究（ADVENTURE trial, UMIN000040974）において，6つの内視鏡所見のいずれか1つでも陽性であった場合を高異型度病変予測所見陽性とした場合の，高異型度病変予測所見の陰性反応的中率は94.5％と高く，CSPの適応を決めるのに有用な所見であることが示された．つまり，10 mm未満のポリープにおいて，発赤，白斑，NBI観察での不均一，JNET Type 2B/3，色素内視鏡観察での分葉消失，non-polypoid growth，のいずれか1つの

所見でも認めた場合には，CSP を適用しないことが肝要である．さらに，JNET Type 2B/3 の所見を認めた場合には，後述するクリスタルバイオレット染色を用いた色素拡大観察を追加し，癌の深達度診断を行うことが治療方針決定において重要となる．

■ II．癌の深達度診断

大腸癌治療において，cTis/T1a 癌は内視鏡治療の適応である一方，cT1b 以深癌は外科手術の適応となるため，正確な深達度診断は治療法選択において肝要である．従来は，通常内視鏡観察による凹凸不整やびらんなどの表面性状，緊満感，分葉溝の消失，ひだ集中などの所見や，注腸造影にて深達度診断が行われてきたが，現在は拡大内視鏡を用いることで，正確な深達度診断が可能となった．さらに，深達度診断の補助となる人工知能（AI）の開発も進んでいる．本稿ではおもに拡大内視鏡を用いた癌の深達度診断法を詳説する．

❶ 肉眼型と深達度の関係

陥凹を伴う病変では T1b 癌の割合が高く，また，側方発育型腫瘍（LST）においては，細分類別で T1b 癌の割合が異なることがわかっており，肉眼型は治療方針決定の一助となる．

大腸腺腫と T1 癌を合わせた大腸腫瘍 27,129 病変の解析にて，隆起型病変，陥凹のない表面型病変における T1 癌の割合はそれぞれ 2.6% であったのに対し，陥凹型病変の T1 癌の割合は 66% と高いことが報告されている[4]．また，LST 2,822 病変を対象とした，LST 細分類別の T1 癌の割合の検討では，顆粒均一型（LST granular homogeneous type：LST-G-H）では 0.8% と低かったのに対し，結節混在型（LST granular nodular mixed type：LST-G-M）では 15.2%，扁平隆起型（LST non-granular flat elevated type：LST-NG-F）では 8.0%，偽陥凹型（LST psuedo-depressed type：LST-NG-PD）では 42.5% と，細分類別で大きく異なるこ

とが知られている．さらに，LST-NG-PD は多中心性の SM 浸潤を認める割合が 46.9% と，LST-G-M（7.9%）や LST-NG-F（11.8%）と比べて高かった[5]．

以上の結果を踏まえると，大腸腫瘍に対する内視鏡切除において，T1 癌の割合の低い LST-G-H では分割切除も許容されるが，LST-G-M や LST-NG-F では EMR や ESD などによる一括切除が望ましく，T1 癌の割合がきわめて高い陥凹型病変や LST-NG-PD では，ESD などによる確実な断端陰性一括切除が求められる．

❷ NBI 拡大観察・pit pattern 分類による深達度診断

深達度診断のゴールドスタンダードはクリスタルバイオレット染色を用いた pit pattern 診断であるが，全例にクリスタルバイオレット染色を行うのは労力と時間が問題となり，現実的ではない．そのため，クリスタルバイオレット染色まで行うかの見極めに，JNET 分類を用いた NBI 拡大観察がきわめて重要な役割を果たす．

10 mm 以上の表面型大腸腫瘍 1,573 病変の検討では，JNET Type 2A/2B/3 と診断された病変の T1b 以深癌の割合はそれぞれ 1.8%，30.1%，96.6% であった．JNET Type 2B と診断された病変には腺腫から T1b 以深癌まで幅広く含まれ，JNET 分類のみでは T1b 以深癌の診断精度は低かったが，この対象にクリスタルバイオレット染色を用いた pit pattern 診断を加えることで，V_I 型高度不整もしくは V_N 型 pit pattern を呈する病変では T1b 以深癌の割合が 76.0%，V_I 型軽度不整 pit を呈する病変では 16.6%，V 型 pit のない病変では 4.3% と，T1b 以深癌に対する診断精度が向上することが示された（図2）[6]．

ただし，このデータを見てわかるように，V_I 型軽度不整 pit を呈する病変，V 型 pit のない病変のなかにも T1b 癌が一定割合存在する．拡大観察は病変表層という病変の一部を観察してい

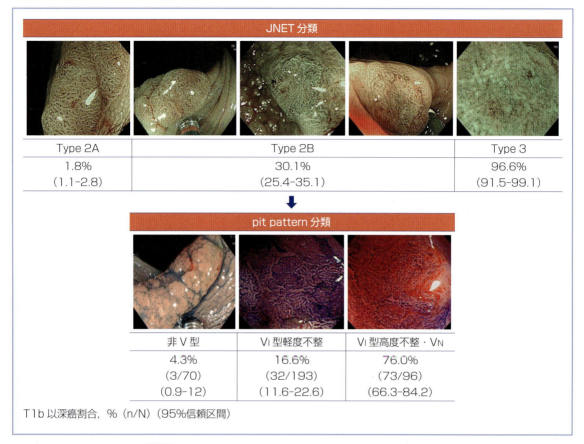

図2 JNET分類・pit pattern分類別のT1b以深癌割合

〔Hosotani K, et al：Dig Endosc 2021；33：425-432[6]より一部改変〕

るにすぎないため，癌が粘膜下層に浸潤した所見が表層に現れていない病変では，Ⅵ型高度不整pitを呈さないこともある．このように，pit pattern診断にも限界があることを知っておく必要がある．

❸ 超拡大内視鏡Endocyto（エンドサイト）

超拡大内視鏡Endocyto（エンドサイト；EC）（CF-H290ECI：オリンパス社）を用いた深達度診断は，近年新たな診断法として用いられるようになった．メチレンブルー染色を用いた超拡大内視鏡観察は，腺管構造だけでなく，細胞核の形態や核/細胞質比まで詳細に評価できるといわれており，従来よりも精密な診断が可能となる．NBI拡大観察やpit pattern診断を行っても，深達度診断が難しい症例もあり，このような症例にエンドサイトを用いることで診断精度のさらなる向上が期待されている[7]．

超拡大内視鏡診断としてNBIを用いたEC-NBI観察とメチレンブルー染色を用いた色素観察が用いられる．EC-NBIでは血管構造から3段階に分類され，血管の拡張，口径不同，数珠状などを伴うEC-V3が浸潤癌の目安となる（図3）．

メチレンブルー染色を用いた色素観察ではEC分類が提唱されており，腺腔や核の特徴を基に5段階に分類される．EC分類のなかで，EC3aは不整形の腺腔と核腫大を認め，Tis～T1aを示唆する所見である一方で，EC3bは不明瞭な腺腔と不整形な核腫大を認め，T1b以深の浸潤癌を示唆する所見であり，深達度診断に有用とされる（図3）．ただし，EC分類を臨床

3 腺腫・癌の質的診断，深達度診断の精度を高めるために

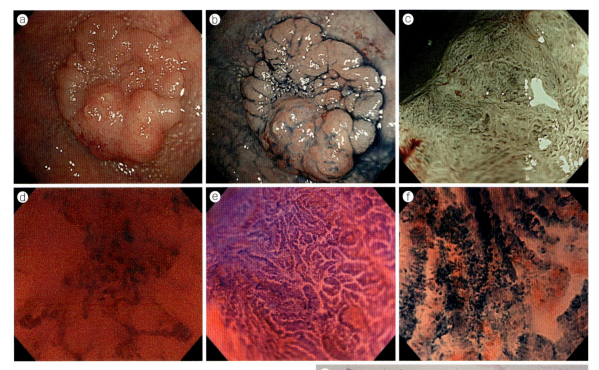

図3 エンドサイトを用いた深達度診断

a：白色光観察．周囲に白斑を伴う境界明瞭な隆起性病変であり，丈の高い発赤部は表面粗糙で分葉消失しており凹凸不整を認める．
b：インジゴカルミン散布後観察．顆粒集簇様の病変であり，丈の高い結節を伴うことから，肉眼型はO-Ⅰs+Ⅱa, LST-G-Mである．
c：発赤部のNBI拡大観察．口径不同を伴う血管が不整に分布し，表面構造は不整から一部不明瞭であることから，JNET Type 2Bである．
d：発赤部のEC-NBI観察．数珠状血管の拡張，口径不同を認め，EC-V3である．
e：発赤部のクリスタルバイオレット染色後拡大観察．辺縁不整，内腔狭小を伴う不整なpitを認め，pit patternはVi型高度不整である．
f：発赤部のメチレンブルー染色後EC観察．不明瞭な腺腔と不整形な核腫大を認め，EC3bである．
g：外科切除検体のHE像．高分化管状腺癌が筋板断裂を伴い粘膜下層へ浸潤しており，浸潤距離は2,090μmであった．

に即したかたちで前向きに評価した試験はまだないため，どの程度有用かは今後検討する余地がある．

❹ AIによる深達度診断

近年，AI技術の導入が大腸内視鏡の分野でも急速に進んでいる．本邦では，EndoBRAINシリーズ（オリンパス社），CADEYE（富士フイルム社），WISE VISION®（NEC社）が発売，臨床使用されているが，執筆時点で深達度診断まで行うことが可能なコンピュータ質的診断支援（computer-aided diagnosis：CADx）機能を有するのは，EndoBRAIN-Plusのみである．

EndoBRAIN-Plusは，超拡大内視鏡エンドサイトを用いて撮影したメチレンブルー染色後の超拡大内視鏡像をAIが解析することで非腫瘍/腺腫（粘膜内癌含む）/浸潤癌を識別し提示してくれる機能を有しており，EC分類に馴染みの

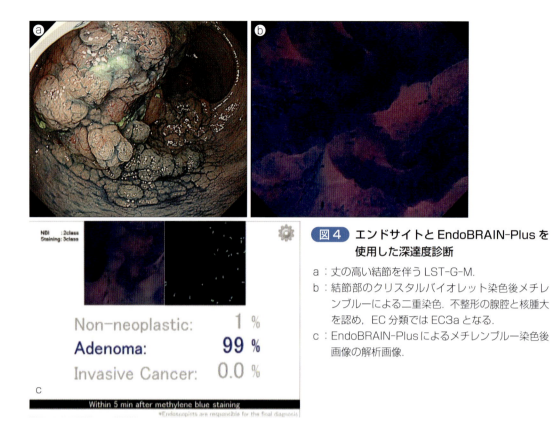

図4 エンドサイトとEndoBRAIN-Plusを使用した深達度診断
a：丈の高い結節を伴うLST-G-M.
b：結節部のクリスタルバイオレット染色後メチレンブルーによる二重染色．不整形の腺腔と核腫大を認め，EC分類ではEC3aとなる．
c：EndoBRAIN-Plusによるメチレンブルー染色後画像の解析画像．

ない内視鏡医でも診断の精度を上げることが期待される（図4）．しかし，超拡大内視鏡が必要である点，メチレンブルー染色が必要である点，観察技術習得に訓練が必要な点など，汎用性に問題がある．

一方で，白色光での通常内視鏡やNBI画像を用いたCADxに関する開発も進んでおり，大腸T1b癌に対する高い感度・特異度が報告されているが[8]，すべて静止画を用いた遡及的な検討であり，今後実臨床への導入に当たっては，動画ベースでの前向きな検証が必要となる．今後，AI技術の発展，普及に伴い，さらなる深達度診断精度の向上ならびに内視鏡医間での診断の質の均てん化が期待される．

❺ 診断精度向上のコツ

これまで癌の深達度診断法を詳説してきたが，診断精度向上においては，診断学の知識だけでなく，診断に耐えうる画像を撮影する技術の習得が肝要である．とくに腫瘍の表面に粘液や血液，残便が付着している状態では，クリスタルバイオレットやメチレンブルーで染色を行っても，粘液などが染色されるのみで病変は染色されず，評価を誤る可能性があるため注意が必要である．下記に，美麗な画像取得の流れとコツを提示する．

① 可能なかぎり挿入時に病変観察を開始

病変へのスコープコンタクトは強固な粘液付着や出血を惹起し観察困難となる場合があるため，事前に病変情報がわかっている場合は盲腸到達より病変観察を優先することが望ましい．

② 病変表面に付着した粘液や残便などの除去

ウォータージェットからの送水や鉗子口からシリンジを用いた洗浄は有効だが，病変に直接高圧の水を当てると出血をきたし，観察困難となる場合があり注意が必要である．ノントラウマティック（NT）チューブから，プロナーゼな

どの粘液溶解除去剤を混ぜた水を病変辺縁から愛護的に散布することで，出血を避けつつ有効な粘液除去が得られる．繰り返す水洗にて落ちない強固な粘液付着がある場合は，びらんが示唆される．

③白色光観察

発赤，結節，陥凹，凹凸不整やびらんなどの表面性状に注目し，拡大観察に焦点を当てる関心領域を定める．とくに大きな病変では，関心領域を2～3カ所に絞って拡大観察を行うことで，効率よく画像取得が可能となる．

④NBI拡大観察

状況に応じてNTチューブを用い，病変表面に対して可能なかぎり垂直方向から観察することで，広くピントの合った画像が取得できる．エンドサイトを用いている場合はここでEC-NBI観察を行ってもよい．エンドサイトによる観察では，レンズ面を病変と接触させる必要があり，見たい部分にレンズ面を接触させて赤玉状態を作ってから最大倍率までズームすることで，スムーズな観察が可能となる．ただし，スコープコンタクトによる出血には留意する必要があり，強く押し当てずに，脱気などで病変を近づけて接触させるなどの工夫が必要である．

⑤インジゴカルミン散布後観察

インジゴカルミン散布による色素観察にて，肉眼型を決定する．一度目の散布で粘液が目立ち表面構造が不明瞭な場合には，水洗して一度インジゴカルミンを除去してから再度散布することで，明瞭な画像が得られることが多い．

⑥クリスタルバイオレット染色後拡大観察

インジゴカルミン散布後観察の後，まずは付着したインジゴカルミンをNTチューブからのプロナーゼ水洗で除去する．次にNTチューブから0.05％クリスタルバイオレット染色液を少量ずつ病変に垂らす．このとき，重力方向を意識すると効率よく染色が進む．一度染色後，NTチューブからのプロナーゼ水洗で残った粘液を除去し，染色不良域やムラがある場合は状況に応じて2回目の染色を追加する．このようにていねいな水洗と染色を繰り返すことが，質の高い画像を取得するために肝要である．観察はNBIのときと同様に，状況に応じてNTチューブを用いる．

⑦メチレンブルー染色後超拡大観察

エンドサイトを用いている場合は，クリスタルバイオレット染色後に1.0％メチレンブルーによる二重染色を行うことで，超拡大観察が可能である．NTチューブからメチレンブルーを少量ずつ滴下し，1分程度置いて十分に水洗してから観察を開始する．クリスタルバイオレット染色からメチレンブルー染色までの時間が長すぎると，画像が不鮮明になることがあるため，pit pattern観察に時間をかけすぎない工夫が必要である．

おわりに

本稿では，内視鏡を用いた鑑別診断の最新手法について述べ，NBIなどの画像強調内視鏡や色素を用いた拡大内視鏡による詳細な観察，さらにはAIを活用した診断支援の可能性について紹介した．診断精度を高めるためには，これらの知識習得に加え，最後の項で述べた，美麗な画像を撮影する技術の習得が肝要である．

文献

1) Sakamoto T, Matsuda T, Nakajima T, et al : Clinicopathological features of colorectal polyps : evaluation of the 'predict, resect and discard' strategies. Colorectal Dis 2013 ; 15 : e295-e300
2) 山野泰穂，黒田浩平，吉川健二郎，他：大腸腫瘍性病変の臨床病理学的特性からみた内視鏡治療の適応と実際―スネアEMRの観点から．胃と腸 2007 ; 42 : 1053-1059
3) Iwai T, Imai K, Hotta K, et al : Endoscopic prediction of advanced histology in diminutive and small colorectal polyps. J Gastroenterol Hepatol 2019 ; 34 : 397-403

4) Kudo SE, Kouyama Y, Ogawa Y, et al : Depressed colorectal cancer : A new paradigm in early colorectal cancer. Clin Transl Gastroenterol 2020 ; 11 : e00269

5) Ishigaki T, Kudo SE, Miyachi H, et al : Treatment policy for colonic laterally spreading tumors based on each clinicopathologic feature of 4 subtypes : actual status of pseudo-depressed type. Gastrointest Endosc 2020 ; 92 : 1083-1094.e6

6) Hosotani K, Imai K, Hotta K, et al : Diagnostic performance for T1 cancer in colorectal lesions ≥10 mm by optical characterization using magnifying narrow-band imaging combined with magnifying chromoendoscopy ; implications for optimized stratification by Japan Narrow-band Imaging Expert Team classification. Dig Endosc 2021 ; 33 : 425-432

7) Kudo SE, Mori Y, Wakamura K, et al : Endocytoscopy can provide additional diagnostic ability to magnifying chromoendoscopy for colorectal neoplasms. J Gastroenterol Hepatol 2014 ; 29 : 83-90

8) Ichimasa K, Kudo SE, Misawa M, et al : Role of the artificial intelligence in the management of T1 colorectal cancer. Dig Liver Dis 2024 ; 56 : 1144-1147

第Ⅰ章 内視鏡治療に必要な大腸内視鏡診断学

4 鋸歯状病変の診断

岸田　圭弘
広島大学大学院
医系科学研究科
消化器内科学

 Key words　hyperplastic polyp（HP），traditional serrated adenoma（TSA），sessile serrated lesion（SSL），sessile serrated lesion with dysplasia（SSLD），早期癌併存 SSL

はじめに

　2019年に刊行された現行のWHO分類において，鋸歯状病変は過形成性ポリープ（hyperplastic polyp；HP），sessile serrated lesion（SSL），SSL with dysplasia（SSLD），traditional serrated adenoma（TSA），unclassified serrated adenomaに分類されている[1]．このうちSSLは，microsatellite instability（MSI）-high，CpG island methylation phenotype（CIMP）-high，*BRAF*遺伝子変異を示し，大腸癌全体の15～30％を占めるserrated pathwayを経路とした大腸癌の前駆病変であると考えられている[2]～[8]．さらに，SSLの特徴である，右側結腸に多くCIMP-highであることが，がん検診の検査間隔の間に発見される大腸癌（interval cancer）の特徴と共通することから，SSLがその一因である可能性も指摘されている[9]～[11]．また，TSAも*BRAF*遺伝子変異・Wntシグナル伝達経路の*RNF43*変異・CIMP-high（右側結腸に多い）もしくは*KRAS*遺伝子変異・Wntシグナル伝達経路の*RSPO*融合遺伝子・CIMP-low（左側結腸に多い）のいずれかを介し，頻度は低いもののmicrosatellite stable（MSS）の大腸癌に進展すると考えられている[12]～[19]．一方，HPは*BRAF*遺伝子変異を有するmicrovesicular HP（MVHP）と*KRAS*遺伝子変異を有するgoblet cell-rich HP（GCHP）に小分類されるが，いずれも癌化リスクはほぼないとされている[20],[21]．これらのことから，現在では鋸歯状病変のうちSSL，SSLDとTSAが治療対象病変となっている．そして治療に際しては，dysplasiaや癌を伴わないSSLに対してはCSPや分割切除が許容される一方で[22]～[26]，SSLDや早期大腸癌併存SSL，TSAに対しては，EMRやESDなどの粘膜下層まで十分に含めた完全切除が可能な方法を選択するのが，不完全切除に伴う内視鏡検査後発生大腸癌（post-colonoscopy colorectal cancer；PCCRC）を予防するうえで妥当である[9],[27]～[29]．このため，適切な治療法を選択するうえで，これらを内視鏡的に鑑別することが重要である．

　本稿では，WHO分類に基づき，各病変の特徴とそれぞれの内視鏡的鑑別方法について述べる．ただし，粘膜内癌併存SSL（pTis）については，WHO分類ではSSLDに分類されるが，本稿では本邦の「大腸癌取扱い規約」に基づいて癌として扱う．

Ⅰ. 鋸歯状病変の分類と特徴

❶ HPの特徴

　HPは鋸歯状病変のうち約75％を占め，おも

にS状結腸から直腸に存在する，多くは5 mm以下の正色調ないし白色調の平坦隆起性病変である[30]（図1a）．悪性化のリスクは低いとされ，治療対象病変としては扱われない[20),21)]．NBI拡大観察では表面構造，血管ともに不明瞭なことが多く，JNET Type 1に該当する[31]（図1b）．

色素散布によって，病変の境界が明瞭となり（図1c），拡大観察では，鋸歯状変化を伴う腺管開口部を反映し，星芒状を呈するⅡ型pit patternが均一に分布している[32]（図1d）．

病理学的には，表層部に鋸歯状変化を伴う直線状の陰窩からなり，核は陰窩下層から中層で

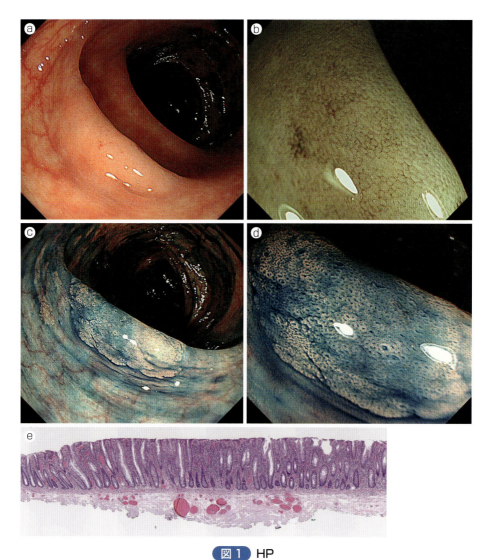

図1 HP

a：白色光像．正色調で境界不明瞭な平坦隆起性病変が，血管透見像が低下した領域として認められる．
b：NBI拡大観察像．腺管開口部は不明瞭だが一部で白色調で線状・星芒状に認識でき，それを取り巻く窩間部の毛細血管を均一に認める．いずれも異型なく，JNET Type 1に該当する．
c：インジゴカルミン散布像．色素散布によって病変の境界が明瞭となる．
d：インジゴカルミン散布拡大観察像．点状・星芒状の腺管開口部が認められる（Ⅱ型pit patten）．
e：HE染色像．直線状の腺管で，胚細胞を多く含む腺管であり，鋸歯状変化は乏しい．GCHPの像である．

軽度腫大するが表層では小型となり，分化が保たれている．また，MVHP は細胞質内に微細小胞状の粘液胞が集簇し，陰窩には著明な鋸歯状構造を伴うのが特徴である．一方，GCHP は，陰窩に豊富な杯細胞を有し，鋸歯状変化は陰窩表層にわずかに認める程度である（図 1e）．

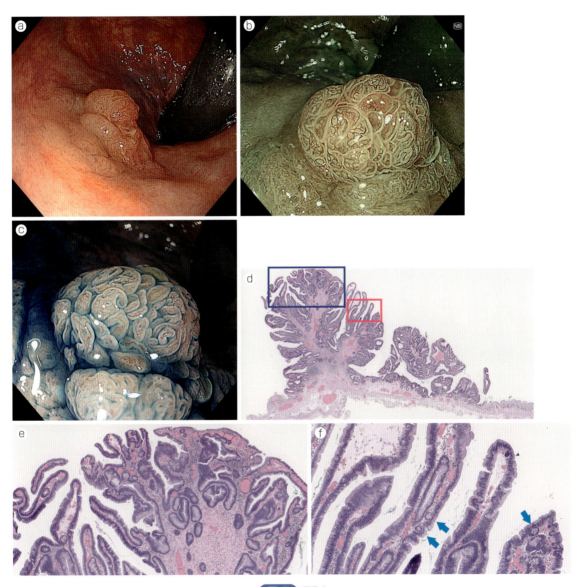

図2 TSA

a：白色光像．正色調の平坦隆起の内部に，発赤調の丈の高い隆起を認める．
b：NBI 拡大観察像．丈の低い平坦隆起部では均一な血管を視認できる（JNET Type 1）．一方，丈高の隆起部では，腫大した窩間部に辺縁整な蛇行した血管を認める．
c：インジゴカルミン散布拡大観察像．拡張した絨毛状構造が重なり合い，松毬様構造を呈している．
d：ESD 検体の HE 染色ルーペ像．
e：d の青枠部拡大像．ペンシル状の細長い核と好酸性の細胞質を有する円柱状細胞が，絨毛状に増殖する．
f：d の赤枠部拡大像．異所性陰窩形成（ECF）が認められる（矢印）．

❷ TSA の特徴

　TSA は鋸歯状病変のなかで最も頻度が低く，全ポリープの 1％以下で，鋸歯状病変の 1〜7％を占め，担癌率は 1〜1.6％とされる[15),33),34)]．おもに左側結腸に発生し，HP の局在と類似している[35)〜37)]．発赤調の無有茎性隆起性病変（0-Is）や有茎性隆起性病変（0-Ip）を呈することが多く，鋸歯状変化を伴う腫大した絨毛状腺管を反映して松毬状や枝サンゴ状の形態を呈するのが特徴である[15),38),39)]（図 2a）．NBI 拡大観察では，肥大した窩間部はしばしばシアン調を呈し（dense pattern），その表層には辺縁整な蛇行した血管を認める[40)]（図 2b）．色素散布拡大観察では，辺縁に鋸歯状変化を伴う伸展・肥大した松毬様の腺管構造を認め，ⅢH 型・ⅣH 型 pit pattern に分類される[41)]（図 2c）．

　病理学的には，ペンシル状の核と好酸性の細胞質を有する円柱状細胞が，絨毛状に増殖する（図 2d, e）．陰窩には鋸歯状構造や異所性陰窩形成（ectopic crypt formation：ECF）が認められる（図 2f）．

❸ SSL の特徴

　SSL はスクリーニングで指摘されるポリープの 8％に認められ，鋸歯状病変の 25％を占める[30),37),42),43)]．右側結腸に多く存在し，女性に多い傾向が報告されている[6),44)]．serrated pathway による癌化との関連が指摘されており，治療対象病変とされている．SSL は粘性の高い粘液を豊富に産生しており，白色光観察では病変表層に粘性の高い粘液が付着し（mucus cap），境界不明瞭で（indistinctive border），雲様表面（cloud-like surface）を示すのが特徴である[45)]（図 3a）．NBI 観察では周囲粘膜よりもやや白色調の領域として認識され（図 3b），拡大観察では腺管内に過剰産生された粘液が貯留して腺腔が広がっていることを反映して，開大した腺管開口部が暗い黒点として視認される（expanded crypt opening）[46)]（図 3c）．また，大部分の血管は視認できないが，varicose

microvascular vessel（VMV）/dilated and branched vessels（DBV）と称される拡張・蛇行した樹枝状の血管が部分的に認められるのが特徴である[47),48)]．色素散布拡大観察では，星芒状のⅡ型 pit が主であるが，粘液貯留により開大した腺管開口部が開Ⅱ型 pit pattern として観察される[49)]（図 3d）．

　病理学的には，MVHP と同様の細胞と鋸歯状構造を呈する腺管で構成されつつ，増殖領域である腺底部の水平方向への変形（L 字・逆 T 字）や，腺窩深部の拡張，陰窩深部に及ぶ鋸歯状構造，非対称性増殖，といった HP では見られない構造異常が認められる（図 3e, f）．

　SSL は内視鏡的に不鮮明で範囲が不明瞭なことがあるが，そのような場合は酢酸散布による NBI 観察が有用である[50)]．3％酢酸を散布すると，周囲粘膜の色調には変化がないのに対して，SSL は白色調に変化する（図 4a〜c）．さらに NBI にすると，より明瞭な白色域として境界明瞭に認識できる（図 4d）．また，酢酸散布後の NBI 拡大観察では expanded crypt opening がより明瞭に視認できる（図 4e）．この方法は，ポリープ切除時の範囲診断のみならず，遺残の確認にも有用である[51)]．酢酸を用意する際には，食用米酢を水で 2 倍希釈して用いることで，簡便かつ安全に使用することができる．

❹ SSLD/早期癌併存 SSL の特徴

　SSLD/早期癌併存 SSL は SSL 全体の 1〜8％に認められ，そのうち粘膜内癌は 0.7〜2％，浸潤癌は 0.2〜1％を占める[30),33),34),42),43),52)]．病変サイズが大きいほど，SSL に dysplasia/早期癌を併存する割合は高くなる（≦5 mm 0％；6〜9 mm 6.0％；≧10 mm 13.6％）[38)]．SSL に異型が加わった病変であり，これらの病変は急速に浸潤性大腸癌に変化する可能性が指摘されている[53)〜55)]．また，粘膜下層浸潤癌ではリンパ管侵襲やリンパ節転移の割合が高いことも報告されており，悪性度の高さが示唆される[56)]．SSL に発生した異型（dysplasia）はしばしば病変辺

4 鋸歯状病変の診断

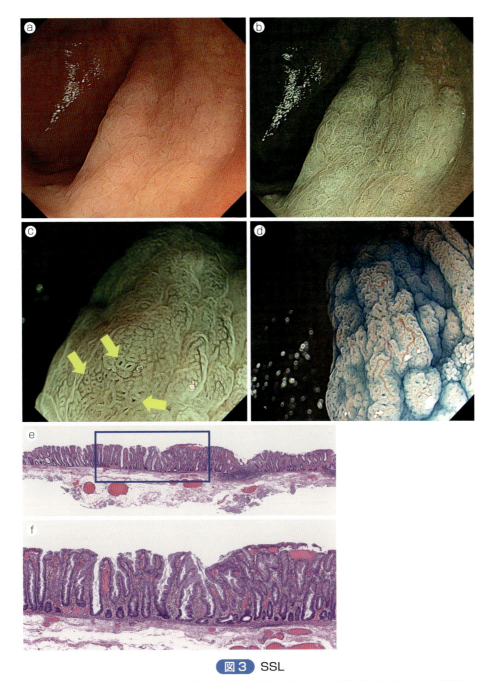

図3 SSL

a：白色光像．血管透見が低下した境界不明瞭な領域を認める．内部にはチリチリとした微細な血管が視認できる．
b：NBI観察像．周囲粘膜よりもやや白色調の領域として認識される．
c：NBI拡大観察像．白色調の窩間部の中に，黒色点状の少し開いた腺管開口部が認められる（expanded crypt opening，矢印）．
d：インジゴカルミン散布拡大観察像．星芒状のⅡ型 pit pattern と，拡張・蛇行した樹枝状の血管（VMV/DBV）が認められる．
e：ESD検体のHE染色ルーペ像．
f：eの青枠部拡大像．複数の腺管の腺底部における水平方向への変形（L字・逆T字），腺窩深部の拡張，陰窩深部に及ぶ鋸歯状構造，腺管の不規則な分岐が認められ，SSLと診断する．

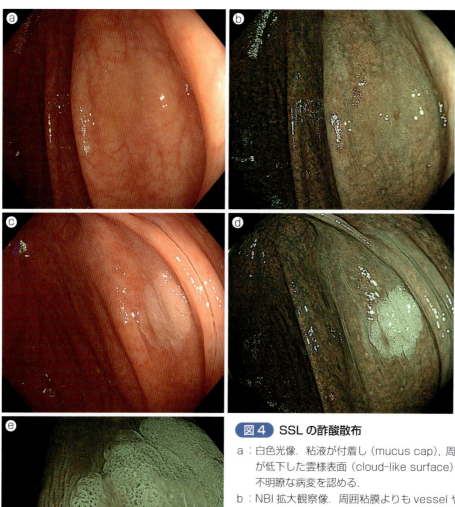

図4 SSLの酢酸散布

a：白色光像．粘液が付着し（mucus cap），周囲より血管透見が低下した雲様表面（cloud-like surface）を呈する．境界不明瞭な病変を認める．
b：NBI拡大観察像．周囲粘膜よりもvesselやsurfaceが不明瞭であるが，境界は明瞭である．
c：酢酸散布後の白色光像．病変部のみが白色調を呈し，領域が明瞭となる．
d：酢酸散布後のNBI非拡大観察像．周囲粘膜よりも著明に白色調となり，病変境界が明瞭となる．
e：酢酸散布後のNBI拡大観察像．窩間部が白色調になることで，黒点として認識される腺管開口部（expanded crypt opening）もより明瞭となる．

縁部に認められ（図5a），発赤や二段隆起，中心陥凹，NBIでの表面構造や血管構造の腫瘍性変化（JNET Type 2A/2B/3），腫瘍性pit pattern（Ⅲ/Ⅳ/Ⅴ型）を認めることが多いと報告されている[49),57)〜59)]（図5b〜i）．

Ⅱ．鋸歯状病変の鑑別ポイント

❶ HPとSSLの鑑別

HPはS状結腸や直腸に多い一方，SSLは右側結腸（盲腸，上行結腸，横行結腸）に多い．HPとの鑑別のうえで特徴的なSSLの白色光観察所見は，病変表面に粘性の高い粘液が付着している点が挙げられる（mucus cap）[45),60)]．NBI

4 鋸歯状病変の診断

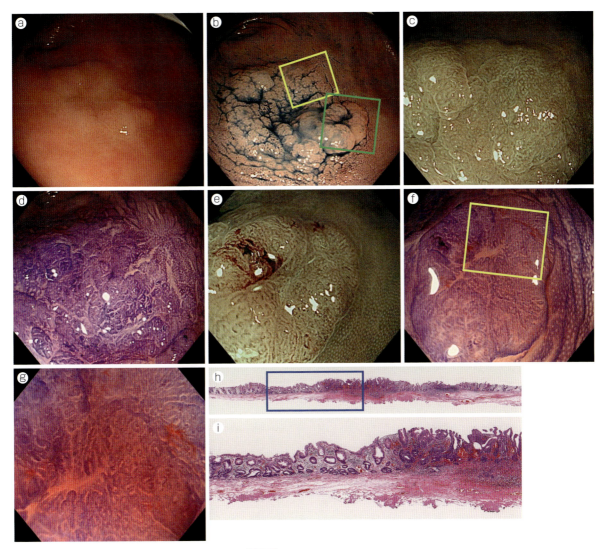

図5 早期癌併存 SSL

a：盲腸底部の隆起性病変．周囲よりやや褪色調の境界不明瞭で丈の低い隆起性病変で，右側にはやや発赤調の隆起を伴う．

b：インジゴカルミン散布像．23 mm 大の丈の低い隆起性病変で，大部分では点状の腺管開口部などの粘膜構造が明瞭となるが，病変右側ではインジゴカルミンが乗らず，構造不明瞭で粗糙な一段高い不整型隆起が認められる．肉眼型 0-Ⅰs+Ⅱa．

c：bの黄枠部のNBI拡大観察像．血管は視認できず，白色星芒状の腺管開口部が均一に認められ，JNET Type 1 である．

d：bの黄枠部のクリスタルバイオレット染色拡大観察像．点状の腺管開口部と鋸歯状変化を伴う管状構造を認め，Ⅱ型・ⅢH型 pit pattern である．

e：bの緑枠部のNBI拡大観察像．微細な血管が不整に分布し，表面構造も不明瞭である．vessel pattern，surface pattern ともに JNET Type 2B に相当する．

f：bの緑枠部のクリスタルバイオレット染色拡大観察像．小型の点状・管状構造が高密度に分布する．

g：fの黄枠部の拡大観察像．小型化した腺管であるが，pit の輪郭は明瞭で，鋸歯状変化を伴うものの辺縁も不整ではなく，Ⅵ軽度不整 pit pattern と判定した．

h：ESD 検体の HE 染色ルーペ像．

i：hの青枠部拡大像．左側では腺底部において水平方向への変形や拡張を伴っており，SSL の像である．右側では構造異型を伴う高分化型管状腺癌が粘膜内に限局して増殖している．Adenocarcinoma with SSL，0-Ⅰs+Ⅱa，27×21 mm，tub1，pTis，HM0，VM0 と診断した．

43

拡大観察では，HP・SSL ともに非腫瘍パターンである JNET Type 1 を示すが，SSL ではそのなかに拡張・蛇行した樹枝状の血管（VMV/DBV）が認められ[47),48)]，また豊富な粘液産生に伴う腺管開口部の開大を反映して expanded crypt opening が見られる[46)]．色素拡大観察では，SSL では開大した腺管開口部が開II型 pit pattern として観察されるが[49)]，HP では腺管開口部は開大しておらず，開口部が閉じた鋸歯状腺管を反映して，星芒状のII型 pit pattern として観察される．

ただし，これらの SSL の形態学的特徴は必ずしも見られないこともある．われわれの検討では，開II型 pit pattern は HP より SSL に多く認

表1 SSL と SSLD/早期癌併存 SSL の臨床的特徴の比較

		SSLs≥10 mm		p value	
		SSL (n=287)	SSLD/早期癌併存 SSL (n=23)	単変量	多変量
性　別	男性	149 (51.9%)	11 (47.8%)	0.706	
	女性	138 (48.1%)	12 (52.2%)		
年　齢	中央値（範囲），歳	66 (24〜87)	69 (47〜87)	0.047	.884
局　在	右側	250 (87.1%)	22 (95.7%)	0.229	
	左側	37 (12.9%)	1 (4.3%)		
病変サイズ	10〜14 mm	178 (62.0%)	4 (17.4%)	<0.001	.026
	15〜19 mm	53 (18.5%)	8 (34.8%)		
	≥20 mm	56 (19.5%)	11 (47.8%)		
発　赤	(+)	18 (6.3%)	9 (39.1%)	<0.001	.900
二段隆起	(+)	10 (3.5%)	16 (69.6%)	<0.001	.008
中心陥凹	(+)	12 (4.2%)	2 (8.7%)	0.316	
JNET	Type 2A/2B/3	23 (8.1%)	20 (87.0%)	<0.001	.001
pit pattern	III/IV/V型	25 (10.0%)	14 (66.7%)	<0.001	.962

表2 SSL と SSLD/早期癌併存 SSL の鑑別

% (95% CI)	感　度	特異度	正診率	陽性的中率	陰性的中率	ROC-AUC
病変サイズ ≥15 mm	82.6 (61.2-95.0)	62.0 (56.1-67.7)	63.5 (57.9-68.9)	14.8 (9.2-22.2)	97.8 (94.5-99.4)	0.723
二段隆起	69.6 (47.1-86.8)	96.5 (93.7-98.3)	94.5 (91.4-96.8)	61.5 (40.6-79.8)	97.5 (95.0-99.0)	0.830
腫瘍性 JNET	87.0 (66.4-97.2)	91.9 (88.1-94.8)	91.5 (87.8-94.4)	46.5 (31.2-62.3)	98.9 (96.7-99.8)	0.849
病変サイズ ≥15 mm and 二段隆起 or 腫瘍性 JNET	73.9 (51.6-89.8)	95.8 (92.8-97.8)	95.6 (93.4-97.2)	58.6 (38.9-76.5)	97.9 (95.4-99.2)	0.849
二段隆起 or 腫瘍性 JNET	91.3 (72.0-98.9)	90.9 (87.0-94.0)	91.8 (89.0-94.0)	44.7 (30.2-59.9)	99.2 (97.3-99.9)	0.911

CI：confidence interval，ROC-AUC：area under receiver operating characteristic curve，
腫瘍性 JNET：JNET Type 2A/2B/3

めるものの37%にとどまり，またVMV/DBVもSSLに特異的とまではいえなかった[61]．このため両者の正確な鑑別は困難で，SSLの検出においては約20%の取り残しが発生しうるとされる[62]．病理学的に，SSLの腺管の大部分はMVHP様の腺管で構成されており，WHOの病理学的定義ではそのなかで1腺管でもSSLの特徴を示す腺管が存在すればSSLと診断することも，HPとSSLの鑑別を困難にしている要因と考えられる[1]．

欧米から報告されている大腸ポリープの鑑別方法であるWASP classificationでは，HPとSSLの直接的な鑑別能は記載されていないが，腺腫・HP・SSLを含めた正診率は74%，SSLとHP/腺腫の鑑別の正診率は86%であり，腺腫性病変を含めることで診断能が底上げされている点を踏まえてもHPとSSLの鑑別には限界があるのが現状である[63]．

❷ SSLとSSLD/早期癌併存SSLの鑑別

10 mm以上のSSL病変を対象としたわれわれの検討では，病変サイズ，二段隆起，腫瘍性JNET（Type 2A/2B/3）がSSLD/早期癌併存SSLに独立して有意な所見であった（表1）．また，これらを組み合わせた診断能では，二段隆起と腫瘍性JNETのいずれかを認めた場合をSSLD/早期癌併存SSLと診断するモデルがもっとも高い診断能を示した（表2）．

他の報告でも同様に，異型を有するSSLは病変サイズが大きく[38),64),65]，発赤，二段隆起，中心陥凹，NBIでの表面構造の変化や，腫瘍性pit patternを呈することが報告されている[49),57)〜59]．一方で，SSLD/早期癌併存SSLのうち隆起型を示すものは17%にすぎず[6]，形態学的特徴に着目することのみによるSSLDの検出感度は46%と低いとも報告されている[66]．このことから，形態のみならず上述の所見に留意して観察する必要があり，とくにサイズの大きい病変では注意が必要である．そして，これらの所見を認めない病変はdysplasiaや早期癌を伴わないSSLとして非通電や分割での切除を許容しうるが，これらの所見を有する病変につ

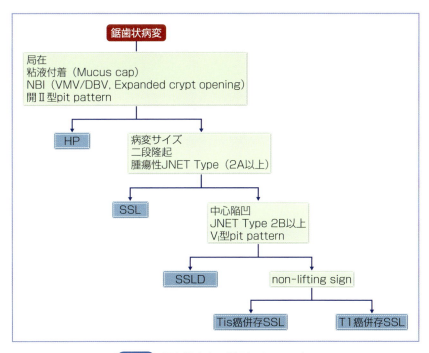

図6　鋸歯状病変の鑑別ストラテジー

第Ⅰ章　内視鏡治療に必要な大腸内視鏡診断学

いては一括切除を前提に治療計画を立てる必要がある[9),27)～29)].

❸ SSLD と早期癌併存 SSL の鑑別

SSLD と早期癌併存 SSL を比較したわれわれの検討では，中心陥凹，JNET Type 2B 以上，Ⅵ型 pit pattern が早期癌併存 SSL に有意な所見であった[67)]．さらに，粘膜内病変（SSLD/pTis 癌併存 SSL）と粘膜下層浸潤病変（pT1 癌併存 SSL）の比較では，JNET Type 2B 以上，Ⅵ型 pit pattern に加えて non-lifting sign が pT1 癌併存 SSL に有意に多く認められた[68)]．一方で，pT1b 癌併存 SSL の鑑別においては，non-lifting sign は pT1b 癌併存 SSL の 75.0％で陽性であり，深達度の判断の一助となると考えられたが，JNET Type 3 やⅥ型高度不整 pit pattern を認めた割合はいずれも 16.7％にとどまった[68)]．

このように，pT1b 癌併存 SSL では通常型 pT1b 大腸癌の特徴とされる内視鏡所見が見られない場合があり，深達度診断が困難な可能性がある．しかし，浸潤癌（pT1）を予測するうえでは，拡大観察での JNET 分類・pit pattern 分類と，non-lifting sign に着目した観察が有用と考えられる．

これらの鑑別ポイントを踏まえて，HP と SSL 病変の診断ストラテジーを図 6 にまとめる．まずは白色光観察と NBI 拡大観察にて HP，SSL，SSLD/早期癌併存 SSL の鑑別を行い，続いて色素拡大観察で開Ⅱ型 pit pattern の確認や SSLD と早期癌併存 SSL の鑑別に進む．さらに癌が疑われる場合には，局注での non-lifting sign の確認を考慮する．

■ おわりに

鋸歯状病変の治療法選択のうえで必要な内視鏡的診断について，それぞれの特徴と鑑別のポイントをまとめた．SSL に関しては HP との鑑別や早期癌併存 SSL の深達度診断の難しさなど依然として課題があるが，通常型大腸腫瘍に対する内視鏡診断との共通点や相違点が少しずつ明らかとなってきている．それらのポイントを押さえた観察を行い，診断と治療選択の精度を上げることが，安全かつ効果的なアウトカムを目指すうえで重要である．

文献

1) Pai R, Makinen J, Rosty C : Colorectal serrated lesions and polyps. WHO Classification of Tumours Editorial Board (ed) : WHO Classification of Tumours—Digestive System Tumours. (5th ed). IARC Press, 2019, p163-169

2) Goldstein NS : Serrated pathway and APC (conventional)-type colorectal polyps : molecular-morphologic correlations, genetic pathways, and implications for classification. Am J Clin Pathol 2006 ; 125 : 146-153

3) Pai RK, Bettington M, Srivastava A, et al : An update on the morphology and molecular pathology of serrated colorectal polyps and associated carcinomas. Mod Pathol 2019 ; 32 : 1390-1415

4) Phipps AI, Limburg PJ, Baron JA, et al : Association between molecular subtypes of colorectal cancer and patient survival. Gastroenterology 2015 ; 148 : 77-87.e72

5) Yang S, Farraye FA, Mack C, et al : BRAF and KRAS mutations in hyperplastic polyps and serrated adenomas of the colorectum : relationship to histology and CpG island methylation status. Am J Surg Pathol 2004 ; 28 : 1452-1459

6) Bettington M, Walker N, Rosty C, et al : Clinicopathological and molecular features of sessile serrated adenomas with dysplasia or carcinoma. Gut 2017 ; 66 : 97-106

7) O'Brien MJ, Zhao Q, Yang S : Colorectal serrated pathway cancers and precursors. Histopathology 2015 ; 66 : 49-65

8) Szylberg L, Janiczek M, Popiel A, et al : Serrated polyps and their alternative pathway to the

colorectal cancer : a systematic review. Gastroenterol Res Pract 2015 ; 2015 : 573814

9) Arain MA, Sawhney M, Sheikh S, et al : CIMP status of interval colon cancers : another piece to the puzzle. Am J Gastroenterol 2010 ; 105 : 1189-1195

10) Cooper GS, Xu F, Barnholtz Sloan JS, et al : Prevalence and predictors of interval colorectal cancers in medicare beneficiaries. Cancer 2012 ; 118 : 3044-3052

11) Sawhney MS, Farrar WD, Gudiseva S, et al : Microsatellite instability in interval colon cancers. Gastroenterology 2006 ; 131 : 1700-1705

12) Bettington ML, Chetty R : Traditional serrated adenoma : an update. Hum Pathol 2015 ; 46 : 933-938

13) Sekine S, Yamashita S, Yamada M, et al : Clinicopathological and molecular correlations in traditional serrated adenoma. J Gastroenterol 2020 ; 55 : 418-427

14) Chino A, Kawachi H, Takamatsu M, et al : Macroscopic and microscopic morphology and molecular profiling to distinguish heterogeneous traditional serrated adenomas of the colorectum. Dig Endosc 2019 ; 32 : 921-931

15) McCarthy AJ, Serra S, Chetty R : Traditional serrated adenoma : an overview of pathology and emphasis on molecular pathogenesis. BMJ Open Gastroenterol 2019 ; 6 : e000317

16) Mezzapesa M, Losurdo G, Celiberto F, et al : Serrated colorectal lesions : An up-to-date review from histological pattern to molecular pathogenesis. Int J Mol Sci 2022 ; 23 : 4461

17) Tsai JH, Liau JY, Yuan CT, et al : RNF43 is an early and specific mutated gene in the serrated pathway, with increased frequency in traditional serrated adenoma and its associated malignancy. Am J Surg Pathol 2016 ; 40 : 1352-1359

18) Sekine S, Ogawa R, Hashimoto T, et al : Comprehensive characterization of RSPO fusions in colorectal traditional serrated adenomas. Histopathology 2017 ; 71 : 601-609

19) Sekine S, Yamashita S, Tanabe T, et al : Frequent PTPRK-RSPO3 fusions and RNF43 mutations in colorectal traditional serrated adenoma. J Pathol 2016 ; 239 : 133-138

20) Rex DK, Ahnen DJ, Baron JA, et al : Serrated lesions of the colorectum : review and recommendations from an expert panel. Am J Gastroenterol 2012 ; 107 : 1315-1329

21) East JE, Atkin WS, Bateman AC, et al : British Society of Gastroenterology position statement on serrated polyps in the colon and rectum. Gut 2017 ; 66 : 1181-1196

22) Pellise M, Burgess NG, Tutticci N, et al : Endoscopic mucosal resection for large serrated lesions in comparison with adenomas : a prospective multicentre study of 2000 lesions. Gut 2017 ; 66 : 644-653

23) Tate DJ, Awadie H, Bahin FF, et al : Wide-field piecemeal cold snare polypectomy of large sessile serrated polyps without a submucosal injection is safe. Endoscopy 2018 ; 50 : 248-252

24) van Hattem WA, Shahidi N, Vosko S, et al : Piecemeal cold snare polypectomy versus conventional endoscopic mucosal resection for large sessile serrated lesions : a retrospective comparison across two successive periods. Gut 2021 ; 70 : 1691-1697

25) Barros RA, Monteverde MJ, Dumonceau JM, et al : Cold snare polypectomy without submucosal injection : safety and efficacy in 615 large serrated lesions. Endosc Int Open 2021 ; 9 : E1421-E1426

26) Kimoto Y, Sakai E, Inamoto R, et al : Safety and efficacy of cold snare polypectomy without submucosal injection for large sessile serrated lesions : A prospective study. Clin Gastroenterol Hepatol 2022 ; 20 : e132-e138

27) Farrar WD, Sawhney MS, Nelson DB, et al : Colorectal cancers found after a complete colonoscopy. Clin Gastroenterol Hepatol 2006 ; 4 : 1259-1264

28) Pohl H, Srivastava A, Bensen SP, et al : Incomplete polyp resection during colonoscopy—results of the complete adenoma resection(CARE)study. Gastroenterology 2013 ; 144 : 74-80.e71

29) Robertson DJ, Lieberman DA, Winawer SJ, et al : Colorectal cancers soon after colonoscopy : a pooled multicohort analysis. Gut 2014 ; 63 : 949-956

30) Crockett SD, Nagtegaal ID : Terminology, molecular features, epidemiology, and management of serrated colorectal neoplasia. Gastroenterology 2019 ; 157 : 949-966.e944

31) Sano Y, Tanaka S, Kudo SE, et al : Narrow-band imaging (NBI) magnifying endoscopic classification of colorectal tumors proposed by the Japan NBI Expert Team. Dig Endosc 2016 ; 28 : 526-533

32) 松下弘雄, 吉川健二郎, 田中義人, 他 : 大腸腫瘍性病変の内視鏡診断─鋸歯状病変の内視鏡診断. 胃と腸 2020 ; 55 : 684-700

33) Lash RH, Genta RM, Schuler CM : Sessile serrated adenomas : prevalence of dysplasia and carcinoma in 2139 patients. J Clin Pathol 2010 ; 63 : 681-686

34) Chino A, Yamamoto N, Kato Y, et al : The frequency of early colorectal cancer derived from sessile serrated adenoma/polyps among 1858 serrated polyps from a single institution. Int J Colorectal Dis 2016 ; 31 : 343-349

35) Torlakovic EE, Gomez JD, Driman DK, et al : Sessile serrated adenoma (SSA) vs. traditional serrated adenoma (TSA). Am J Surg Pathol 2008 ; 32 : 21-29

36) Carr NJ, Mahajan H, Tan KL, et al : Serrated and non-serrated polyps of the colorectum : their prevalence in an unselected case series and correlation of BRAF mutation analysis with the diagnosis of sessile serrated adenoma. J Clin Pathol 2009 ; 62 : 516-518

37) Hazewinkel Y, de Wijkerslooth TR, Stoop EM, et al : Prevalence of serrated polyps and association with synchronous advanced neoplasia in screening colonoscopy. Endoscopy 2014 ; 46 : 219-224

38) Sano W, Hirata D, Teramoto A, et al : Serrated polyps of the colon and rectum : Remove or not? World J Gastroenterol 2020 ; 26 : 2276-2285

39) Kashida H, Ikehara N, Hamatani S, et al : Endoscopic characteristics of colorectal serrated lesions. Hepatogastroenterology 2011 ; 58 : 1163-1167

40) 林 奈那, 田中信治, 永田信二, 他 : 大腸鋸歯状病変の内視鏡診断. 胃と腸 2015 ; 50 : 1657-1666

41) 藤井隆広, 永田和弘, 斎藤 豊, 他 : 大腸拡大内視鏡診断はどこまで病理診断に近づいたか─大腸上皮性腫瘍を対象として. 胃と腸 1999 ; 34 : 1653-1664

42) Abdeljawad K, Vemulapalli KC, Kahi CJ, et al : Sessile serrated polyp prevalence determined by a colonoscopist with a high lesion detection rate and an experienced pathologist. Gastrointest Endosc 2015 ; 81 : 517-524

43) IJspeert JE, de Wit K, van der Vlugt M, et al : Prevalence, distribution and risk of sessile serrated adenomas/polyps at a center with a high adenoma detection rate and experienced pathologists. Endoscopy 2016 ; 48 : 740-746

44) Bettington M, Walker N, Rosty C, et al : Critical appraisal of the diagnosis of the sessile serrated adenoma. Am J Surg Pathol 2014 ; 38 : 158-166

45) Hazewinkel Y, López-Cerón M, East JE, et al : Endoscopic features of sessile serrated adenomas : validation by international experts using high-resolution white-light endoscopy and narrow-band imaging. Gastrointest Endosc 2013 ; 77 : 916-924

46) Yamashina T, Takeuchi Y, Uedo N, et al : Diagnostic features of sessile serrated adenoma/polyps on magnifying narrow band imaging : a prospective study of diagnostic accuracy. J Gastroenterol Hepatol 2015 ; 30 : 117-123

47) Uraoka T, Higashi R, Horii J, et al : Prospective evaluation of endoscopic criteria characteristic of sessile serrated adenomas/polyps. J Gastroenterol 2015 ; 50 : 555-563

48) Yamada M, Sakamoto T, Otake Y, et al : Investigating endoscopic features of sessile serrated adenomas/polyps by using narrow-band imaging with optical magnification. Gastrointest Endosc 2015 ; 82 : 108-117

49) Kimura T, Yamamoto E, Yamano HO, et al : A novel pit pattern identifies the precursor of colorectal cancer derived from sessile serrated adenoma. Am J Gastroenterol 2012 ; 107 : 460-469

50) Yabuuchi Y, Hosotani K, Morita S, et al : Effective endoscopic delineation with acetic acid

spray and narrow band imaging in underwater endoscopic mucosal resection for sessile serrated lesion. Am J Gastroenterol 2022 ; 117 : 840

51) Hosotani K, Yabuuchi Y, Yamashita D, et al : Detecting remnant sessile serrated lesion after piecemeal cold snare polypectomy using acetic acid with narrow-band imaging. Endosc Int Open 2022 ; 10 : E1595-E1596

52) Yang JF, Tang SJ, Lash RH, et al : Anatomic distribution of sessile serrated adenoma/polyp with and without cytologic dysplasia. Arch Pathol Lab Med 2015 ; 139 : 388-393

53) Amemori S, Yamano HO, Tanaka Y, et al : Sessile serrated adenoma/polyp showed rapid malignant transformation in the final 13 months. Dig Endosc 2020 ; 32 : 979-983

54) Oono Y, Fu K, Nakamura H, et al : Progression of a sessile serrated adenoma to an early invasive cancer within 8 months. Dig Dis Sci 2009 ; 54 : 906-909

55) Kinoshita S, Nishizawa T, Uraoka T : Progression to invasive cancer from sessile serrated adenoma/polyp. Dig Endosc 2018 ; 30 : 266

56) Murakami T, Mitomi H, Yao T, et al : Distinct histopathological characteristics in colorectal submucosal invasive carcinoma arising in sessile serrated adenoma/polyp and conventional tubular adenoma. Virchows Archiv 2017 ; 472 : 383-393

57) Murakami T, Sakamoto N, Ritsuno H, et al : Distinct endoscopic characteristics of sessile serrated adenoma/polyp with and without dysplasia/carcinoma. Gastrointest Endosc 2017 ; 85 : 590-600

58) Tanaka Y, Yamano HO, Yamamoto E, et al : Endoscopic and molecular characterization of colorectal sessile serrated adenoma/polyps with cytologic dysplasia. Gastrointest Endosc 2017 ; 86 : 1131-1138.e1134

59) Tate DJ, Jayanna M, Awadie H, et al : A standardized imaging protocol for the endoscopic prediction of dysplasia within sessile serrated polyps (with video). Gastrointest Endosc 2018 ; 87 : 222-231.e222

60) Toyoshima O, Nishizawa T, Watanabe H, et al : Endoscopic characteristics to differentiate SSLs and microvesicular hyperplastic polyp from goblet cell-rich hyperplastic polyp. Endosc Int Open 2024 ; 12 : E1251-E1259

61) 岸田圭弘, 堀田欣一, 今井健一郎, 他：大腸鋸歯状病変に対する臨床診断の現状と課題　積極的治療の観点から. 胃と腸 2020 ; 55 : 1579-1587

62) Hirata D, Kashida H, Matsumoto T, et al : A multicenter prospective validation study on selective endoscopic resection of sessile serrated lesions using magnifying colonoscopy in clinical practice. Digestion 2023 ; 104 : 262-269

63) IJspeert JE, Bastiaansen BA, van Leerdam ME, et al : Development and validation of the WASP classification system for optical diagnosis of adenomas, hyperplastic polyps and sessile serrated adenomas/polyps. Gut 2016 ; 65 : 963-970

64) Turner KO, Genta RM, Sonnenberg A : Lesions of all types exist in colon polyps of all sizes. Am J Gastroenterol 2018 ; 113 : 303-306

65) Parsa N, Ponugoti P, Broadley H, et al : Risk of cancer in 10-19 mm endoscopically detected colorectal lesions. Endoscopy 2019 ; 51 : 452-457

66) Sano W, Fujimori T, Ichikawa K, et al : Clinical and endoscopic evaluations of sessile serrated adenoma/polyps with cytological dysplasia. J Gastroenterol Hepatol 2018 ; 33 : 1454-1460

67) 諏訪哲也, 堀田欣一, 今井健一郎, 他：SSL with dysplasia の内視鏡診断. 消化器内視鏡 2022 ; 34 : 929-934

68) 岸田圭弘, 堀田欣一, 今井健一郎, 他：早期癌併存大腸 SSL に対する内視鏡治療の注意点. 胃と腸 2023 ; 58 : 179-188

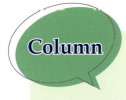

蠕動が止まらない…どうする？

- 大腸内視鏡検査中に蠕動が止まらなくなり，困った経験は誰にでもありますよね．そんなとき，どう対応していますか？
- まず，事前にできる対策として，鎮痙薬であるブチルスコポラミン臭化物やグルカゴンを前投薬として投与する方法があります．この際，静脈ルートを確保し，検査開始前に0.5アンプルを投与，検査中に蠕動が強くなった際に残りの0.5アンプルを追加する，という方法が考えられます．これで1回はしのげるでしょう．
- それでも蠕動が止まらない場合，保険適用外ではありますが，ミントオイル製剤を散布する方法もあります．蠕動抑制に有効であったという報告が複数存在しており，独自に調剤して使用している施設もあるようです．
- さらに，それでも解決しない場合は，"何もしない"という選択肢も試してみてください．蠕動が止まらないときに送気をしたり，スコープを動かしたり，水を撒いたりするのは，実は腸管に刺激を加え続けている可能性があります．一度スコープを止めて，じっと待ってみましょう．蠕動は基本的に周期性なので，いつかは止まることが多いはずです．
- "止まらない蠕動はない"…と念じて待ちましょう．

(堀田　欣一)

II 内視鏡治療に必要な基礎知識

第Ⅱ章 内視鏡治療に必要な基礎知識

1 大腸癌の抑制のためにはクリーンコロンが基本

島田　清太郎
富山大学医学部
第三内科

Key words クリーンコロン，セミクリーンコロン，クリーンコロンのリアルワールドデータ

はじめに

「クリーンコロン（clean colon）」は，実は日本から発信された用語である．Japan Polyp Study（JPS）のプロトコル作成段階で，腺腫性ポリープをすべて切除することを端的に表現する用語として作られた．英語圏ではそれに相当する用語はない．日本から出版された英文論文では「clean colon」という用語を使用している．

Ⅰ．クリーンコロンとは

クリーンコロンとは，大腸内の腺腫や癌をすべて取り除き，大腸に腫瘍性病変がないことを指す．その有用性については，National Polyp Study（NPS）の長期コホートで，クリーンコロンとその後のサーベイランス大腸内視鏡検査をすることによって，大腸癌の罹患率と死亡率が低下することが証明されている[1,2]．一方，本邦で実施された長期前向きコホート研究（JPS）ではクリーンコロンにすることで大腸癌の発生率を86%減少させることが報告された[3]．また，別の質の高いコホート研究では，大腸腫瘍性病変の切除により，遠位と近位の大腸癌死亡が抑制されることが示された[4,5]．欧米諸国のガイドラインでは，安全で信頼性の高い内視鏡的切除法による大腸腫瘍性病変の完全切除が推奨されている[6,7]．大腸内視鏡検査後に発見される大腸癌（post-colonoscopy colorectal cancer；PCCRC）の原因では，見落としの頻度が52〜58%程度，不完全切除が9〜25%であり[8,9]，腫瘍性病変をすべて取り除くことは重要であると考えられる．また，European Society of Gastrointestinal Endoscopy（ESGE）は，「適切なポリペクトミー手技」を重要なパフォーマンス指標であることを2017年に提示した[10]．一方，2018年に日本消化器内視鏡学会指導施設を対象に実施したアンケート調査では，大腸腫瘍病変の完全切除（いわゆる，クリーンコロン戦略）は，約30%でしか採用されていなかった[11]．

Ⅱ．クリーンコロンをしないセミクリーンコロンが許容される経緯

本邦では，5mm以下の陥凹型を除く微小腺腫を切除せず経過観察する，いわゆるセミクリーンコロンという概念が容認されている．日本消化器病学会の「大腸ポリープ診療ガイドライン」〔2014年，初版（旧版）〕では，5mm以下の微小腺腫の取り扱いについて，陥凹型以外の微小腺腫は経過観察も容認されるという内容が記載されていた[12]．2020年の改訂版では，5mm以下の場合も切除を弱く推奨と変更され

た[13]．セミクリーンコロンが容認されていた経緯については，本邦では拡大観察に基づいた診断がされ，質的診断が高い精度で行われている背景にあるうえで，非陥凹型の微小腺腫は増大が遅く[14]，微小腺腫の担癌率が0.4％と低率であること[15]，また，*in situ* にしておいても advanced adenoma の発生率は有意に増加しなかったことから，leave-in-situ 戦略が適切である可能性が示されたことに起因している[16)〜18]．また，大腸腺腫のうち，5 mm 以下の微小病変は全体の8割程度を占め，すべての患者にクリーンコロン戦略を導入することは時間，労力など医療資源を費やす必要性から躊躇されていた．

しかし，長期間の経過観察で5 mm 以下の腫瘍性病変が advanced adenoma や粘膜下層浸潤癌に移行した例も報告されている[14),19]．また，微小腺腫を経過観察した場合に切除した場合と同様の癌罹患・死亡の抑制効果が得られるか否かに関しては，ほとんどエビデンスがない．

Ⅲ．クリーンコロンの実現可能性と有害事象と労力

CSP の導入により，大腸内視鏡検査の治療を取り巻く環境は劇的に変化した．CSP は通電法である hot snare polypectomy（HSP）や EMR と比較して，病理学的完全切除割合においてに劣ることはなく，ポリープ切除後の出血においても HSP よりも優れていた[20)〜22]．RCT で，抗凝固薬を継続投与している患者では，CSP によるポリペクトミー後出血が少なかったと報告された[23]．また，検査・治療時間も短縮化できる利点もあり，本邦でも近年，急速に普及した．

静岡県立静岡がんセンターでは，NPS の長期経過発表後の2013年にクリーンコロン戦略が採用され，エキスパートから徐々に CSP が導入された．その後，トレイニーにも導入され，10 mm 未満の腺腫性ポリープのポリペクトミーは CSP が主体となった．外来の1回の大腸内視鏡検査で検出されたすべての腫瘍性ポリープを切除することを目指して検査を実施した．そこで，認識されたすべての腫瘍性ポリープを切除する戦略を用いて，大腸ポリープの完全切除の達成度とクリーンコロンにできなかった背景因子と有害事象を論文として報告した[24]．2,527人の1回の大腸内視鏡検査におけるクリーンコロン率は，患者ごとでは95.1％，病変ごとでは97.1％であった．1患者当りのポリープ個数中央値は2個，検査時間中央値は24分と医師負担は許容範囲であった．多変量解析において，クリーンコロンができなかった背景因子は，腸管洗浄が不十分，5個以上のポリープ，および組織型が腺癌であった．ポリープ切除法に関しては，cold forceps polypectomy（CFP）または CSP・HSP が，20 mm 以下の対象病変の84％を占めた．合併症発生率は，ポリペクトミーが施行された患者のうち0.07％であった．ポリペクトミー後の出血は0.06％で，その全員が高周波治療機器を用いた切除術を受けていた．また，EMR による穿孔は1例のみであった．CSP に起因した有害事象はなかった．

JPS の結果では，無作為化前の2回大腸内視鏡検査における完全切除率が発表されており，1年間隔後の1回目と2回目の大腸内視鏡検査における2,166例の完全切除率は96.4％であった[25]．当時の JPS 実施施設では，切除法は HSP，EMR と hot biopsy のみであった．JPS の結果とわれわれの結果を比較することは，検査回数や切除方法が異なるため困難であるが，1回の大腸内視鏡検査によるクリーンコロン率は，2回の大腸内視鏡検査による JPS の成績と同程度であった．

おわりに

クリーンコロンは大腸癌罹患率および死亡率減少のために重要だが，CSP の普及により，医師，患者の負担は許容範囲で，実現可能であることが示された．したがって，今後，本邦においても普及が進むと予想される．

第Ⅱ章　内視鏡治療に必要な基礎知識

文献

1) Winawer SJ, Zauber AG, Ho MN, et al : Prevention of colorectal cancer by colonoscopic polypectomy. The National Polyp Study Workgroup. N Engl J Med 1993 ; 329 : 1977-1981

2) Zauber AG, Winawer SJ, O'Brien MJ, et al : Colonoscopic polypectomy and long-term prevention of colorectal-cancer deaths. N Engl J Med 2012 ; 366 : 687-696

3) Sano Y, Hotta K, Matsuda T, et al : Endoscopic removal of premalignant lesions reduces long-term colorectal cancer risk : Results from the Japan Polyp Study. Clin Gastroenterol Hepatol 2024 ; 22 : 542-551.e3

4) Nishihara R, Wu K, Lochhead P, et al : Long-term colorectal-cancer incidence and mortality after lower endoscopy. N Engl J Med 2013 ; 369 : 1095-1105

5) Brenner H, Stock C, Hoffmeister M : Effect of screening sigmoidoscopy and screening colonoscopy on colorectal cancer incidence and mortality : systematic review and meta-analysis of randomised controlled trials and observational studies. BMJ 2014 ; 348 : g2467

6) Ferlitsch M, Moss A, Hassan C, et al : Colorectal polypectomy and endoscopic mucosal resection (EMR) : European Society of Gastrointestinal Endoscopy (ESGE) Clinical Guideline. Endoscopy 2017 ; 49 : 270-297

7) Kaltenbach T, Anderson JC, Burke CA, et al : Endoscopic removal of colorectal lesions—Recommendations by the US Multi-Society Task Force on colorectal cancer. Gastroenterology 2020 ; 158 : 1095-1129

8) le Clercq CM, Bouwens MW, Rondagh EJ, et al : Postcolonoscopy colorectal cancers are preventable : a population-based study. Gut 2014 ; 63 : 957-963

9) Robertson DJ, Lieberman DA, Winawer SJ, et al : Colorectal cancers soon after colonoscopy : a pooled multicohort analysis. Gut 2014 ; 63 : 949-956

10) Kaminski MF, Thomas-Gibson S, Bugajski M, et al : Performance measures for lower gastrointestinal endoscopy : a European Society of Gastrointestinal Endoscopy (ESGE) Quality Improvement Initiative. Endoscopy 2017 ; 49 : 378-397

11) Hotta K, Matsuda T, Tanaka K : Large-scale questionnaire on the usage of cold snare polypectomy for colorectal polyps in Japanese clinical practice. Dig Endosc 2020 ; 32 : 993

12) Tanaka S, Saitoh Y, Matsuda T, et al : Evidence-based clinical practice guidelines for management of colorectal polyps. J Gastroenterol 2015 ; 50 : 252-260

13) Tanaka S, Saitoh Y, Matsuda T, et al : Evidence-based clinical practice guidelines for management of colorectal polyps. J Gastroenterol 2021 ; 56 : 323-335

14) Mizuno K, Suzuki Y, Takeuchi M, et al : Natural history of diminutive colorectal polyps : long-term prospective observation by colonoscopy. Dig Endosc 2014 ; 26 (Suppl 2) : 84-89

15) Sakamoto T, Matsuda T, Nakajima T, et al : Clinicopathological features of colorectal polyps : evaluation of the 'predict, resect and discard' strategies. Colorectal Dis 2013 ; 15 : e295-e300

16) Maeda Y, Kudo SE, Wakamura K, et al : The concept of 'Semi-clean colon' using the pit pattern classification system has the potential to be acceptable in combination with a <3-year surveillance colonoscopy. Oncol Lett 2017 ; 14 : 2735-2742

17) Ninomiya Y, Oka S, Tanaka S, et al : Clinical impact of surveillance colonoscopy using magnification without diminutive polyp removal. Dig Endosc 2017 ; 29 : 773-781

18) Sekiguchi M, Otake Y, Kakugawa Y, et al : Incidence of advanced colorectal neoplasia in individuals with untreated diminutive colorectal adenomas diagnosed by magnifying image-enhanced endoscopy. Am J Gastroenterol 2019 ; 114 : 964-973

19) Shimada S, Imai K, Hotta K : Ten-year progression of a diminutive rectosigmoid polyp left in situ at the index colonoscopy. Dig Endosc 2021 ; 33 : 1194

20) Kawamura T, Takeuchi Y, Asai S, et al : A comparison of the resection rate for cold and hot snare polypectomy for 4-9 mm colorectal polyps : a multicentre randomised controlled trial (CRESCENT study). Gut 2018 ; 67 : 1950-1957

21) Kawamura T, Takeuchi Y, Yokota I, et al : Indications for cold polypectomy stratified by the

colorectal polyp size : A systematic review and meta-analysis. J Anus Rectum Colon 2020 ; 4 : 67-78

22) Kishida Y, Hotta K, Imai K, et al : Risk analysis of colorectal post-polypectomy bleeding due to antithrombotic agent. Digestion 2019 ; 99 : 148-156

23) Takeuchi Y, Mabe K, Shimodate Y, et al : Continuous anticoagulation and cold snare polypectomy versus heparin bridging and hot snare polypectomy in patients on anticoagulants with subcentimeter polyps : A randomized controlled trial. Ann Intern Med 2019 ; 171 : 229-237

24) Shimada S, Hotta K, Takada K, et al : Complete endoscopic removal rate of detected colorectal polyps in a real world out-patient practical setting. Scand J Gastroenterol 2023 ; 58 : 422-428

25) Matsuda T, Fujii T, Sano Y, et al : Randomised comparison of postpolypectomy surveillance intervals following a two-round baseline colonoscopy : the Japan Polyp Study Workgroup. Gut 2020 ; 70 : 1469-1478

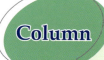

多発ポリープ症例，所見ちゃんと覚えていますか？

- 多発ポリープ症例のレポート作成時,「あれ、ポリープの部位や切除方法は？」と不安になったこと，ありませんか？ クリーンコロンが基本戦略となる今，1回の検査で多数の病変を切除することも珍しくありません．ですが，検査が終了した時点で，ポリープの正確な部位や切除方法をすべて記憶しているかと問われると，胸に手を当てて「はい」と言える人は少ないのではないでしょうか.

- 5個くらいならなんとか覚えていても，10個ともなると記憶は怪しくなり，写真を見返しても部位が曖昧なこともありますよね．これは筆者自身の経験でもあり，同じ悩みを抱えている方も多いのではないかと思います．

- そこで当院では，検査中に処置をしたポリープの部位や切除法，ポリープキャッチャーの部屋番号を正確に記録するためのメモ用紙を作成しました．介助者がリアルタイムに記録するアナログな方法ですが，これが大活躍！音声入力やレポート自動作成といった最新のテクノロジーも確かに魅力的ですが，コストや導入の手間を考えると，まずはこの方法が手軽で実用的です．

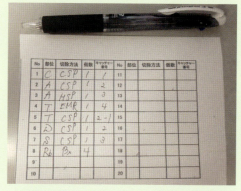

当院で作成した「多発ポリープ症例」記録用のメモ用紙

- このメモ用紙を活用するようになってからは，ポリープの部位の記録ミスが激減しました．それだけではありません．レポートに記載した検体数と，実際に提出した検体数が一致しない，といったインシデントも解消されたのです．これにより，検査後のストレスや手間も大幅に軽減されました．

- シンプルな解決策であっても，確実な記録が残ることの安心感は計り知れません．多発ポリープ症例を扱う際には，このような工夫を取り入れてみてはいかがでしょうか？

（堀田　欣一）

第Ⅱ章 内視鏡治療に必要な基礎知識

2 外来内視鏡切除はどこまで可能？

伊藤　紗代

静岡県立
静岡がんセンター
内視鏡科

Key words　外来内視鏡治療，非通電切除，通電切除，偶発症対策

はじめに

大腸腫瘍の内視鏡治療は大腸癌死亡率抑制に大きく寄与している[1)～3)]．ここ数十年で大腸腫瘍に対する内視鏡治療は目覚ましく進化を遂げ，技術が確立すると共に，入院せずともさまざまな病変を外来で切除することができるようになった．とくにcold polypectomyは通電しない簡便で低侵襲な切除法であり，その登場・普及により無床診療所でも内視鏡的切除が積極的に行えるようになった．とはいえ，すべての大腸腫瘍が外来診療で治療できるわけではなく，切除可能な病変を見極め診断する必要がある．安全で適切な治療を患者に提供するには，個々の内視鏡技術，各医療機関の診療体制なども考慮すべきである．

本稿では，当院における外来内視鏡治療の適応と限界，管理について解説する．

Ⅰ. 当院の大腸内視鏡検査件数と治療法の変遷

当院における年間当りの全大腸内視鏡検査件数の推移を図1に示した．2019年度まで右肩上がりであったが，新型コロナウイルス感染症（COVID-19）の感染拡大により2020年度の件数は一時的に減少した．緊急事態宣言とほぼ同時に市区町村で検診が休止され精検受診率が減少したことや，low-risk群のサーベイランス内視鏡検査が延期されたことが影響していると考えられる．

当院における内視鏡治療の戦略として，2010年代前半まで微小腺腫は経過観察され，5 mm以上の腺腫に対してEMRによる通電切除を行ってきた．2013年頃よりcold polypectomyを導入したことと，National Polyp Studyの長期経過の結果を受け，"クリーンコロン"実現のため発見された全大腸腺腫を切除するようになり外来治療の方針が大きく変化した．2015年になると，スネアの先端を刺入し展開するTip-in EMRが施行されるようになる．20 mmを超える平坦隆起性病変に対しても安全かつ通常EMRよりも高い一括切除割合が得られたため，これまで入院治療を要していた病変が外来で治療される機会が増加していった．さらにここ5年間でunderwater EMR（UEMR），gel immersion EMR（GIEMR）などが登場し内視鏡治療法の選択肢が増加した．

Ⅱ. 外来内視鏡治療の適応

当院の1日当りの大腸内視鏡検査数は約20～30件であり，その検査目的は便潜血陽性，スクリーニング，大腸病変の精査・治療，内視鏡治

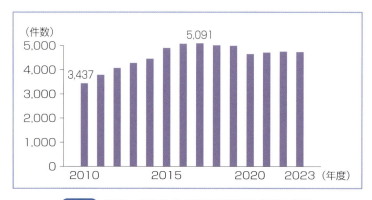

図1 当院における全大腸内視鏡検査件数の推移

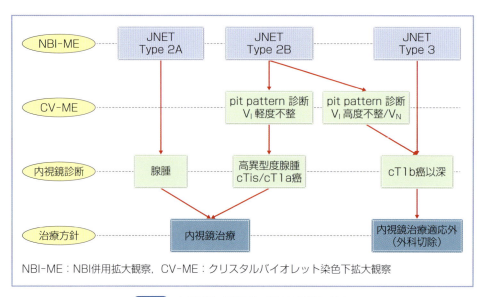

図2 内視鏡治療選択における診断の流れ

療後サーベイランス，手術後サーベイランスと多岐にわたる．なかでも大腸病変の精査や治療目的の患者の多くは近隣の診療所・クリニック・病院から紹介され，すでに1回以上の大腸内視鏡検査を受けている．外来治療は患者のさまざまな負担（身体的負担，精神的負担，時間的負担，経済的負担）を軽減するが，当然その切除は適切かつ安全なものでなければならず外来治療の適応と限界を把握しておく必要がある．

❶ 診断的な観点から

大腸腫瘍の治療ストラテジーを考える際に重要な点は，「サイズ」よりもまず「質的診断」と「深達度診断」である．病変の観察・診断は拡大内視鏡を使用したJNET分類とpit patternにより行っている（図2）．高確信度でJNET Type 2Aと診断した場合はほとんどが腺腫であり内視鏡治療の適応であるが，JNET Type 2Bと診断した場合は，高異型度腺腫や粘膜内癌，T1癌が含まれるため，クリスタルバイオレット染色下でのpit pattern診断を追加する．V_I高度不整やV_Nを認めた場合は，cT1b癌以深の診断となり内視鏡治療適応外である．

高確信度の腺腫性病変においては，10 mm未満で通電を行わないcold polypectomyが行われるが，10 mm未満でも高異型度腺腫や癌が疑

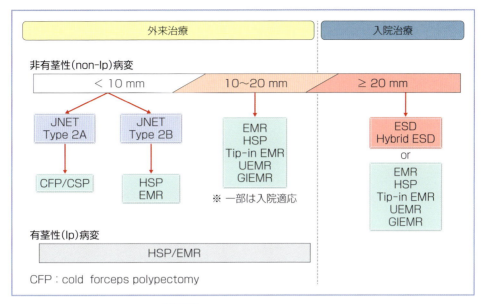

図3 内視鏡治療選択のまとめ

表1 大腸ESD適応病変

内視鏡的一括切除が必要な下記の病変
1）スネアEMRによる一括切除が困難な 　・LST-NG, 特にpseudo-depressed type 　・VI型pit patternを呈する病変 　・T1（SM）軽度浸潤癌 　・大きな陥凹型病変 　・癌が疑われる大きな隆起性病変[※1] 2）粘膜下層に線維化を伴う粘膜内腫瘍[※2] 3）潰瘍性大腸炎などの慢性炎症を背景としたsporadicな局在腫瘍 4）内視鏡的切除後の局所遺残早期癌

[※1]: 全体が丈高の結節集簇病変（LST-G）を含む
[※2]: biopsyや病変の蠕動によるprolapseに起因するもの

〔大腸ESD/EMRガイドライン（第2版）より転載〕

われる病変においては通電を行うHSP/EMRなどの手技が選択される（図3）.

❷ 内視鏡切除法の観点から

　ESD適応病変はスネアでは一括切除困難な病変のほか，表1に挙げられる病変がある．基本的にESD適応病変を入院治療の適応とし，それ以外の病変を外来治療の適応と判断している．サイズのみでは括れないがおおまかに20 mm以下の腫瘍は外来治療の対象にしているこ

とが多く，その治療法はcold polypectomyから通常EMR，Tip-in EMR, UEMRなどと選択肢は幅広い（図3）.

　当院で行った「大型の表面型大腸腫瘍に対するスネア先端刺入法内視鏡的粘膜切除術の有効性に関するランダム化比較試験（STAR trial）」の結果から，21～25 mmの非有茎性病変において，Tip-in EMRの一括切除率が通常EMRよりも上回り（94.1% vs. 62.5%，P＝0.04），かつ偶発症発生率に有意差がなかったことから[4]，

昨今は 20 mm を超える大型腫瘍も外来治療の対象となる場合がある．しかしながら，結腸ひだをまたぐ病変，局注による挙上が不良な病変，スコープ操作性が不良な場合などは，入院治療に切り替えている（図 3 ※）．

1）通電を用いない内視鏡切除

cold polypectomy は通電を行わない治療法であり，スネアを用いた cold snare polypectomy（CSP）と鉗子を用いた cold forceps polypectomy（CFP）の 2 つがある．適応は腺腫と術前診断された 10 mm 未満の非有茎性病変に限定される．10 mm 以上の病変は，一括切除および断端陰性割合が低くなるため推奨できない[5),6)]．偶発症に関して，多施設共同前向き観察研究により後出血・穿孔がきわめて少ない手技であることが報告されており[7),8)]，予防的クリップも必要ないことが多く，安全性の担保された簡便な治療法である．

2）通電を用いる内視鏡切除

局注を行わずに通電によって病変を切除する HSP と，粘膜下層に生理食塩液やグリセオールなどを局注し通電によって切除する EMR がある．HSP はおもに癌を伴わない病変や stalk を伴う Ip 病変に対して施行され，EMR はおもに癌を疑う病変や平坦型腫瘍に対して施行される．局注する目的は，一括断端陰性切除（R0）を目指すことと，筋層への熱損傷を減らすことの 2 点が挙げられる．しかし，後出血や穿孔の合併症は常に問題となっており方法に関してはさまざまな改良がなされている．当院では低出力純切開波による hot snare polypectomy（HSP），すなわち low-power pure-cut HSP（LPPC-HSP）を開発し，その治療成績を報告してきた[9)]．さらに，通電治療には Tip-in EMR，UEMR，GIEMR などさまざまな手技があり，その適応と手技のコツについては各論を参照されたい．

❸ 病変個数の観点から

大腸内視鏡検査で発見した腺腫性病変をすべて切除する "クリーンコロン" は，大腸癌の罹患と死亡を抑制することが明確である一方，クリーンコロンを意識するが故に検査時間の延長や偶発症の増加をもたらす可能性がある．当院では 10 個以上の多発腺腫性ポリープを有する患者に遭遇することも多く，クリーンコロン達成が困難な症例がある．患者の検査負担，外来検査の時間配分を考慮すると，1 人当りの検査時間は 60 分を超えないよう配慮して行う必要があるだろう．

家族性大腸腺腫症（familial adenomatous polyposis；FAP）は大腸に腺腫が多発する常染色体優性遺伝性疾患であり，臨床的には大腸に 100 個以上の腺腫を有する．FAP の大腸癌発癌の浸透率は 100％とされており治療の第一選択は予防的大腸全摘術であるが，大腸癌未発症例で内視鏡治療による経過観察を希望する症例に対し，手術時期を遅らせる目的で可能なかぎり大腸腺腫性ポリープを切除し厳重に経過観察している症例が存在する．この場合，1 回の検査で切除できる病変数は限られるため長期的な治療計画を立てる必要がある．また，若年から繰り返し検査が必要となるため検査嫌いにならないよう，苦痛を減らす配慮も必要である．実際，1 回の内視鏡治療は 60〜90 分までにとどめるようにしており，10 mm 未満の高確信度の腺腫に対しては，病理診断を省略する "Resect and Discard" strategy を採用している．serrated polyposis syndrome（SPS）は鋸歯状ポリープを多数有する症候群であり，同様に病変個数に配慮した治療計画が必要である．

Ⅲ．外来治療における鎮痙・鎮痛・鎮静

大腸内視鏡検査は術中の苦痛に対して鎮静薬・鎮痛薬が用いられる機会が増加しているため，使用薬剤の薬効，副作用などを把握し適切に使用することが求められる．2020 年に日本消化器内視鏡学会より「内視鏡診療における鎮静に関するガイドライン（第 2 版）」が発刊されて

おり参照されたい[10),11)].

当院では鎮痙薬としてブチルスコポラミン臭化物，もしくはグルカゴンの使用と，鎮痛薬としてペチジン塩酸塩を使用している．また，鎮静希望の場合にはベンゾジアゼピン系薬剤のミダゾラムを適宜使用している．大腸内視鏡検査・治療時は，自発呼吸が保たれ気道確保を必要としない中等度鎮静（意識下鎮静）が望ましく，鎮静時の意識レベル，呼吸・循環動態の継続的なモニタリングが必要である．外来で大腸内視鏡を施行する場合，患者本人が自動車やバイク，自転車を運転して帰宅することがないよう指導する必要がある．高齢者で鎮静下の検査を施行する場合には付き添い同行が望ましい．外来内視鏡検査では米国麻酔学会 身体状態（ASA-PS）分類Ⅱ以下が推奨されるが，高齢者においては明確なガイドラインが存在しないため，リスクに関して本人のみならず家族への十分なインフォームド・コンセントが必要である．

Ⅳ．偶発症対策（後出血）と術後管理

内視鏡治療のおもな偶発症は出血と穿孔が挙げられる．cold polypectomy に関連する偶発症のメタアナリシスによると後出血率は0.3〜1.4%ときわめて低い[12)〜14)]．通電を伴う内視鏡切除（ESD を除く）においても 1.1〜1.4% であり[15)]，大規模コホート研究において予防的クリッピングは後出血率の低下と関連しなかったため，予防的クリップはルーチンですべきではないと結論づけている[16)]．しかし，有茎性病変

において茎が太い場合は動脈性出血をきたす可能性がある．動脈出血は一気に視野が悪くなり止血処置にも難渋するため，スネアリング前に留置スネアやクリップによる処置を行うとよい．

内視鏡治療後は1時間の安静経過観察を行う．迷走神経反射，嘔気，嘔吐，腹部膨満感，気分不快，鎮静後の覚醒不良などさまざまな症状をきたしうるため，2〜3人の看護師が回復室に常在し患者のバイタルサインなどを監視し，安静終了後は意識レベル，血圧，気分不快，ふらつきなどの有無などを確認して退出を許可している．帰宅後に具合が悪くなる場合もあり，患者への十分なアフターケアが必要である．本人・家族に対し約1週間の生活制限（食事・飲酒・運動）など患者側の理解を求める指導を行っている．勤務時間外の偶発症に対しては，内視鏡医師，内視鏡看護師による24時間オンコール体制を整えており，緊急内視鏡の必要性の判断を含め緊急時の対応を行っている．

おわりに

外来における大腸内視鏡治療の適応についてさまざまな観点から当院での実践を踏まえて述べた．切除法の選択肢が広がるなかで外来治療の機会は確実に増加している．したがって，診断を適確に行い，病変に合った治療法を選択することが求められる．また，患者が苦痛なく安全に治療を受けられるように配慮することも忘れてはならない．

文献

1) Winawer SJ, Zauber AG, Ho MN, et al : Prevention of colorectal cancer by colonoscopic polypectomy. The National Polyp Study Workgroup. N Engl J Med 1993 ; 329 : 1977-1981

2) Zauber AG, Winawer SJ, O'Brien MJ, et al : Colonoscopic polypectomy and long-term prevention of colorectal-cancer deaths. N Engl J Med 2012 ; 366 : 687-696

3) Nishihara R, Wu K, Lochhead P, et al : Long-term colorectal-cancer incidence and mortality after lower endoscopy. N Engl J Med 2013 ; 369 : 1095-1105

4) Imai K, Hotta K, Ito S, et al : Tip-in endoscopic mucosal resection for 15- to 25-mm colorectal adenomas : A single-center, randomized controlled trial (STAR Trial). Am J Gastroenterol 2021 ; 116 : 1398-1405

5) Hirose R, Yoshida N, Murakami T, et al : Histopathological analysis of cold snare polypec-

第Ⅱ章 内視鏡治療に必要な基礎知識

tomy and its indication for colorectal polyps 10-14 mm in diameter. Dig Endosc 2017 ; 29 : 594-601

6) Muniraj T, Sahakian A, Ciarleglio MM, et al : Cold snare polypectomy for large sessile colonic polyps : a single-center experience. Gastroenterol Res Pract 2015 ; 2015 : 175959

7) Repici A, Hassan C, Vitetta E, et al : Safety of cold polypectomy for＜10 mm polyps at colonoscopy : a prospective multicenter study. Endoscopy 2012 ; 44 : 27-31

8) Uraoka T, Ramberan H, Matsuda T, et al : Cold polypectomy techniques for diminutive polyps in the colorectum. Dig Endosc 2014 ; 26 (Suppl 2) : 98-103

9) Imai K, Hotta K, Ito S, et al : A novel low-power pure-cut hot snare polypectomy for 10-14 mm colorectal adenomas : an ex vivo and a clinical prospective feasibility study (SHARP trial). J Gastroenterol Hepatol 2024 ; 39 : 667-673

10) 後藤田卓志, 赤松拓司, 阿部清一郎, 他：内視鏡診療における鎮静に関するガイドライン（第2版）. Gastroenterol Endosc 2020 ; 62 : 1637-1681

11) 古田隆久, 入澤篤志, 青木利佳, 他：消化器内視鏡関連の偶発症に関する第7回全国調査報告2019年～2021年までの3年間. Gastroenterol Endosc 2024 ; 66 : 327-354

12) Liu W, Gong J, Gu L : The efficacy and safety of cold snare versus hot snare polypectomy for endoscopic removal of small colorectal polyps : a systematic review and meta-analysis of randomized controlled trials. Int J Colorectal Dis 2023 ; 38 : 136

13) Qu J, Jian H, Li L, et al : Effectiveness and safety of cold versus hot snare polypectomy : A meta-analysis. J Gastroenterol Hepatol 2019 ; 34 : 49-58

14) Shinozaki S, Kobayashi Y, Hayashi Y, et al : Efficacy and safety of cold versus hot snare polypectomy for resecting small colorectal polyps : Systematic review and meta-analysis. Dig Endosc 2018 ; 30 : 592-599

15) Oka S, Tanaka S, Kanao H, et al : Current status in the occurrence of postoperative bleeding, perforation and residual/local recurrence during colonoscopic treatment in Japan. Dig Endosc 2010 ; 22 : 376-380

16) Forbes N, Hilsden RJ, Lethebe BC, et al : Prophylactic endoscopic clipping does not prevent delayed postpolypectomy bleeding in routine clinical practice : A propensity score-matched cohort study. Am J Gastroenterol 2020 ; 115 : 774-782

第Ⅱ章 内視鏡治療に必要な基礎知識

3 抗血栓薬の取り扱い

上田 駿介
静岡県立
静岡がんセンター
内視鏡科

堀田 欣一
静岡県立
静岡がんセンター
内視鏡科

Key words　抗血小板薬，抗凝固薬，心筋梗塞，心房細動，脳卒中

はじめに

　高齢化社会や食の欧米化に伴い，血栓・塞栓症の患者が増加し，必然的に内視鏡受検患者でも抗血栓薬服用患者が増加している．抗血栓薬の使用は，「血栓・塞栓症予防」と「出血性合併症発生リスク」を天秤にかけて判断する必要があり，内視鏡施行医は背景疾患と投薬理由を理解し，処方医へ休薬の可否について確認することが勧められる．また，休薬に際しては一定の血栓・塞栓症発症リスクが生じるため，内視鏡施行医は患者へ説明し同意を取得する．2012年に日本消化器内視鏡学会から「抗血栓薬服用者に対する消化器内視鏡診療ガイドライン」[1]が発表され，2017年に「直接経口抗凝固薬（DOAC）を含めた抗凝固薬に関する追補」[2]が出された．血栓・塞栓症が発症した場合は重篤となることや，アスピリンの休薬で脳梗塞が約3倍に増加し[3,4]，ワルファリンの休薬で1%前後の割合で死亡を含む重篤な血栓・塞栓症が生じる[5]〜[7]と報告されたことを受け，日本脳卒中学会や日本循環器学会と連携してガイドラインを作成し，出血リスクよりも休薬に伴う血栓・塞栓症リスクに重点を置く内容になっている．

　表1に，各種ガイドラインと処置ごとの出血リスクを示す．脳卒中治療ガイドラインは消化器内視鏡診療ガイドラインに準じるものの，循環器学会が作成したガイドラインのように内視鏡処置に伴う出血リスク評価が異なる場合も存在する．

　本稿では，日本消化器内視鏡学会のガイドラインとともに最新の日本循環器学会のガイドラインと日本脳卒中学会のガイドラインにおける抗血栓薬の取り扱いを概説する．また，抗血栓薬服用患者における今後の大腸内視鏡治療の展望についても触れていく．

Ⅰ．消化器内視鏡診療ガイドラインにおける抗血栓薬の取り扱い

　消化器内視鏡学会ガイドライン[1,2]では表2のように抗血小板薬をアスピリン，チエノピリジン誘導体（チクロピジン，クロピドグレル），その他の抗血小板薬（シロスタゾール，イコサペントエン酸など）に分け，抗凝固薬をワルファリン，ヘパリン，DOACに分類している．各種抗血栓薬の休薬に関しては，内視鏡検査・治療における出血リスク（表1），休薬による血栓・塞栓症の高発症群（表3）を考慮して，休薬の可否と期間を決定（表4）することが推奨されている．

表1　各種ガイドラインにおける内視鏡処置による出血リスク

処　置	消化器内視鏡診療ガイドライン 脳卒中治療ガイドライン 2021〔改訂 2023〕	不整脈薬物治療ガイドライン 2024 年	冠動脈疾患患者における抗血栓療法 2020 年 JCS ガイドラインフォーカスアップデート版
通常消化器内視鏡 内視鏡的逆行性膵胆管造影	低リスク	低リスク	低リスク
内視鏡的粘膜生検（超音波内視鏡下穿刺吸引術を除く） バルーン内視鏡 マーキング（クリップ，高周波，点墨など） 消化管，胆管，膵管ステント留置法（事前の切開手技なし） 内視鏡的乳頭バルーン拡張術		中リスク	
ポリペクトミー（ポリープ切除術） 内視鏡的粘膜焼灼術 内視鏡的消化管拡張術 経皮内視鏡的胃瘻造設術（PEG） 内視鏡的食道・胃静脈瘤治療 超音波内視鏡下穿刺吸引術（EUS-FNA） 　充実性病変に対する超音波内視鏡下穿刺吸引術	高リスク	高リスク	中リスク
膵嚢胞病変に対する超音波内視鏡下穿刺吸引術 内視鏡的粘膜切除術（EMR） 内視鏡的粘膜下層剝離術（ESD） 内視鏡的乳頭括約筋切開術（EST） アカラシアにおける内視鏡的消化管拡張術			高リスク

〔日本消化器内視鏡学会：抗血栓薬服用者に対する消化器内視鏡診療ガイドライン[1),2)]，日本脳卒中学会：脳卒中治療ガイドライン 2021（改訂 2023）[13)]，日本循環器学会/日本不整脈心電学会：2024 年 JCS/JHRS ガイドラインフォーカスアップデート版　不整脈治療[12)]，日本循環器学会：2020 年 JCS ガイドラインフォーカスアップデート版 冠動脈疾患患者における抗血栓療法[11)]より作成〕

❶ 抗血小板薬単剤症例への対応

生検を含む通常消化器内視鏡検査や，出血低リスクの消化器内視鏡検査においては，抗血小板薬単剤であれば休薬不要で検査可能である．

ポリペクトミーや EMR，ESD はガイドライン[1)]において出血高リスクに分類され，血栓・塞栓症のリスクが低い場合や抗血小板薬単剤では休薬を考慮する．休薬期間はアスピリンでは3〜5日間，チエノピリジン誘導体は5〜7日間，その他の抗血小板薬は1日の休薬が推奨されている．血栓・塞栓症の発症リスクが高い症例ではアスピリン・その他の抗血小板薬は休薬なく施行し，チエノピリジン誘導体はアスピリンまたはシロスタゾールへの置換を考慮する．シロスタゾールはうっ血性心不全では禁忌とされ，投与後早期の頭痛や頻脈などの副作用があるため，置換の際は十分に留意する必要があり，変更は一時的なものにとどめ，処置終了後には早期に変更前の薬剤へ戻すことが推奨される．抗血小板薬は内視鏡的に止血が確認できた時点で再開する．

❷ 抗凝固薬単剤症例への対応

抗凝固薬は生検を含む通常消化器内視鏡検査

表2 おもな抗血小板薬の薬剤名

	一般名	代表的な商品名	作用機序
	アスピリン	バイアスピリン，バファリン	COX-1 阻害
チエノピリジン誘導体	チクロピジン	パナルジン	ADP（P2Y$_{12}$）受容体阻害
	クロピドグレル	プラビックス	
その他の抗血小板薬	シロスタゾール	プレタール	PDE 阻害
	ジピリダモール	ペルサンチン	PDE 阻害
	塩酸サルポグレラート	アンプラーグ	セロトニン受容体拮抗薬
	ベラプロストナトリウム	ドルナー，プロサイリン	PGI$_2$誘導体
	リマプロストアルファデクス	オパルモン	PGE$_1$誘導体
	イコサペントエン酸	エパデール	TXA$_2$合成阻害
	トラピジル	ロコルナール，エステリノール	TXA$_2$合成阻害，PGI$_2$生成促進
	塩酸ジラゼプ	コメリアン	PLC 阻害
	オザグレルナトリウム	カタクロット，キサンボン	TXA$_2$合成阻害

〔日本消化器内視鏡学会：抗血栓薬服用者に対する消化器内視鏡診療ガイドライン[1]より作成〕

表3 血栓・塞栓症の高発症群

抗血小板薬関連

- 冠動脈ステント留置後 2 カ月
- 冠動脈薬剤溶出性ステント留置後 12 カ月
- 脳血行再建術（頸動脈内膜剝離術，ステント留置）後 2 カ月
- 主幹動脈に 50％以上の狭窄を伴う脳梗塞または一過性脳虚血発作
- 最近発症した虚血性脳卒中または一過性脳虚血発作
- 閉塞性動脈硬化症で Fontaine 3 度（安静時疼痛）以上
- 頸動脈超音波検査，頭頸部磁気共鳴血管画像で休薬の危険が高いと判断される所見を有する場合

抗凝固薬関連*

- 心原性脳塞栓症の既往
- 弁膜症を合併する心房細動
- 弁膜症を合併していないが脳卒中高リスクの心房細動
- 僧帽弁の機械弁置換術後
- 機械弁置換術後の血栓・塞栓症の既往
- 人工弁設置
- 抗リン脂質抗体症候群
- 深部静脈血栓症・肺塞栓症

*抗凝固療法中の休薬に伴う血栓・塞栓症のリスクはさまざまであるが，一度発症すると重篤であることが多いことから，抗凝固療法中の症例は全例，高危険群として対応することが望ましい．

〔日本消化器内視鏡学会：抗血栓薬服用者に対する消化器内視鏡診療ガイドライン[1]より引用〕

や，出血低リスクの消化器内視鏡検査では，抗血小板薬と同様に休薬可能である．しかし，ワルファリン服用者において，PT-INR（プロトロンビン時間-国際標準化比）が 3.0 以上である場合には，消化管出血のコントロールが不良になるとの報告[8]に基づき，内視鏡検査 1 週間以内（当日または前日が望ましい）に PT-INR を測定し，治療域（後述）であることを確認して

第Ⅱ章　内視鏡治療に必要な基礎知識

表4　抗血小板薬・抗凝固薬の休薬

一般名		観察	生検・出血低リスク	出血高リスク	
				血栓・塞栓リスク	
				高い	低い
抗血小板薬	アスピリン	◎	○	○	3〜5日休薬
	チエノピリジン誘導体	◎	○	ASA，CLZ置換	5〜7日休薬
	その他の抗血小板薬	◎	○	継続	1日休薬
抗凝固薬	ワルファリン	◎	○ 治療域	○（治療域）/ 一時的DOAC変更 抗血栓薬複数の場合のみ ヘパリン置換を許容	―
	DOAC	◎	○ ピーク期を避ける	当日休薬/ ヘパリン置換	―

◎：休薬不要，○：休薬不要で可能，/：または，―：該当なし，ASA：アスピリン，CLZ：シロスタゾール

〔日本消化器内視鏡学会：抗血栓薬服用者に対する消化器内視鏡診療ガイドライン[1]，日本消化器内視鏡学会：抗血栓薬服用者に対する消化器内視鏡診療ガイドライン―直接経口抗凝固薬（DOAC）を含めた抗凝固薬に関する追補2017[2]より作成〕

処置を行う必要がある．また，DOACに関しては服薬時間から推定した血中濃度のピークを避けて処置を行うことが望ましい．

　また，抗凝固薬服用患者は全例，血栓・塞栓症の高リスク群である．ワルファリン服用者はPT-INRが治療域であればワルファリンを継続し，背景疾患が非弁膜症性心房細動であればDOACへ一時的に変更し，内視鏡的処置を行うことも考慮される．ヘパリン置換は後出血リスクを上げる可能性があり[9],[10]，推奨されていない．DOAC服用者は前日まで服用を継続し，処置当日の朝から中止，翌日の朝から再開する．

❸ 抗血栓薬多剤服用症例への対応

　抗血栓薬を2剤以上服用している患者は，基本的に血栓・塞栓症のリスクが高い症例であり，検査延期や服薬継続を検討する．内視鏡の延期が困難な場合，アスピリン服用者であれば継続またはシロスタゾールへの置換，チエノピリジン誘導体服用者であればアスピリンまたはシロスタゾールへの置換を考慮する．ワルファリンと抗血小板薬を併用している場合はPT-INRを治療域に保ち継続するか，ヘパリン置換

を行う．背景疾患が非弁膜症性心房細動の場合にはワルファリンからDOACへの一時的変更も考慮する．DOACと抗血小板薬を併用している場合は，DOACを処置当日の朝から中止し，翌日の朝から再開する．

❹ ガイドラインに記載されていない抗血小板薬

　ガイドライン策定後に本邦ではさらに抗血小板薬2剤が使用可能となっている．2014年発売のプラスグレル（エフィエント®）と2017年発売のチカグレロル（ブリリンタ®）である．ともにP2Y$_{12}$受容体拮抗薬に分類され，そのなかでさらにプラスグレルはクロピドグレルと同様にチエノピリジン誘導体に属し，チカグレロルはシクロペンチルトリアゾロピリミジン（CPTP）系に属する．

　クロピドグレルは代謝酵素であるCYP2C19の遺伝子多型によって作用に個人差がある．そのため，遺伝子多型の影響を受けにくく，代謝活性・効果発現が早いプラスグレルが発売された．これらのチエノピリジン誘導体は，P2Y$_{12}$受容体を不可逆的に阻害するため，血小板の寿

命に合わせて効果が持続する．血小板寿命は通常7～10日だが，臨床経験に基づき，ガイドライン[1]ではクロピドグレルの休薬は5～7日とされており，プラスグレルに関しても作用機序や循環器領域のガイドライン[11]から，その他のチエノピリジン誘導体と同様に5～7日の休薬が望ましいと考えられる．チカグレロルはCYPの代謝を受けずに直接P2Y$_{12}$受容体に可逆的に作用するため，チエノピリジン誘導体よりも効果発現が早く，休薬後は血中濃度の低下により3日程度で効果が消失する．そのため，循環器領域のガイドライン[11]では休薬期間を3日程度と定めている．

また，施設によっては脳梗塞後に使用されるニセルゴリンやイブジラスト，イフェンプロジルも抗血小板薬へ分類されているが，これらの薬剤による消化管出血の報告は乏しく，ガイドラインの「その他の抗血小板薬」に準じた扱いが望ましいと考える．

抗血小板薬を含んだ合剤にも注意が必要である．現在発売されているものはアスピリンとクロピドグレルの合剤（コンプラビン®），アスピリンとランソプラゾールの合剤（タケルダ®），アスピリンとボノプラザンの合剤（キャブピリン®）が存在し，内視鏡処置時に見落とさないように留意する．

II．他臓器ガイドラインにおける抗血栓薬の取り扱い

抗血栓薬の適応は多岐にわたり，背景疾患によって休薬による血栓・塞栓症のリスクが異なる．消化器内視鏡学会ガイドラインでは関連学会と合同でガイドラインを作成しているが，年月も経過し，各学会におけるガイドラインも改訂されている．詳細は各種ガイドラインをご参照いただきたいが，内視鏡医として知っておくべきポイントを紹介する．

❶ 循環器領域における抗血栓薬

循環器領域では冠動脈疾患や急性動脈閉塞，下肢動脈疾患などの末梢動脈疾患に対し抗血小板薬が必要であり，心房細動，人工弁（機械弁），左室・左房内血栓，左室瘤，深部静脈血栓症・肺血栓塞栓症，血栓素因を有する患者に対しては抗凝固薬が必要である．周術期の休薬の可否は，手術/処置による出血リスクを踏まえたうえで，個々の患者の周術期における血栓・出血リスクを考慮して抗血栓療法を決定していく．ここでは日常診療でよく遭遇する冠動脈疾患[11]と心房細動[12]のガイドラインを参照して抗血栓薬の取り扱いを見ていく．

1）抗血小板薬

経皮的冠動脈インターベンション（percutaneous coronary intervention；PCI)で冠動脈ステント留置後の患者に対して再発予防として使用される抗血小板薬にはアスピリンとP2Y$_{12}$受容体拮抗薬（クロピドグレル，プラスグレル，チカグレロル）がある．抗血小板薬2剤併用療法（dual antiplatelet therapy；DAPT）は両者を組み合わせて使用し，単剤（single antiplatelet therapy；SAPT）はアスピリン，もしくはP2Y$_{12}$受容体拮抗薬単剤を使用する．後者はアスピリンよりも強い抗血小板作用を有し，血栓・出血リスクがともに高い患者に対して使用する．長期間のDAPTは血栓リスクを低下させるものの，出血と死亡のリスクを上げるため，出血・血栓リスク評価と層別化を行い，至適なDAPT期間の設定行う．出血・血栓リスク評価を目的とするスコアは複数存在し，本邦からはCREDO-Kyotoリスクスコアが発表されている．

PCI施行患者への出血リスクに関しては，「日本版高出血リスク（HBR）評価基準」（表5）をガイドライン[11]で策定している．抗血栓薬の服用期間は，出血リスクを優先して日本版HBR評価基準で評価後に，血栓リスク，経口抗凝固薬の有無で決定する（図1）．PCI後はDAPTもしくはDOACと抗血小板薬の併用は最長で12カ月となっており，さらに長期間継続している場合は処方医に確認が必要である．

また，冠動脈疾患患者における内視鏡処置の

第Ⅱ章　内視鏡治療に必要な基礎知識

表5　日本版高出血リスク（HBR）評価基準

少なくとも主要項目を 1 つ，あるいは副次項目を 2 つ満たした場合に高出血リスク（HBR）と定義する．

主要項目		副次項目	
		年　齢	≧75 歳．年齢は個人差が大きいため一律に評価することは妥当でないが，≧80 歳では急激にリスクが高くなる．
低体重・フレイル	低体重（男性＜55 kg，女性＜50 kg）は欧米にない本邦に特徴的な出血リスク因子である．特に高齢女性で留意が必要である．フレイルからくる転倒に伴う外傷性の出血リスクが高くなる．		
CKD（eGFR 高度低下，透析）	腎機能障害の程度に応じて出血リスクは高くなり，eGFR＜30 mL/分/1.73 m²は特にそのリスクが高い．透析患者は，ACS，非 ACS の両者ともに出血リスクが高く，欧米にくらべ本邦では透析患者に対する PCI 施行率が高いため注意を要する．	CKD（eGFR 中等度低下）	eGFR 30〜59 mL/分/1.73 m²
貧　血	ヘモグロビン値＜11 g/dL．貧血の程度に応じて出血リスクが高くなる．	軽度貧血	ヘモグロビン値 11〜12.9 g/dL（男性），11〜11.9 g/dL（女性）の軽度の貧血であっても出血リスクは高い．
心不全	心不全の合併は出血リスクが高いことが報告されている．高齢者に対する PCI 施行が多い本邦においては，特に心不全合併が出血リスクとなることを忘れてはならない．		
抗凝固薬の長期服用	PCI 施行例の約 10 ％が抗凝固薬を服用しているが，長期間にわたる服用は出血リスクを著しく増加させる．また，高齢者では PCI 施行後の経過で心房細動を合併することも稀ではない．	NSAIDs ステロイド服用	NSAIDs，ステロイドの長期服用は消化管出血のリスクを高める．
PVD	PVD の合併は，全身の動脈硬化の表現型であり，出血リスクが高い．		
非外傷性出血の既往	入院または輸血を要する消化管出血や尿路出血などの既往は出血リスク因子である．特に 6 ヵ月以内の出血の既往例や再発例（時期に関わらず）は高リスクと考えるべきである．	非外傷性出血の既往	入院または輸血が必要な6〜12 ヵ月以内の初回の非外傷性出血
脳血管障害	特発性脳出血の既往，12 ヵ月以内の外傷性脳出血，脳動静脈奇形の合併，6 ヵ月以内の中等度または重度の虚血性脳卒中は出血リスクが高い．特に，本邦はアスピリン併用で脳出血のリスクが高くなる．	脳血管障害	主要項目に該当しない虚血性脳卒中の既往
血小板数減少症	血小板数＜100×10⁹ L の症例は出血リスクが高い．		
活動性悪性腫瘍	悪性腫瘍の合併は出血リスクが高いと報告されている． なお，活動性の悪性腫瘍とは 12 ヵ月以内に診断かつ/または現在治療（手術，化学療法，放射線治療）を要する悪性腫瘍で，完全寛解例や維持療法施行中の例は含まない．		
門脈圧亢進症を伴う肝硬変	肝機能障害は早期出血性合併症のリスク因子であり，門脈圧亢進症を合併するとそのリスクは著しく高い．		
慢性の出血性素因	ARC-HBR 基準にも包含		

（表は次頁につづく）

68

	主要項目	副次項目
DAPT 期間中の延期不可能な大手術	ARC-HBR 基準にも包含	
PCI 施行前 30 日以内の大手術または大きな外傷	ARC-HBR 基準でコンセンサスが得られている.	

日本循環器学会. 2020 年 JCS ガイドラインフォーカスアップデート版冠動脈疾患患者における抗血栓療法. https://www.j-circ.or.jp/cms/wp-content/uploads/2020/04/JCS2020_Kimura_Nakamura.pdf 2025 年 3 月閲覧

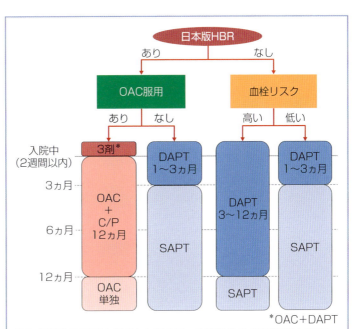

図1 高出血リスク (HBR) をふまえた PCI 施行後の抗血栓療法

日本循環器学会. 2020 年 JCS ガイドラインフォーカスアップデート版冠動脈疾患患者における抗血栓療法. https://www.j-circ.or.jp/cms/wp-content/uploads/2020/04/JCS2020_Kimura_Nakamura.pdf 2025 年 3 月閲覧

　PCI 後の抗血栓薬の服用期間は，出血リスクを優先して最初に「日本版 HBR 評価基準」で評価した後に血栓リスク，経口抗凝固薬の有無で決定する. 基本的に 12 カ月を超えた場合は経口抗凝固薬もしくは抗血小板薬単剤の内服となり，経口抗凝固薬はDOAC が推奨されている.

注) 短期間 DAPT を選択した場合は，DAPT 後の SAPT では $P2Y_{12}$ 受容体拮抗薬を考慮する. OAC 単独の場合には, 投与可能であれば DOAC を推奨する.

C/P：クロピドグレル/プラスグレル, DAPT：抗血小板薬 2 剤併用療法, HBR：高出血リスク, OAC：経口抗凝固薬, SAPT：抗血小板薬単剤療法

　出血リスクは先述した表 1 のように低〜高リスクに分類され，そのリスクに合わせて患者の血栓リスクに応じて抗血小板薬の休薬を判断する (図2). アスピリンは出血リスクが高く，血栓リスクが低い場合を除き基本的には継続する. 逆に，出血リスクが低く，血栓リスクが高い場合を除き，$P2Y_{12}$ 受容体拮抗薬は休薬する. 出血リスクが中リスクの場合には，血栓リスクにかかわらずアスピリンは継続し，$P2Y_{12}$ 受容体拮抗薬は休薬する.

　抗血小板薬の休薬期間は，アスピリンは手術から 7 日前，クロピドグレルでは遅くとも 5 日前，プラスグレルでは遅くとも 7 日前，チカグレロルは遅くとも 3 日前からの休薬とされており，消化器内視鏡診療ガイドライン[1]とは期間が多少異なる.

2) 抗凝固薬

　心房細動には，非弁膜症性心房細動，弁膜症

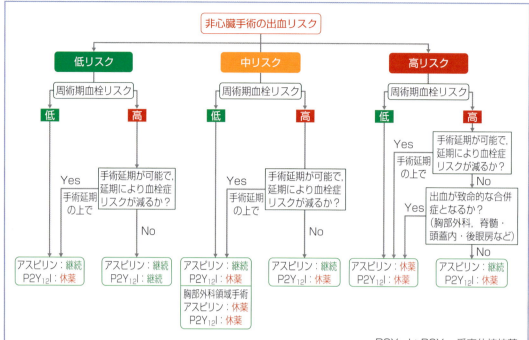

図2 冠動脈疾患患者における非心臓手術施行時の抗血小板薬の休薬

日本循環器学会. 2020年JCSガイドラインフォーカスアップデート版冠動脈疾患患者における抗血栓療法. https://www.j-circ.or.jp/cms/wp-content/uploads/2020/04/JCS2020_Kimura_Nakamura.pdf 2025年3月閲覧

冠動脈疾患患者における内視鏡処置の出血リスクは低～高リスクに分類され，その後，さらに周術期の血栓リスクに応じて抗血小板薬の休薬を判断する．アスピリンは出血リスクが高く，血栓リスクが低い場合を除き継続する．逆に，出血リスクが低く，血栓リスクが高い場合を除き$P2Y_{12}$受容体拮抗薬は休薬する．出血リスクが中リスクの場合には，血栓リスクにかかわらずアスピリンは継続し，$P2Y_{12}$受容体拮抗薬は休薬する．

性心房細動（リウマチ性僧帽弁疾患，機械弁置換術後）がある．前者はDOACの使用が推奨されているが，重度の腎機能障害を認める患者に対しては禁忌となり，後者においてはワルファリンのみが使用可能である．

抗凝固薬の休薬は，表1の出血リスクを参照し，患者ごとに判断する必要がある．

DOACは腎代謝であり，厳密にはピークも腎機能に影響するため，日本循環器学会は腎機能に応じた休薬を提示している[11]．また，周術期のヘパリン代替療法は原則として推奨されていないが，人工弁置換術などで確実な抗凝固療法の継続が必要とされる患者では考慮される．また，術後の出血が問題となる場合には，術後の血栓・塞栓症予防と容易な出血の管理を目的としてヘパリン投与が考慮される可能性はある．

❷ 脳卒中領域における抗血栓薬

「脳卒中治療ガイドライン2021（改訂2023）」[13]において，抗血小板薬は一過性脳虚血発作（transient ischemic attack；TIA）や非心原性脳梗塞の再発予防に推奨され，抗凝固薬は循環

3　抗血栓薬の取り扱い

表6 非弁膜症性心房細動におけるワルファリン治療域

一次予防			PT-INR	二次予防
CHADS$_2$スコア	0点	脳卒中発症リスク*あり	1.6〜2.6	70歳以上
	1, 2点	—		
	≧3点	70歳以上		
		70歳未満	2.0〜3.0	70歳未満
機械弁置換術後 心房細動を伴うリウマチ性僧帽弁狭窄症				機械弁置換術後 心房細動を伴うリウマチ性僧帽弁狭窄症

*心筋症，年齢65〜74歳，心筋梗塞の既往や大動脈プラークもしくは末梢動脈疾患などの血管疾患の
合併，持続性・永続性心房細動，腎機能障害，50kg以下の低体重，45mm超の左房径拡大
〔日本脳卒中学会脳卒中ガイドライン委員会：脳卒中治療ガイドライン2021（改訂2023）[13]より筆者作成〕

器領域と同様に心房細動による心原性脳塞栓症の予防ならびに心房細動が合併している脳梗塞・TIA患者の再発予防として使用される．手術・検査時の対応は消化器内視鏡学会ガイドライン[1),2)]に準拠している．

1）抗血小板薬

本邦において脳卒中領域で使用可能な抗血小板薬はアスピリン，クロピドグレル，シロスタゾール，プラスグレルである．脳梗塞の再発予防として，長期のDAPTは単剤と比較して有意な脳梗塞再発抑制効果は実証されておらず，むしろ出血性合併症を増加させるため，勧められていない．短期間（1〜3カ月以内）のDAPTは脳梗塞再発予防効果と出血リスクを天秤にかけ，有用な可能性が示されているが，エビデンスが十分とはいえず，ガイドラインではDAPT期間の明言には至っていない．なお，頸部・頭蓋内動脈狭窄・閉塞や血管危険因子を複数有する非心原性脳梗塞には，出血性合併症が少ないシロスタゾールを含むDAPTの継続が妥当とされている．また，無症候性脳梗塞症例に対する抗血小板薬投与は一律には勧められておらず，血圧コントロールと出血リスクに配慮した投与が求められ，投与する場合はシロスタゾールが推奨されている．

2）抗凝固薬

脳卒中リスクの層別化にはCHADS$_2$スコアの使用が推奨され，スコアが0，1，2，≧3点での脳卒中発症率は，本邦では0.5，0.9，1.5，2.7

≧%/年とされている．1点以上の場合は抗凝固療法の適応であり，DOACの投与が第一に勧められ，次いでワルファリンの投与も妥当とされる．しかし，CHADS$_2$スコアが0点であっても脳卒中発症リスク（心筋症，年齢65〜74歳，心筋梗塞の既往や大動脈プラークもしくは末梢動脈疾患などの血管疾患の合併，持続性・永続性心房細動，腎機能障害，50kg以下の低体重，45mm超の左房径拡大）がある場合には抗凝固療法が考慮される．内視鏡時の対応は消化器内視鏡学会ガイドライン[1),2)]と同様だが，ワルファリン投与症例におけるPT-INRの治療域は**表6**のようにCHADS$_2$スコアや機械弁の有無，年齢，さらには一次予防，二次予防で異なっているため症例ごとに治療域を確認する必要がある．

Ⅲ．大腸内視鏡治療の今後の展望

現在の消化器内視鏡学会ガイドライン[1),2)]ではポリペクトミー，EMR，ESDは出血高リスクの消化器内視鏡として一律に扱われている．実際に，後出血に関するメタ解析では，20mm以下のHSP・EMRで2.1%[14)]，ESDで3.2%[15)]と，通電を伴う治療では一定数の後出血が伴い，抗血栓薬服用症例ではさらなる上昇が見込まれる．しかし，近年では簡便性と偶発症低減のために10mm未満の腺腫を対象として通電を伴わないCSPが行われている．大規模なRCTでは4〜10mmのポリープ切除後のCSP

の後出血率が HSP 群よりも有意に低く（0.4%
vs. 1.5%）[16]，さらに単施設 RCT でワルファリ
ン継続下での CSP は後出血がなく，HSP に比
べて有意に出血率が低い（0% vs. 14%）という
報告[17]や，抗凝固薬継続下での CSP はヘパリン
置換下での HSP に比べて出血率を増加させな
い（4.7% vs. 12.1%）という報告[18]もある．こ
れらの報告から，CSP は安全性が高く，ほかの
出血高リスクの内視鏡処置と同等に扱うべきか
どうかは議論の余地がある．また，10 mm 未満
のポリープを対象とした単施設後ろ向き研究に
おいて，低出力の純切開波による HSP が CSP
と同等の安全性を示したという報告[19]があり，
CSP と合わせて今後のガイドラインでは出血

リスクにおける取り扱いが変わる可能性がある．

おわりに

　日本を含めた東アジア人は欧米人に比べて出
血リスクが高く血栓リスクは低いとされ，欧米
のガイドラインをそのまま適用できない可能性
があり，さらなるエビデンスの蓄積が求められ
る．また，抗血栓薬の適応疾患について他疾患
領域のガイドラインを参照し解説したが，消化
器内視鏡学会ガイドラインとの乖離も見られ
る．さらに，大腸内視鏡治療においては CSP を
含めた治療選択肢が増えていることもあり，関
連学会を交えた新たなガイドラインの整備が求
められる．

文献

1) 藤本一眞，藤城光弘，加藤元嗣，他：抗血栓薬服用者に対する消化器内視鏡診療ガイドライン．Gastro-enterol Endosc　2012；54：2075-2102
2) 加藤元嗣，上堂文也，掃本誠治，他：抗血栓薬服用者に対する消化器内視鏡診療ガイドライン─直接経口抗凝固薬（DOAC）を含めた抗凝固薬に関する追補 2017．Gastroenterol Endosc　2017；59：1547-1558
3) Sibon I, Orgogozo JM：Antiplatelet drug discontinuation is a risk factor for ischemic stroke. Neurology　2004；62：1187-1189
4) Maulaz AB, Bezerra DC, Michel P, et al：Effect of discontinuing aspirin therapy on the risk of brain ischemic stroke. Arch Neurol　2005；62：1217-1220
5) Wahl MJ：Dental surgery in anticoagulated patients. Arch Intern Med　1998；158：1610-1616
6) Blacker DJ, Wijdicks EF, McClelland RL：Stroke risk in anticoagulated patients with atrial fibrillation undergoing endoscopy. Neurology　2003；61：964-968
7) Palareti G, Legnani C, Guazzaloca G, et al：Activation of blood coagulation after abrupt or stepwise withdrawal of oral anticoagulants─a prospective study. Thromb Haemost　1994；72：222-226
8) Choudari CP, Rajgopal C, Palmer KR：Acute gastrointestinal haemorrhage in anticoagulated patients：diagnoses and response to endoscopic treatment. Gut 1994；35：464-466
9) Li HK, Chen FC, Rea RF, et al：No increased bleeding events with continuation of oral anti-coagulation therapy for patients undergoing cardiac device procedure. Pacing Clin Electro-physiol　2011；34：868-874
10) Kishida Y, Hotta K, Imai K, et al：Risk analysis of colorectal post-polypectomy bleeding due to antithrombotic agent. Digestion　2019；99：148-156
11) 日本循環器学会，日本不整脈心電学会，他：2020 年 JCS ガイドラインフォーカスアップデート版 冠動脈疾患患者における抗血栓療法．2020
12) 日本循環器学会，日本不整脈心電学会，他：2024 年 JCS/JHRS ガイドラインフォーカスアップデート版 不整脈治療．2024
13) 日本脳卒中学会脳卒中ガイドライン委員会：脳卒中治療ガイドライン 2021（改訂 2023）．協和企画，東京，2023
14) Nishizawa T, Suzuki H, Goto O, et al：Effect of prophylactic clipping in colorectal endoscopic

resection : A meta-analysis of randomized controlled studies. United European Gastroenterol J 2017 ; 5 : 859-867

15) Liu M, Zhang Y, Wang Y, et al : Effect of prophylactic closure on adverse events after colorectal endoscopic submucosal dissection : A meta-analysis. J Gastroenterol Hepatol 2020 ; 35 : 1869-1877

16) Chang LC, Chang CY, Chen CY, et al : Cold versus hot snare polypectomy for small colorectal polyps : A pragmatic randomized controlled trial. Ann Intern Med 2023 ; 176 : 311-319

17) Horiuchi A, Nakayama Y, Kajiyama M, et al : Removal of small colorectal polyps in anticoagulated patients : a prospective randomized comparison of cold snare and conventional polypectomy. Gastrointest Endosc 2014 ; 79 : 417-423

18) Takeuchi Y, Mabe K, Shimodate Y, et al : Continuous anticoagulation and cold snare polypectomy versus heparin bridging and hot snare polypectomy in patients on anticoagulants with subcentimeter polyps : A randomized controlled trial. Ann Intern Med 2019 ; 171 : 229-237

19) Kimura H, Oi M, Imai K, et al : Safety and efficacy of low-power pure-cut hot snare polypectomy for small nonpedunculated colorectal polyps compared with conventional resection methods : A propensity score matching analysis. DEN Open 2025 ; 5 : e378

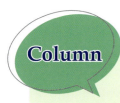

処置具，すぐに出てきますか？

- ルーチン検査で「クリーンコロン」を目指すのが当たり前になった今，処置具の種類と使用頻度が爆増しましたよね．でも，こんな経験ありませんか？「あの処置具どこだっけ？」と棚や引き出しをゴソゴソ探している間に，貴重な時間が過ぎてしまうこと….この「探す時間」は，意外とストレスです．

- そこで当院では，処置具探しのタイムロスをゼロにすべく，画期的なアイテムを開発しました．その名も"endoFAST™"．この処置具専用ハンガーは，関連組織のファルマバレーと地元企業の長泉パーカライジング株式会社の協力を得て，完成したオリジナル製品です．

- endoFASTは，2つの回転式ハンガーに最大54個の処置具を収納可能．さらに，フック部分には汎用クリップを使用できるため，あらゆる処置具が簡単に取り付けられます．下段には箱を6個まで収納可能で，キャスター付きなので，検査中にスムーズに移動できるのもポイントです．

- 実際に使用してみると，処置具がわずか数秒！で取り出せるようになりました．これにより，術者も介助者もストレスフリーで検査に集中できます．「探す時間」が減るだけで，現場の効率がこれほど変わるとは驚きです．

- ちなみに，endoFASTは受注生産ですが，一般販売もしています．「うちの検査室にもぜひ！」という方は，お気軽にお問い合わせください．処置具探しの悩み，これで解消しましょう！

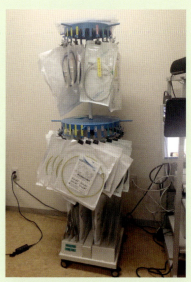

当院開発の処置具専用ハンガー
「endoFAST™」

（堀田　欣一）

〔製造販売元〕
長泉パーカライジング株式会社　Tel：055-986-7300，http://www.npk-japan.com/

第Ⅱ章　内視鏡治療に必要な基礎知識

4 腸管洗浄法の種類と選択

土井　拓矢

静岡県立
静岡がんセンター
内視鏡科

Key words　腸管洗浄剤，大腸内視鏡，合併症

はじめに

　大腸内視鏡検査において，不十分な腸管洗浄は，検査時間延長，腺腫検出割合低下，回盲部到達率低下，内視鏡後発生大腸癌増加などにつながり[1]，重要な質の指標（quality indicator）の1つである．また，不十分な腸管洗浄下での内視鏡挿入は，穿孔のリスクを増加させるとともに，穿孔発症時の重症化も危惧される．そのため大腸内視鏡検査はなるべく良好な前処置下で行うことが望ましい．近年，新たな腸管洗浄剤が登場し，薬剤選択の幅が増えたが，安全性や患者受容性，洗浄度のバランスを考えて選択する必要がある．そのためには各種腸管洗浄剤に関する知識と理解が必要不可欠である．
　本稿では個々の薬剤の特徴やエビデンスに関して，ガイドラインを交えながら説明する．

Ⅰ．大腸内視鏡検査の腸管洗浄法に関するガイドライン

　本邦では2Lのポリエチレングリコール製剤（PEG製剤）または1.8Lのクエン酸マグネシウム製剤の当日投与が一般的で広く普及しており，「大腸内視鏡スクリーニングとサーベイランスガイドライン」でも腸管前処置法として，PEG製剤，クエン酸マグネシウム製剤などの当日投与が推奨されている[2]．一方で，欧米のガイドラインでは4Lの経口PEG製剤を検査前日に内服する投与法が推奨されていたが，近年では腸管洗浄効果が優れており，かつ腺腫検出割合の増加のエビデンスもある，分割投与が推奨されている[3]．最近ではピコスルファートナトリウム・酸化マグネシウム・無水クエン酸配合剤（ピコプレップ®配合内用剤）や無水硫酸ナトリウム・硫酸カリウム・硫酸マグネシウム水和物液（サルプレップ®配合内用液）が本邦でも使用可能となり，今後の本邦からのエビデンスが待たれる．

Ⅱ．腸管洗浄剤の種類・特徴（表）

❶ ポリエチレングリコール（PEG）製剤（ニフレック®）

　硫酸ナトリウムとPEGを主成分とした腸管洗浄剤であり，一般的に使用される腸管洗浄剤の1つである．本剤は2Lが標準用量で，本邦で広く行われている方法では，検査当日に内服し検査を行う当日内服法が一般的である．等張液であるため，腸管で吸収されず，循環動態に影響を及ぼさないので心不全や腎不全患者に対しても比較的安全に使用可能である．欠点として，独特の匂いや塩味により受容性が低い点が指摘されている．

第Ⅱ章　内視鏡治療に必要な基礎知識

表　各腸管洗浄剤の特徴

一般名 （商品名）	製造販売元	販売開始	服用量	飲水量	浸透圧	特　徴
ポリエチレングリコール製剤 （ニフレック配合内用剤）	EA ファーマ	1992 年	2,000～ 4,000 mL		等張液	• 等張液のため，脱水の危険性が少ない． • 循環動態に影響を与えにくい．
アスコルビン酸含有ポリエチレングリコール製剤 （モビプレップ配合内用剤）	EA ファーマ	2013 年	1,000～ 2,000 mL	500～ 1,000 mL	高張液	• 洗浄力が高い． • ニフレックに比べて服用量が少ない． • 高張液のため，脱水の危険性がある．本邦で承認された服用方法は当日法である．
クエン酸マグネシウム製剤 （マグコロール P 等張液）	堀井薬品工業	1998 年	1,800 mL		等張液	• 腎機能障害を有する患者では高マグネシウム血症を起こす可能性があるため禁忌となる． • 比較的飲みやすい．
ピコスルファートナトリウム・酸化マグネシウム・無水クエン酸配合剤 （ピコプレップ配合内用剤）	日本ケミファ	2016 年	150 mL×2	1,250 mL， 750 mL	高張液	• 分割投与可能である． • 薬剤服用量が少なく受容性が高い． • 比較的飲みやすい． • 高張液のため，脱水の危険性がある．
無水硫酸ナトリウム・硫酸カリウム・硫酸マグネシウム水和物 （サルプレップ配合内用液）	富士製薬工業	2021 年	480～ 960 mL	1,000～ 2,000 mL	高張液	• 調整不要であり，誤調整のリスクがない． • 分割投与可能である． • 高張液のため，脱水の危険性がある．

❷ アスコルビン酸含有ポリエチレングリコール製剤（モビプレップ®）

　大腸内視鏡検査の前処置には PEG 製剤が広く使われているが，溶解液を 2 L 程度服用する必要があり，患者の負担が大きかった．そこで 2013 年 6 月，アスコルビン酸を配合した電解質配合剤のモビプレップが発売された．溶解液を 1 時間当り約 1 L の速度で経口投与し，その後，水またはお茶を約 0.5 L 飲用する．ニフレックなど従来の電解質配合剤が等張液なのに対し，モビプレップは高張液で腸管内腔に水分を引き込むため，少ない服用量で同等の腸管洗浄作用を示すとされている．また，過去に行われたモビプレップとニフレックの後ろ向き比較試験で

は，モビプレップにおいて前処置時間や服用量が有意に少ないことなど，患者負担の軽減が示されており[4]，本邦で最も一般的に使用されている腸管洗浄剤である．

❸ クエン酸マグネシウム製剤（マグコロール® P）

　クエン酸マグネシウムと添加物を含有し，100 g を水に溶解して全量 1.8 L とする．等張液として使用され，約 1 時間かけて経口投与する．グレープフルーツジュースに近い味で，患者の受容性は高いが，血中マグネシウム濃度上昇の危険性があり，腎不全患者では投与禁忌である．

❹ ピコスルファートナトリウム・酸化マグネシウム・無水クエン酸配合剤（ピコプレップ®）

ピコプレップは刺激性下剤であるピコスルファートナトリウムと塩類下剤であるクエン酸マグネシウムの2つの異なる作用機序による瀉下作用によって腸管洗浄効果を発揮すると同時に，サッカリンナトリウム水和物とオレンジフレーバーにより，薬液の服用量・味（飲みやすさ）などの点で患者受容性の向上を図った薬剤である[5]．1回1包を150 mLの水に溶解して，2回経口投与する．「分割投与：検査前日および当日に投与」と「前日投与：検査前日に2回投与」の2種類の用法が選択可能である．脱水予防のために1回目の服用後は，1回250 mLの透明な飲料を数時間かけて最低5回，2回目の服用後は1回250 mLの透明な飲料を検査の2時間前までに最低3回飲用する必要がある．

国内第Ⅲ相試験の結果，ピコプレップの分割投与群，前日投与群はニフレック当日投与群に対して非劣性であることが証明され，この結果をもとに2016年に承認された[5]．洗浄剤成分の服用量が少量で，服用後に自分の好きな飲料を追加で服用できるため，患者受容性が高いことが利点である．ただし，臨床的な使用感として，服用後の排便反応が緩徐で洗浄度も劣る印象があり，現状では主要な腸管洗浄剤として使用されるには至っていない．そのため，洗浄効果の向上が期待される薬剤として，慢性便秘治療薬であるエロビキシバット（グーフィス®）を併用する多施設共同無作為化比較試験を当院主導で実施した[6]．

❺ 無水硫酸ナトリウム・硫酸カリウム・硫酸マグネシウム水和物（サルプレップ®）

サルプレップは，瀉下作用を有する3種類の硫酸塩（硫酸ナトリウム，硫酸カリウム，硫酸マグネシウム）を含む腸管洗浄剤である．1本当り480 mLの製剤で溶解済みのため，調整の手間がなく，濃度調整を間違える心配もない．

分割投与と当日投与を選択できるのも本剤の特徴である．当日法では，本剤480 mLを30分かけて経口投与後，水またはお茶1 Lを1時間かけて服用する．以降，排泄液が透明になるまで本剤240 mLと水またはお茶500 mLを交互に飲用する（本剤の投与量は合計960 mLまで）．分割法では検査前日に本剤480 mLを30分かけて経口投与後，水またはお茶1 Lを1時間かけて服用し，検査当日は検査開始予定時間の2時間以上前から排泄液が透明になるまで本剤240 mLと水またはお茶500 mLを交互に飲用する．

また，大腸内視鏡検査受診者を対象とした国内第Ⅲ相比較臨床試験（対照：モビプレップ）において，1日投与および2日分割投与の本薬の腸管洗浄効果が，対照薬モビプレップに対して非劣性であることが実証され[7]，この結果をもとに2021年に承認された．

Ⅲ．腸管洗浄剤の選択

❶ 腎不全患者

高張液（モビプレップ）は循環動態を変化させるおそれがあるため，重症腎不全患者には使用できない．また，マグコロールP，ピコプレップ，サルプレップは高マグネシウム血症などの電解質異常を起こす可能性があり腎不全患者には使用できない．以上を踏まえ，腎不全患者ではニフレックが使用されることが多い．軽症の場合においては，モビプレップは禁忌ではなく，投与可能である．

❷ 高齢者

高齢者では，全身臓器の機能低下や基礎疾患を有する場合が多く，前処置による偶発症の可能性に留意する必要がある．多量の腸管洗浄剤の内服が困難な場合には，少ない摂取量で済むピコプレップやサルプレップなどの選択を考慮する．サルプレップでは前述のとおり，薬液の調整が不要であり，誤調整のリスクが低くなるため高齢者では選択しやすい．高齢者において

第Ⅱ章　内視鏡治療に必要な基礎知識

は高張液による脱水にとくに注意する必要がある.

❸ 以前検査時に腸管洗浄剤の内服が困難であった患者

モビプレップやニフレックでは，味や量の問題から内服困難であったり，嘔吐をきたすことがあり，他剤への変更を考慮する．マグコロールPやピコプレップは比較的飲みやすい味に調整されており，ピコプレップやサルプレップでは内服量が少なく済む．前回検査で，モビプレップなどの薬剤が十分量服用できなかった場合には，内服量や排便状況に応じて，浣腸や高圧浣腸の追加や他の腸管洗浄剤への変更を考慮する.

❹ 高度便秘症の患者

普段の便秘の有無や血便の有無，便秘治療薬内服の有無を事前に確認しておく必要がある．とくに高度便秘症患者では，前日の大腸刺激性下剤の内服により虚血性腸炎や腸閉塞などの偶発症が発生するリスクがある．症状が強い場合には必要に応じて腹部CT検査での精査を優先したり，数日前からの緩下剤の内服を考慮する必要がある．また，偶発症発生リスクを考慮して，院内で前処置を行い嘔吐などの症状に留意することも必要である.

Ⅳ．腸管洗浄剤による偶発症

すべての腸管洗浄剤に共通した重要な合併症として，Mallory-Weiss症候群，脱水症，腸閉塞，虚血性腸炎や腸管穿孔があげられる．日本消化器内視鏡学会の調査によると，2019〜2021年の3年間の間の任意の1週間を前向きに調査した結果，腸管洗浄によるイレウスでの死亡例を1例認めた[8].

腸閉塞や腸管穿孔では重篤な転機をたどる可能性があることを十分に留意する必要がある．腸閉塞と腸管穿孔は腸管洗浄剤の投与により，腸管内圧が上昇することで生じることがあり，腹痛や嘔吐などの症状を認める場合はすぐに服用を中止すべきである．とくに事前に消化管の通過障害が疑われる例に対しては，診察，画像検査などで腸閉塞がないことを確認したうえで投与する必要がある.

高齢者や慢性便秘症患者では，腫瘍性病変による通過障害をきたしやすいので注意する．投与中は排便状況や腹痛の有無などを十分に経過観察し，通常より時間をかけて服用する．そのほか薬剤ごとに注意すべき点があるが，ニフレック以外を使用している場合には脱水や電解質異常への配慮が重要である.

おわりに

本稿では，腸管洗浄法のガイドライン，各腸管洗浄剤の特徴，症例に応じた洗浄剤の選択ポイント，そして偶発症について述べた．それぞれの腸管洗浄剤の特性を理解したうえで，被検者の状態や基礎疾患を十分に考慮して選択することが，安全性および受容性を高めるうえで重要であると考える.

文献

1) Johnson DA, Barkun AN, Cohen LB, et al : Optimizing adequacy of bowel cleansing for colonoscopy : recommendations from the US Multi-society Task Force on colorectal cancer. Gastroenterology 2014 ; 147 : 903-924

2) 斎藤　豊, 岡　志郎, 河村卓二, 他：大腸内視鏡スクリーニングとサーベイランスガイドライン. Gastroenterol Endosc 2020 ; 62 : 1519-1560

3) Hassan C, East J, Radaelli F, et al : Bowel preparation for colonoscopy : European Society of Gastrointestinal Endoscopy (ESGE) Guideline—Update 2019. Endoscopy 2019 ; 51 : 775-794

4　腸管洗浄法の種類と選択

4）山内章裕，工藤進英，宮地英行，他：下部消化管内視鏡検査の前処置におけるモビプレップとニフレックの後ろ向き比較試験. Prog Dig Endosc　2014；85：47-50
5）医薬品インタビューフォーム：ピコプレップ配合内用剤. 2024
6）Hotta K, Otake Y, Yamaguchi D, et al：Comparison of the efficacy and tolerability of elobixibat plus sodium picosulfate with magnesium citrate and split-dose 2-L polyethylene glycol with ascorbic acid for bowel preparation before outpatient colonoscopy：a study protocol for the multicentre, randomised, controlled E-PLUS trial. BMC Gastroenterol　2024；24：61
7）適正使用ガイド：サルプレップ配合内用液.
8）古田隆久，入澤篤志，青木利佳，他：消化器内視鏡関連の偶発症に関する第7回全国調査報告　2019～2021年までの3年間. Gastroenterol Endosc　2024；66：327-354

Column

水の中で観る新たな世界～underwater endoscopy の魅力～

- 内視鏡の世界で近年注目を集めている技術，それが underwater EMR です．従来のEMR（conventional EMR）をしのぐ成績が報告された RCT もあり，その実力が明らかになりつつあります．腸管内を水で満たすこの手法，実は挿入時や観察時にも応用できる優れものです．さらに最近では，ESD においても浸水下での手技の有用性が次々と報告されています．

- この技術の魅力は，なんと言っても「視野の美しさ」．画像強調観察や拡大観察を行う際，浸水下ではなんと約 1.3 倍の拡大視効果が得られるとされています．キャッチライトが消え，視界が鮮明になるだけでなく，拡大機能も向上．試した人は皆「なんで今までやらなかったんだろう？」と思うはずです．

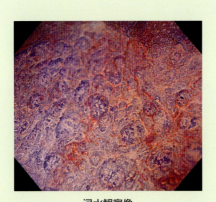

浸水観察像

- とはいえ，注意点も少し．ウォータージェットの水に混入されるジメチコンは，泡消しには必須ですが，浸水下では厄介な濁りの原因になってしまいます．水の透明感を重視するなら，ジメチコンなしで挑戦してみるのがよさそうです．

- 大腸ではどうでしょうか？　腸管洗浄が不十分だと，水を満たした際に視野が濁ることがあります．でも，心配ご無用！　Gel immersion EMR という頼もしい方法があります．ゲルを使えば，腸管洗浄の状況に関係なく，安定したクリアな視野で処置が可能です．

- そして，忘れられない瞬間が訪れることも．浸水下で美麗な画像が得られると，まるで時間がスローモーションになるような錯覚を覚えることがあります．一度この感覚を味わえば，次もまた，と期待せずにはいられません．

- Underwater の手技は，今後ますます発展していくことでしょう．この新たな世界に足を踏み入れて，視野も技術も広げてみませんか？

（堀田　欣一）

| 第Ⅱ章 | 内視鏡治療に必要な基礎知識 |

5 スネアの特性と選択

沼　圭次朗

静岡県立
静岡がんセンター
内視鏡科

堀田　欣一

静岡県立
静岡がんセンター
内視鏡科

Key words 内視鏡スネア，CSP，EMR

はじめに

　内視鏡スネアは，おもに消化管の病変の切除に用いられる処置具である．従来はスネアで病変を絞扼した後に通電し切除していたが，近年はCSPの普及とともに非通電用のスネアも市販されている．内視鏡スネアの使用には，繊細で精度の高い操作が求められる．適切な種類やサイズのスネアを選ぶこと，高周波発生装置の設定を行うことも重要である．内視鏡スネアを使いこなすことにより，内視鏡切除の成績を向上させることが可能である．

　本稿では現在，使用可能な内視鏡スネアの特性と病変や治療法による適切なスネアの選択について解説する．

Ⅰ．スネアの特性

❶ スネアの構造

　スネアは，操作部（ハンドル）と挿入部（チューブシース），スネアループで構成されている（図1）.

❷ スネアの種類

　現在市販されている各社のスネアをまとめた（表1）.

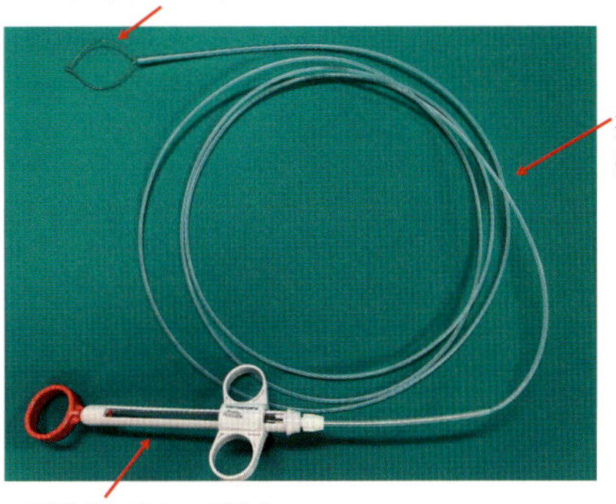

図1 スネアの構造

❸ 形　状

　スネアの形状には大きく分けて4つの種類がある（図2）．① 真円型，② 楕円型，③ 六角型，④ 半月型である．

　真円型は，横方向に大きく伸展するためより大きな切除が可能である．楕円型は，多くのスネアで採用される標準的な形状で，ポリープを確実につかみ，切除時に滑りにくい．六角型は，根元から横に広がるためアプローチがしやすく，ループの引き込み時に開き幅が保たれるため，病変サイズに合わせたループサイズの調整がしやすい．半月型は，透明キャップを用いた粘膜切除術に適した形態である．

第Ⅱ章　内視鏡治療に必要な基礎知識

表1　市販されているスネア

メーカー	製品名	形　状	ループ径	用　途
オリンパス	SnareMaster	楕円型	10/15/25 mm	通電用
		半月型	25 mm	通電用
		スパイラル型	20 mm	通電用
	SnareMaster Plus	六角型	10/15 mm	hot/cold 兼用
ボストン・サイエンティフィック	Captivator	オーバル型	13/27 mm	hot/cold 兼用
	CaptivatorⅡ	ラウンド型	10/15/20/25/33 mm	hot/cold 兼用
	Captivator スモールヘックス	六角型	13 mm	hot/cold 兼用
	Captivator コールド	ラウンド型	10 mm	cold 専用
	Profile	オーバル型	11/13/27 mm	hot/cold 専用
	Rotatable	オーバル型	13/20 mm	hot/cold 兼用
	Sensation	オーバル型	13/27/30 mm	hot/cold 兼用
		クレセント型	27 mm	hot/cold 兼用
アビス	フラットベッドスネア	楕円型	15/20/30 mm	hot/cold 兼用
	パワースネア	楕円型	45（29）mm	通電用
メディコスヒラタ	デュアループ	コンビ型	33（16）mm	通電用
カネカメディックス	SOUTEN	楕円型	15/20 mm	通電用
富士フイルム	Exacto cold snare	シールド型	9 mm	cold 専用
MICRO-TECH	コールドスネア	ダイヤモンド型	10/15 mm	cold 専用
	ホットスネア	オーバル型	10/15/20/24/30 mm	通電用
ゼメックス	DRAGONARE	標準型	26 mm	通電用（バイポーラ型）
		六角型	26 mm	通電用
		極小型	10 mm	通電用
		小型	13 mm	通電用
		先端針付型	26 mm	通電用
		オーバル型	20 mm	通電用
	B-Wave	標準型	26 mm	通電用（バイポーラ型）
		六角型	26 mm	通電用
		先端針付型	26 mm	通電用
トップ	スマートスネア	六角型	12/25 mm	hot/cold 兼用

❹ サイズ

病変に合わせてスネアのサイズを選ぶことになるが，スネアのサイズが大きいほど粘膜を余分に切除してしまうため，病変切除の際には的確なサイズ選びが重要となる（図3）．

❺ モノポーラ型とバイポーラ型

スネアは，モノポーラ型とバイポーラ型に大別することができる．

モノポーラ型では，デバイスと対極板により回路が形成される．一方，バイポーラ型では，電流がデバイス内のスネアの先端と基部で回路

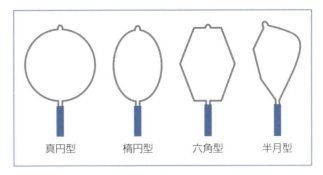

図2 スネアの形状

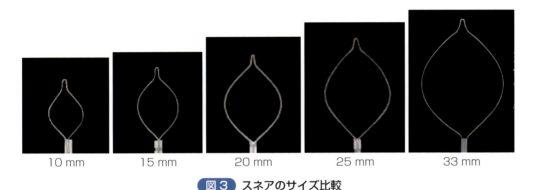

図3 スネアのサイズ比較
(Captivator™ II, ボストン・サイエンティフィック社より提供)

を形成し電流が流れる．バイポーラ型の利点としては，対極板が不要で，ペースメーカーを装着した患者にも安全に使用できることである．

II．スネア選択のコツ

❶ CSP

通電をしないCSPと通電を伴うHSPを比較した多施設RCTにおいて，CSPによる4〜9mmのポリープ切除割合はHSPに劣らないことが示された（98.2％ vs. 97.4％）[1]．CSPは10mm未満のポリープがおもなターゲットになるため，サイズの小さいスネアで，かつ，絞扼時に滑りにくいワイヤーの細いものがよい．CSP専用のスネアも市販されており，HoriuchiらはCSP専用スネアであるExacto® cold snareと従来のスネアであるSnareMasterを用いて完全切除割合を比較している．これによると，Exacto cold snareを用いることで完全切除割合が上がる（91％ vs. 79％，P＝0.015）ことを報告している[2]．しかし，CSP専用スネアは，切れの良さやコストのメリットはあるものの，同じ患者で通電を要するポリープがほかにあった場合にもう1本スネアを出さなければならないという点がデメリットである．

❷ EMR

サイズも「大は小を兼ねる」のではなく，病変に合わせて選択する必要がある．

通常，支点を作って展開するが，その際に横にしっかりと開くかどうかが重要である．形状からスネアを選択するのも重要であるが，硬さなどのバランスや開きやすさ，絞扼の際の滑りにくさを考慮することも重要である．

III．論文紹介

Hiroseらは，Exacto cold snare, Captivator™ Cold Single-use Snare, Micro-Tech Cold Snare, SnareMaster Plus, Captivator IIを用

いてスネアのパーツごとの特徴を明らかにすることで高い切除能力をもつスネアの因子について報告している．その結果，スネアシースやワイヤースピンドルが硬くなるにつれてスネアの切除能力は向上し，また1×7型と1×3型のワイヤーリングの比較において1×7型のほうが動摩擦係数および静摩擦係数が高く，1×7型が粘膜に対して滑りにくい可能性が報告されている[3]．

おわりに

スネアの種類・特性，治療法ごとのスネア選択のコツについて概説した．スネアの選択は治療成績に大きく影響するため，病変の特徴に合わせた適切なスネアを選択することが望まれる．

文献

1) 浦岡俊夫，滝沢耕平，田中信治，他：大腸 cold polypectomy ガイドライン（大腸 ESD/EMR ガイドライン追補）．Gastroenterol Endosc 2021；63：1147-1158
2) Horiuchi A, Hosoi K, Kajiyama M, et al：Prospective, randomized comparison of 2 methods of cold snare polypectomy for small colorectal polyps. Gastrointest Endosc 2015；82：686-692
3) Hirose R, Yoshida T, Yoshida N, et al：Factors determining the resection ability of snares in cold snare polypectomy：Construction of an ex vivo model for accurately evaluating resection ability. Dig Endosc 2024；36：573-581

第Ⅱ章 内視鏡治療に必要な基礎知識

6 局注液の特性と選択

平井　哲彦
静岡県立
静岡がんセンター
内視鏡科

堀田　欣一
静岡県立
静岡がんセンター
内視鏡科

Key words　EMR，局注液，生理食塩水，グリセロール，ヒアルロン酸ナトリウム，アルギン酸ナトリウム

はじめに

局注はEMRにおけるスネアリング前に粘膜下層に注入することにより，深部断端を確保する効果と固有筋層に通電の影響が及ぶことを防ぐ効果が期待される．1955年にRosenbergは，硬性鏡を用いたポリープ切除時に直腸の粘膜下層に生理食塩水（normal saline；NS）を注入し，高周波電流を通電しても腸壁深部を保護できることを報告した[1]．1973年には，Deyhleらはイヌのポリープに対して，スネア切除前に同様にNSを粘膜下層に注入した[2]．これがEMRの始まりとされている．その後，現在までさまざまな局注液の有用性が報告されてきた．

本稿では，各種局注液の特性と選択について概説する．

Ⅰ．局注液の種類と特性（表）

❶ 生理食塩水（NS）

内視鏡切除において，NSは最も汎用される局注液である．NSは体液と等張であるため，組織障害性が非常に低い．Fujishiroらの研究では，NSを注入した後の組織損傷はほとんど見られなかった[3]．

一方，NSは注入直後には粘膜を膨隆させるが，等張であるため拡散しやすく，短時間で膨隆が失われる．これにより，EMR中に何度も再注入が必要となり，効率が低下する．NSは，ほかの局注液と比較して膨隆の持続性が低いため，治療成績が低下した．Katsinelosらの研究では，50％デキストロース局注液とNS局注液を用いたEMRを比較したところ，50％デキストロース群ではpost-polypectomy syndrome（PPS）13.3％に対して，NS群は2.1％と有意に

表　局注液の種類と特性のまとめ

局注液	粘膜膨隆維持時間	EMR治療成績 完全切除率/一括切除率	合併症 後出血・穿孔	コスト
生理食塩水（NS）	短い	低い	―	安価
グリセロール	長い	NSより良好	NSと同等	比較的安価
ヒアルロン酸ナトリウム（HA）	非常に長い	NSより良好	NSと同等	高価
アルギン酸ナトリウム（SA）	HAと同等	HAと同等	NSと同等	高価

少なく，遅発性穿孔をきたした症例はなかった[4].

　以上から，NSは組織障害性が低く，安全性に優れている一方で，膨隆の持続時間が短いため，一括切除率，完全切除率が劣る点が短所である.

❷ グリセロール

　グリセロールの組織障害性について，Fujishiroらの研究では，ブタの胃の粘膜下層にグリセロールを注入した1週間後の観察において，粘膜や筋層に大きな損傷は認めなかった.ほかの高浸透圧液（3.75%NaClや20〜50%のデキストロース溶液）と比較して，グリセロールが組織に与える影響は非常に少ないことが示された.その理由は，グリセロールが細胞膜を容易に通過し，浸透圧の差による細胞破壊を抑制することで，組織損傷を最小限にとどめているためと考えられた[3].

　Wangらの研究では，NSを使用した群では，グリセロールを使用した群と比較して再注入回数が多く，手技時間は延長した[5].Uraokaらの報告では大腸腫瘍に対するEMRの治療成績は，NS群の完全切除率24.8%と一括切除率48.7%に対して，グリセロール群はそれぞれ45.5%，63.6%と有意に優れていた[6].

　偶発症に関しては，グリセロールを使用した場合，後出血率は6.4%，穿孔率は0%[6]と報告されており，NSとほぼ同等であった.

　以上から，グリセロールは組織障害性が低く，治療成績は優れており，安全性はNSと同等である.

❸ ヒアルロン酸ナトリウム（hyaluronic acid；HA）

　HAは，ESDにおいては第一選択の局注液と認識されている.HAは基礎的な研究では，他の注入液と比較して組織障害性が低いことが示された[3].

　HAとNSの局注直後から病変にスネアをか

ける直前までに粘膜膨隆が維持されていたか比較した研究では，NSでは2分以内に膨隆が消失したが，HAでは2分以上，10分経過後も粘膜膨隆が持続し，とくに0.13%HAでは維持率が83.9%（NSの維持率は54.1%）であった[7].0.13%HAを用いたEMRの研究では，一括切除率96.7%，完全切除率79.5%と，NSと比較して有意に良好であった[7].一方で，HAはコストが非常に高い点が普及の障壁となっている.具体的には，0.4%HA 5,270円/20 mL（1バイアル），グリセロール 706円/500 mL（1袋），NS 236円/500 mL（1袋）であり，HAの価格はNSの500倍以上，グリセロールの180倍以上の価格である.

　また，HAは粘性が高いため，局注に時間を要し状況によってはスネア絞扼が困難となることがある.0.13%HAを使用したEMRの平均手技時間は，NSを用いたEMRの手技時間より約20%延長した[7].

　HAを用いた偶発症の頻度は，術後出血割合は1.1〜4.9%[7]〜[9]と報告され，NSと差はない.HAを用いたEMRの穿孔率は，0〜1.2%[7]〜[9]と報告されている.また，日本におけるEMRの大規模研究（対象36,083病変）では，EMRの術中穿孔率は0.9%[10]であった.これらの知見を踏まえると，HAを用いたEMRは安全性が高い手技であると考えられる.

❹ アルギン酸ナトリウム（sodium algi-nate；SA）

　SAは，海藻由来の天然多糖類であり，ゲル化作用や増粘作用があることから，EMRやESDにおける局注液として開発された.

　SAのおもな特徴は，その高い粘性と組織保護機能である.高い粘性により，粘膜下層での安定した膨隆が得られるため切除手技が容易になるだけでなく，筋層損傷や穿孔のリスクが軽減された[11].また，SAは，HAと同等の持続力を有している.とくに0.6%SAを用いた場合，注入後40分経過しても優れた膨隆が持続し

た[11]．またSAの組織障害性は低く，注入部位において病理学的に組織損傷が認められなかった[12]．SAは，EMRやESDにおいて，膨隆の持続時間が長いため繰り返し注入する必要がなく，手技時間の短縮が実現される．さらに，SAは止血効果も有しており，食道，胃においては出血抑制効果が示された[11]．一方，コストにおいて，5,165円/20 mL（1バイアル）であり，HAと同等である．

Ⅱ．局注液の選択

局注液の選択には，病変の形態，サイズ，コストなどを総合的に考慮する必要がある．まず，病変のサイズが重要である．10 mm未満の小型病変では難易度は低くNSでも支障はないが，10 mm以上の大きな病変では膨隆効果が長いグリセロールの使用が効果的である[4]．

NSは低コスト（236円/500mL）であるが，局注液としての性能は劣る．これに対し，グリセロールはNSより高価（706円/500mL）ではあるものの，膨隆持続時間が長く，安全性も高いうえに，切除成績の向上が得られる．一方，HA, SAはEMR用局注液としては高価であり，限られた病変への使用に限定される．

グリセロールは効果とコストのバランスに優れており，当院ではEMR用の局注液としてルーチンに使用している．

Tip-in EMRにおいては相対的なnon-lifting sign（NLS）陽性でも切除可能な場合がある[13]．側方発育型腫瘍（laterally spreading tumor；LST）-NG（non-granular type）でひだのひきつれを有する病変で事前にNLS陽性が予想される病変などではHAの使用を考慮することがある．

おわりに

局注液にはそれぞれ特性があり，適切な選択がEMRの成功に大きな影響を与える．NSは安全性が高いが，膨隆維持時間が短く再注入回数が多くなる傾向にある．グリセロールは膨隆効果が持続し，治療成績の向上が期待でき，コストパフォーマンスに優れている．HAやSAは粘膜膨隆維持に優れているが，高価であり，使用機会は限定的である．局注液の選択は病変の特徴や局注液の特性，コストを考慮し，最適な治療成績を目指すことが重要である．

文献

1) Rosenberg N : Submucosal saline wheal as safety factor in fulguration of rectal and sigmoidal polypi. Arch Surg 1955 ; 70 : 120-122
2) Deyhle P, Largiader F, Jenny S, et al : A method for endoscopic electroresection of sessile colonic polyps. Endoscopy 1973 ; 5 : 38-40
3) Fujishiro M, Yahagi N, Matsumura K, et al : Tissue damage of different submucosal injection solutions for EMR. Gastrointest Endosc 2005 ; 62 : 933-942
4) Katsinelos P, Kountouras J, Paroutoglou G, et al : A comparative study of 50% dextrose and normal saline solution on their ability to create submucosal fluid cushions for endoscopic resection of sessile rectosigmoid polyps. Gastrointest Endosc 2008 ; 68 : 692-698
5) Wang H, Wang S : Effect of submucosal injection of normal saline and glycerol fructose on endoscopic polypectomy in patients with colorectal polyps. Oncol Lett 2019 ; 17 : 4449-4454
6) Uraoka T, Fujii T, Saito Y, et al : Effctiveness of glycerol as a submucosal injection for EMR. Gastrointest Endosc 2005 ; 61 : 736-740
7) Yoshida N, Naito Y, Inada Y, et al : Endoscopic mucosal resection with 0.13% hyaluronic acid solution for colorectal polyps less than 20 mm : a randomized controlled trial. J Gastroenterol Hepatol 2012 ; 27 : 1377-1383
8) Hirasaki S, Kozu T, Yamamoto H, et al : Usefulness and safety of 0.4% sodium hyaluronate

第Ⅱ章 内視鏡治療に必要な基礎知識

solution as submucosal fluid "cushion" for endoscopic resection of colorectal mucosal neo-
plasms : a prospective multi-center open-label trial. BMC Gastroenterol 2009 : 9 : 1

9) Hurlstone DP, Fu KI, Brown SR, et al : EMR using dextrose solution versus sodium hyaluro-
nate for colorectal Paris type Ⅰ and 0-Ⅱ lesions : a randomized endoscopist-blinded
study. Endoscopy 2008 : 40 : 110-114

10) Oka S, Tanaka S, Kanao H, et al : Current status in the occurrence of postoperative bleed-
ing, perforation and residual/local recurrence during colonoscopic treatment in Japan. Dig
Endosc 2010 : 22 : 376-380

11) Uemura N, Oda I, Saito Y, et al : Efficacy and safety of 0.6% sodium alginate solution in
endoscopic submucosal dissection for esophageal and gastric neoplastic lesion : A ran-
domized cotrolled study. Dig Endosc 2019 : 31 : 396-404

12) Jung KU, Lee YJ, Jang JY, et al : Efficacy and safety of a submucosal injection solution of
sodium alginate for endoscopic resection in a porcine model. Sci Rep 2024 : 14 : 4592

13) Imai K, Hotta K, Ito S, et al : Tip-in endoscopic mucosal resection for 15- to 25-mm colorec-
tal adenomas : A single-center, randomized controlled trial (STAER Trial). Am J Gastroen-
terol 2021 : 116 : 1398-1405

Ⅲ 内視鏡切除法各論

第Ⅲ章 内視鏡切除法各論

1 Cold snare polypectomy（CSP）

籔内 洋平

神戸市立医療センター
中央市民病院
消化器内科

Key words　CSP，切除深度，白色突起，遅発性出血

はじめに

大腸ポリープの切除法は時代とともに進化を遂げ，近年ではCSPが広く普及している．本稿では，CSPの歴史，適応，理論的背景，そして安全かつ確実な手技のコツなどについて詳述する．

Ⅰ．CSPの歴史

CSPは，電流を使用せずにポリープを物理的に切除する方法で，1992年にTapperoらによって，大腸の小病変に対するcold snare excisionとして最初に報告された[1]．CSPの普及には，ポリペクトミーが将来的な大腸癌による死亡率を抑制する効果が示されたこと[2]が大きく寄与している．このエビデンスを背景に，指摘されたすべての切除対象病変を切除するというストラテジーが一般化し，CSPはその簡便さ，安全性から広く普及してきた．

Ⅱ．CSPのガイドライン上の適応

まずは日本および欧米のポリープ切除に関するガイドラインを見てみる．現時点で最新のものとしては2020年に米国の複数の学会によるタスクフォースから，2022年に日本消化器内視鏡学会から，2024年に欧州の消化器内視鏡学会からガイドラインが発表されている（表）．

表　ガイドライン別のcold手技の推奨

ガイドライン	腺腫性病変	Sessile serrated lesion
United States Multi-Society Task Force (US-MSTF) Guidelines (2020)[3]	10 mm未満にCSP推奨 10〜19 mmではCSPもしくは粘膜下局注を伴ったcold snare EMRも検討される	10 mm未満にCSP推奨 10〜19 mmではCSPもしくは粘膜下局注を伴ったcold snare EMRも検討される
Japan Gastroenterological Endoscopy Society (JGES) Guidelines (2022)[4]	10 mm未満の腺腫にCSP推奨	記載なし（10 mm未満の腺腫に対して推奨とのみ記載）
European Society of Gastrointestinal Endoscopy (ESGE) Guidelines (2024)[5]	10 mm未満にCSP推奨	10 mm未満にはCSPを推奨 10 mm以上においても，dysplasiaを伴わないと判断されれば，分割でのCSPやcold snare EMRを推奨

❶ United States Multi-Society Task Force (US-MSTF)[3]

腺腫や鋸歯状病変（sessile serrated lesion；SSL）といった組織は関係なく，無茎性の10 mm未満の病変ではCSPが推奨されている．粘膜下層浸潤癌の所見を伴わない無茎性の10〜19 mmの病変に関しては，最適な切除方法はまだ定まっておらず，通電による切除法であるhot snare polypectomy（HSP）やEMR，およびCSPや粘膜下局注を行って非通電で切除するcold snare EMRのいずれも検討されると記載されている（推奨ではない）．

❷ 日本消化器内視鏡学会（Japan Gastroenterological Endoscopy Society；JGES）[4]

CSPの適応は，術前に10 mm未満と診断された腺腫に限定されている．10 mm未満であっても，粘膜内癌や軽度浸潤癌が疑われる病変や，完全一括切除が望ましい軽度陥凹病変ではEMRを選択すべきと記載されている．SSLに関しては記載を認めない．

❸ European Society of Gastrointestinal Endoscopy（ESGE）[5]

腺腫やSSLといった組織は関係なく，無茎性の10 mm未満の病変ではCSPが推奨されている．10 mm以上の病変に関しては，dysplasiaを伴わないSSLと判断されれば，分割でのCSPもしくは粘膜下局注を行ったcold snare EMRが推奨されている．

このように発刊された時期や地域による影響もあってか，CSPの適応に関しての若干の違いが認められる．ここからはCSPに関するエビデンスに触れつつ説明をしていきたい．

Ⅲ．CSPの理論的背景

❶ 切除深度

CSPによる切除を行うに当たり，もっとも重要な点はCSPによりどの程度の深さまで切除できているかということを理解しておくことである．CSPとHSPの切除深度を切除した検体で比較した研究では，CSPでは切除検体のうち24%にのみ粘膜下層が含まれていたが，HSPでは81.5%の切除検体に粘膜下層が含まれていた．さらに，その切除された粘膜下層の厚みを見てみると，HSPでは平均933 μmの粘膜下層組織が切除されていたのに対し，CSPでは平均51 μmにとどまっており，CSPはより浅い切除となっていることがわかった．一方，粘膜筋板に関しては，CSPで92%，HSPで96.3%の割合で含まれており，粘膜筋板までは切除されていることも明らかとなった[6]．また，手術前日に切除範囲にCSPとHSPを行い，切除検体においてその損傷の程度を比較した研究もあり，結果としてCSPによる切除は，すべての症例で浅い粘膜下層までにとどまっていた．一方，HSPでは60%の症例で深い粘膜下層まで達し，20%の症例では固有筋層にまで達する深い切除が確認され，HSPがCSPに比べてより深い層に損傷を与えることが報告されている[7]．

❷ 切除後の白色突起とは

また，CSP後に切除後の粘膜欠損部の真ん中に白色突起がしばしば見受けられる（図1）が，この白色突起を生検したところ，組織学的には粘膜下層もしくは粘膜筋板の組織が含まれていることが報告されている[8]．このように切除後の欠損部には粘膜筋板が含まれることがあるということは，CSPでは粘膜層が完全に切除されていない可能性が考えられる．このことを踏まえ，CSP後の粘膜欠損部から生検を行い，粘膜筋板を認めた症例を不完全粘膜層切除とした観察研究では，全体の不完全粘膜層切除割合は63%であり，白色突起のある場合では76%，白色突起がない場合でも57%に達することが報告されており，白色突起の有無にかかわらず，CSPでは不完全な粘膜層切除が頻繁に発生する可能性があることが示された[9]．

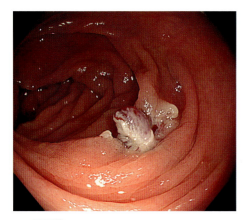

図1　CSP後粘膜欠損部の白色突起

このような理論的背景から，CSPは上皮内にとどまる病変に限られ，腺腫やSSLに限って使用されるべきと考えられている．

IV. CSPの適応に関するエビデンス

CSPの理論的背景を踏まえたうえで，適応となる病変に対してCSPという手技が通電を行うHSPと比較して本当に有効なのかということが重要となる．CSPは通電を要さない簡便さからは，HSPと比較してその有効性が劣らなければ，つまり非劣性が示されれば標準治療として妥当と考えられる．

その重要なエビデンスの1つとして，CSPとHSP（EMRも含む）による4～9 mmの大腸腺腫の完全切除率を比較した日本からの多施設共同ランダム化比較試験（RCT）をKawamuraらが報告している[10]．その結果として，CSPの完全切除率は98.2％，HSP/EMRは97.4％であり，CSPはHSPと比較して非劣性が証明された．さらに，遅発性出血に関してはHSPでは0.5％の症例で内視鏡的止血が必要となったのに対し，CSPでは遅発性出血が認められなかった．手技時間に関してもCSPのほうが手技時間が短く，平均60秒で切除が完了したのに対し，HSPでは83秒を要した[10]．

また10 mm未満のポリープにおけるメタアナリシスにおいても同様の傾向が報告されており，HSPとCSPの完全切除率はほぼ同等であった（リスク比：1.02，95％信頼区間：0.98-1.07，$P=0.31$）．一方で，遅発性出血は統計的な有意差はないもののHSPで高い傾向であった（リスク比：7.53，95％信頼区間：0.94-60.24，$P=0.06$）．また手技時間に関してもCSPはHSPよりも有意に短く，30.92秒短い結果が示された（$P=0.005$）[11]．

このような結果から10 mm未満のポリープに対する標準治療がCSPと考えられている．

V. CSPの偶発症リスク

CSPがHSPに比べて安全性が高い理由は，熱焼灼を用いないこととされている．HSPは熱による組織損傷を引き起こし，とくに血管の豊富な粘膜下層深部にダメージを与えるため，損傷する血管が多くなることによる遅発性出血のリスクが増加するが，CSPは機械的にポリープを切除するため，血管や組織への損傷が少なく，遅発性出血のリスクが低減されると考えられている．しかしながら，その実臨床においては遅発性出血の頻度がそこまで高くないことからサンプルサイズが足りず十分に評価できていないという問題や，遅発性出血を主要アウトカムとしたRCTが行われていないという問題があったが，近年ではその点を解決するような研究の報告が認められている．

1つ目は，CSPとHSPによる10 mm未満の大腸ポリープ切除後の遅発性出血を比較した，単施設の大規模な後ろ向きデータをプロペンシティスコアマッチング解析したものになる[12]．この研究には，CSPで切除された12,928病変とHSPで切除された2,408病変が含まれ，合計5,371人の患者が対象となった．解析の結果，遅発性出血の割合はCSP群で0.1％，HSP群で0.56％とHSP群で有意に高いことが示された．2つ目は，4～10 mmの小さな大腸ポリープを対象とし，CSPとHSPの遅発性出血の割合を比較した多施設共同RCTである[13]．試験には4,270人の参加者が含まれ，うちCSP群は2,137

人，HSP 群は 2,133 人であった．結果として，HSP 群での遅発性出血の割合は 1.5%，CSP 群では 0.4% であり，CSP が HSP に比べて出血リスクを有意に低減させることが証明された．これらの研究から，CSP は HSP に比べて小さな大腸ポリープの切除において遅発性出血リスクが低く，安全な手技として推奨されることが示されている．

穿孔に関しても HSP は熱による組織損傷が筋層にまで及ぶことがあるため[7]，穿孔のリスクを伴うが，CSP での組織損傷は粘膜下層の浅い層までにとどまっており[7]，穿孔は理論的にはほぼ起こりえないと考えられている．

Ⅵ．CSP におけるスネアの選択

CSP の普及に伴い，CSP 手技における最適なスネアについても議論があり，スネアに用いられるワイヤー径についての比較がなされている．日本からは 2 つの RCT が認められ，これらの試験では病理学的に水平かつ垂直断端陰性であることを完全切除と定義している．

1 つ目の試験ではワイヤー径 0.30 mm のスネアを使用したグループは，ワイヤー径 0.47 mm のスネアを使用したグループよりも高い完全切除割合（91% vs. 79%）が[14]，2 つ目の試験ではワイヤー径 0.23 mm のスネアを使用したグループは，ワイヤー径 0.40 mm のスネアを使用したグループよりも高い完全切除割合（81% vs. 70%）が示された[15]．細径ワイヤースネアはより高い組織切断力をもっているとされており，スネアがポリープ組織を迅速かつ正確に切断し，水平マージンが明確で検査しやすい欠損を生み出すため，切除後の評価がしやすくなり，完全切除割合が向上すると考えられる．

一方で，海外からの RCT も 1 つ報告されている．この試験では，CSP 後の粘膜欠損部周囲から 2 点生検を行い，腺腫成分を認めた場合に不完全切除と定義しており，不完全切除割合がワイヤー径 0.30 mm のスネアを使用したグループでは 0.9%，ワイヤー径 0.47 mm のスネアを使用したグループでは 2.2% であった．ワイヤー径 0.30 mm のスネアのほうが，不完全切除割合が少ない傾向にはあるものの，有意な差は認めず，適切な CSP のやり方を学べばワイヤー径の影響はないと報告している[16]．

完全切除および不完全切除の定義も異なるため，一概に解釈することはできないが，少なくとも細径ワイヤースネアのデメリットはないと考えられ，CSP においては切れ味のよい細径ワイヤースネアを用いることが妥当と考えられる．

Ⅶ．CSP の手技のコツ

CSP は日常診療で多く行われる手技である．それ自体は困難な手技ではないものの，その他の内視鏡手技に通じる基本的な操作と考えて練習をすることが肝要である．以下に，CSP 手技における基本的な手順とそのコツについて解説する（図 2, 3）．**Web動画▶▶**

❶ 5 時〜6 時方向に病変を移動

スネアリングを行う場合は大腸内視鏡スコープの鉗子口がある 5 時方向に病変をもってくることが基本となる．0 時方向に存在する病変であっても，トルクやアングルを用いて 5 時〜6 時方向にもってきて処置を行うことを心がけることで，スコープ操作やスコープ保持の能力が向上する．

❷ NBI 拡大観察

CSP の適応は大腸腺腫および SSL に限定される．癌の所見を伴う場合は通電切除に切り替える必要がある．そのため，NBI 拡大観察を行い，JNET Type 1 あるいは 2A の所見であることを確認する．

❸ スネアの先端でサイズを測定

CSP の適応を考える際にはサイズも 1 つの指標となる．しかしながらポリープの画像だけでサイズの測定をするというのはきわめて感覚的な作業であり，正確性に乏しい．そのため客観

第Ⅲ章　内視鏡切除法各論

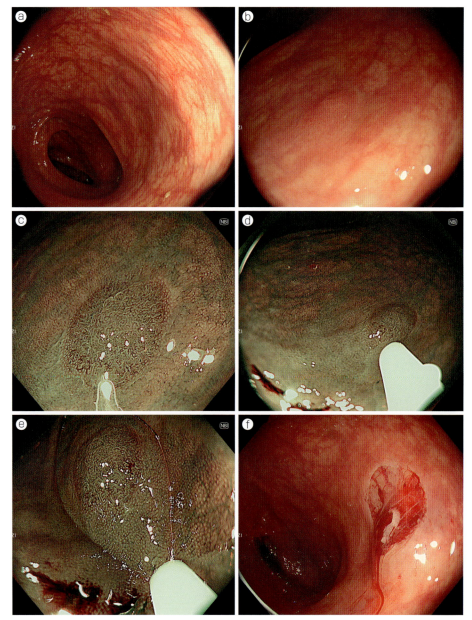

図2 CSP手技のコツ①
a：2時方向に発赤調の平坦隆起性病変を認める．
b：5時〜6時方向に病変をもってくる．
c：拡大NBI観察でJNET Type 2Aと診断する．
d：スネアの先端を病変に添えることでサイズを測定する（φ5 mmと診断）．
e：スネアを開き，十分に病変が入ったことを確認しながら切除する．
f：切除後粘膜欠損．

的な指標として，スネアシースを病変の真横に添えることが判断の一助となりうる．スネアシースの外径は個々の製品の添付文書を確認する必要があるが，2.5 mm程度のことが多い．

❹ スネアリングおよび切除

CSPは非通電切除であるため，周囲組織に対する熱焼灼の効果は期待できない．そのため，周囲の正常粘膜を含んでいることを確認しつつ

1 Cold snare polypectomy (CSP)

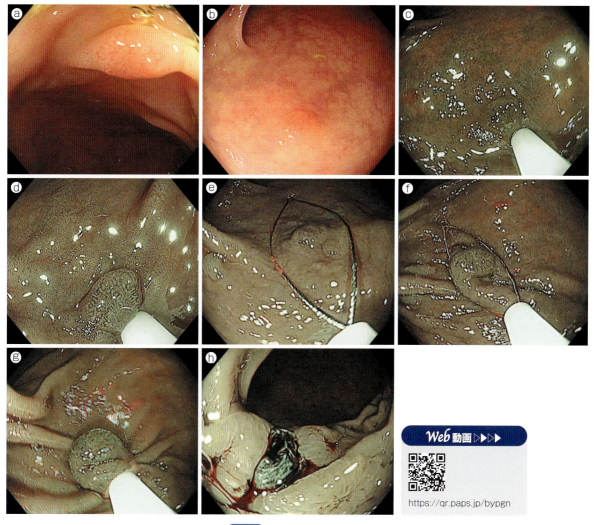

図3 CSP 手技のコツ②

a：0 時方向にポリープを認める．
b：アングルおよびトルク操作で病変を6 時方向に移動．
c：スネアの先端を病変に添えてサイズ測定（φ4mm）．
d：拡大NBI 観察でJNET Type 2A を確認．
e：マージンをもってスネアの中に病変が入ることを確認．
f：マージンを視認しながらゆっくりスネアを閉じる．
g：確実にスネア内に病変が入ったことを確認し，素早く切除．
h：検体を回収し，遺残がないことを確認．

スネアリングおよび切除する必要がある．

　スネアを閉じる際には，少しだけ押し付けつつゆっくりと閉じていく．ここでスネアが滑ってしまう場合は，スネアの押し付けを緩めて，病変がスネアの中にわずかに入るようなイメージで少しだけ脱気する．スネアが周囲の正常粘膜を確実に捕捉したらそのまま病変部を切除する．スネアを「閉じる」のはゆっくり着実に，スネアで「切除する」のは速く行う．このようにスネアの細かい出し入れを行う際に，スコープ保持のために右手が動かせないことがしばしばあるが，そのような状況でも親指で上下左右アングルを保持し，中指と薬指を使ってデバイスを出し入れする two-fingers method を身に

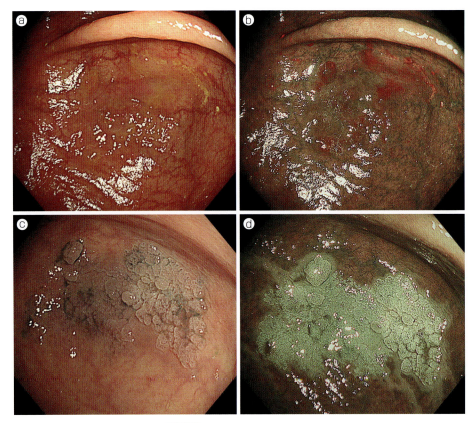

図4 SSL の酢酸散布観察

a：白色光下での SSL.
b：NBI 下での SSL.
c：酢酸散布後の白色光下での SSL.
d：酢酸散布後の NBI 下での SSL（もっとも明瞭に認識される）.

つけておくと有用である[17].

Ⅷ．CSP の派生手技

ESGE のガイドラインにも推奨されているが，近年 CSP の派生手技として 10 mm 以上の病変に対する piecemeal CSP（pCSP）や粘膜下局注を行って非通電で切除する cold snare EMR（CS-EMR）の報告も見受けられ，これらについても説明する．

❶ 10 mm 以上の病変への pCSP

以前は 10 mm 以上の病変においては非通電での一括切除が困難であることから，CSP は推奨されていなかった．しかし近年，一括切除が必要ないポリープも多く存在し，また pCSP により筋層損傷や遅発性出血のリスクをほぼ取り除くことができるため，pCSP は選択肢の1つとなってきている．

van Hattem らは，20 mm 以上の SSL に対する pCSP と EMR を比較したレトロスペクティブコホート研究を報告している[18]．この研究では，pCSP 後の再発率は6カ月後サーベイランス（4.3% vs. 4.6%）および18カ月後サーベイランス（2.0% vs. 1.2%）において EMR と同程度であった．また安全性に関しては，pCSP では有害事象はみられなかったが，EMR では，遅発性出血と筋層損傷がそれぞれ 5.1% と 3.4% の症例でみられた[18]．

10 mm 以上の SSL に対する pCSP のこのような良好な結果は，複数の日本のコホート研究で

も確認されており[19),20)]，このような高い安全性とEMRと同様の有効性を検証するべく，「10～20 mmの大腸鋸歯状病変に対するコールドスネアポリペクトミーの有用性を検証する非盲検化ランダム化比較試験（CONCISE trial）」が日本の多機関共同研究として行われている．またちょっとしたコツではあるが，SSLは酢酸を散布しNBI観察を行うことで病変が明瞭化するため（図4）[21)]，分割切除となるpCSPの場合は事前に酢酸を散布しておくことで病変の取り残しを減らすことが期待される[22)]．

一方で10 mm以上の大腸腺腫に対するpCSPの有効性に関する証拠は十分ではない．10 mm以上の無茎性ポリープに対するCSPの成績のメタアナリシスによると，遺残再発割合に関して腺腫（11.1%）はSSL（1%）より有意に高かった[23)]．したがって，pCSPの安全性の利点にもかかわらず，10 mm以上の腺腫性ポリープに対しては，現在のところ推奨されていない．

❷ CS-EMR

近年では粘膜下局注を行って非通電で切除するCS-EMRも1つのトピックであり，粘膜下局注の役割についても研究されている．残念ながら，粘膜下局注を行っても非通電切除では切除深度は変わることなく粘膜下層は切除されない[24),25)]．そのため，癌を疑うような病変では粘膜下層を十分に切除できる通電切除を行うべきである．現時点でのCS-EMRの位置付けとしては，あくまでCSPと同様と考える．ただし，色素を加えた注入液を粘膜下局注することで，ポリープの辺縁をより明瞭にし，ポリペクトミー後の遺残の評価が適切となることが期待される．そのため，10 mm以上のSSLに対しpCSPを行う場合は，必須ではないものの，事前に粘膜下局注を行いCS-EMRによる分割切除を行うことも考慮される，とガイドラインには記載されている[5)]．

■ おわりに

CSPは，低侵襲でありながら確実なポリープ切除を可能にする技術として，標準治療としての立ち位置を確立している．本書を通じて，CSPの理解を深め，日常臨床におけるより良い内視鏡診療の一助となれば幸いである．

文献

1) Tappero G, Gaia E, De Giuli P, et al : Cold snare excision of small colorectal polyps. Gastrointest Endosc 1992 ; 38 : 310-313
2) Zauber AG, Winawer SJ, O'Brien MJ, et al : Colonoscopic polypectomy and long-term prevention of colorectal-cancer deaths. N Engl J Med 2012 ; 366 : 687-696
3) Kaltenbach T, Anderson JC, Burke CA, et al : Endoscopic removal of colorectal lesions : Recommendations by the US Multi-Society Task Force on Colorectal Cancer. Am J Gastroenterol 2020 ; 115 : 435-464
4) Uraoka T, Takizawa K, Tanaka S, et al : Guidelines for Colorectal Cold Polypectomy (supplement to "Guidelines for Colorectal Endoscopic Submucosal Dissection/Endoscopic Mucosal Resection"). Dig Endosc 2022 ; 34 : 668-675
5) Ferlitsch M, Hassan C, Bisschops R, et al : Colorectal polypectomy and endoscopic mucosal resection : European Society of Gastrointestinal Endoscopy (ESGE) Guideline-Update 2024. Endoscopy 2024 ; 56 : 516-545
6) Suzuki S, Gotoda T, Kusano C, et al : Width and depth of resection for small colorectal polyps : hot versus cold snare polypectomy. Gastrointest Endosc 2018 ; 87 : 1095-1103
7) Takayanagi D, Nemoto D, Isohata N, et al : Histological comparison of cold versus hot snare resections of the colorectal mucosa. Dis Colon Rectum 2018 ; 61 : 964-970
8) Tutticci N, Burgess N, Pellise M, et al : Characterization and significance of protrusions in the mucosal defect after cold snare polypectomy. Gastrointest Endosc 2015 ; 82 : 523-

第Ⅲ章　内視鏡切除法各論

528

9) Shichijo S, Takeuchi Y, Kitamura M, et al : Does cold snare polypectomy completely resect the mucosal layer? A prospective single-center observational trial. J Gastroenterol Hepatol 2020 ; 35 : 241-248

10) Kawamura T, Takeuchi Y, Asai S, et al : A comparison of the resection rate for cold and hot snare polypectomy for 4-9 mm colorectal polyps : a multicentre randomised controlled trial (CRESCENT study). Gut　2018 ; 67 : 1950-1957

11) Shinozaki S, Kobayashi Y, Hayashi Y, et al : Efficacy and safety of cold versus hot snare polypectomy for resecting small colorectal polyps : Systematic review and meta-analysis. Dig Endosc　2018 ; 30 : 592-599

12) Takamaru H, Saito Y, Hammoud GM, et al : Comparison of postpolypectomy bleeding events between cold snare polypectomy and hot snare polypectomy for small colorectal lesions : a large-scale propensity score-matched analysis. Gastrointest Endosc 2022 ; 95 : 982-989

13) Chang LC, Chang CY, Chen CY, et al : Cold versus hot snare polypectomy for small colorectal polyps : A pragmatic randomized controlled trial. Ann Intern Med 2023 ; 176 : 311-319

14) Horiuchi A, Hosoi K, Kajiyama M, et al : Prospective, randomized comparison of 2 methods of cold snare polypectomy for small colorectal polyps. Gastrointest Endosc　2015 ; 82 : 686-692

15) Horii T, Suzuki S, Sugita A, et al : Comparison of complete resection rates in cold snare polypectomy using two different wire diameter snares : A randomized controlled study. J Gastroenterol Hepatol　2023 ; 38 : 752-760

16) Sidhu M, Forbes N, Tate DJ, et al : A randomized controlled trial of cold snare polypectomy technique : Technique matters more than snare wire diameter. Am J Gastroenterol 2022 ; 117 : 100

17) Nishizawa T, Uraoka T, Suzuki H, et al : Control of the treatment device for endoscopy by the left hand : two-fingers method. Gastrointest Endosc　2014 ; 80 : 1206-1207

18) van Hattem WA, Shahidi N, Vosko S, et al : Piecemeal cold snare polypectomy versus conventional endoscopic mucosal resection for large sessile serrated lesions : a retrospective comparison across two successive periods. Gut　2021 ; 70 : 1691-1697

19) Yoshida N, Inoue K, Tomita Y, et al : Cold snare polypectomy for large sessile serrated lesions is safe but follow-up is needed : a single-centre retrospective study. United European Gastroenterol J　2021 ; 9 : 370-377

20) Kimoto Y, Sakai E, Inamoto R, et al : Safety and efficacy of cold snare polypectomy without submucosal injection for large sessile serrated lesions : A prospective study. Clin Gastroenterol Hepatol　2022 ; 20 : e132-e138

21) Yabuuchi Y, Hosotani K, Morita S, et al : Effective endoscopic delineation with acetic acid spray and narrow band imaging in underwater endoscopic mucosal resection for sessile serrated lesion. Am J Gastroenterol　2022 ; 117 : 840

22) Suzuki Y, Ohata K, Matsuhashi N : Delineating sessile serrated adenomas/polyps with acetic acid spray for a more accurate piecemeal cold snare polypectomy. VideoGIE　2020 ; 5 : 519-521

23) Thoguluva Chandrasekar V, Spadaccini M, Aziz M, et al : Cold snare endoscopic resection of nonpedunculated colorectal polyps larger than 10 mm : a systematic review and pooled-analysis. Gastrointest Endosc　2019 ; 89 : 929-936.e3

24) Shimodate Y, Itakura J, Takayama H, et al : Impact of submucosal saline solution injection for cold snare polypectomy of small colorectal polyps : a randomized controlled study. Gastrointest Endosc　2020 ; 92 : 715-722 e1

25) Yabuuchi Y, Imai K, Hotta K, et al : Efficacy and safety of cold-snare endoscopic mucosal resection for colorectal adenomas 10 to 14 mm in size : a prospective observational study. Gastrointest Endosc　2020 ; 92 : 1239-1246

第Ⅲ章 内視鏡切除法各論

2 Hot snare polypectomy (HSP)

髙田　和典
静岡県立
静岡がんセンター
内視鏡科

Key words　有茎性病変，出血予防，後出血，低出力純切開波 HSP

はじめに

大腸ポリープ切除術は，内視鏡診療の発展とともに進化を遂げてきた．HSP は，とくに有茎性病変に対して有用であり，非有茎性病変に対しても適応される．しかし，通電切除に伴う穿孔や後出血が課題とされており，安全性を向上させるための手法が模索されてきた．そこで注目されるのが，低出力純切開波を用いた HSP (low-power pure-cut HSP；LPPC-HSP) である．

本稿では，HSP の適応と課題を整理するとともに，LPPC-HSP の開発経緯，適応，手技の実際について詳細に解説する．

Ⅰ. hot snare polypectomy (HSP)

❶ HSP の適応と位置づけ

大腸においては 1973 年に初めてポリペクトミー (HSP) の報告がされ[1]，以降長い間，大腸ポリープ切除の主役を担ってきた．その後本邦では，粘膜下層に局注を行う内視鏡的粘膜切除術 (EMR) が主流となり，HSP はおもに茎の長い有茎性病変に対して適用されるようになった．また，10 mm 未満の腺腫に対しては，通電を行わずに切除するコールドスネアポリペクトミー (CSP) が主流となり，HSP や EMR はおもに 10 mm 以上の病変に対して適用されるようになった．HSP の適応に関しては，欧州のガイドラインでは，有茎性病変と SM 浸潤のない 10～19 mm の非有茎性病変，と記載されているが[2]，本邦のガイドラインには，HSP や EMR の適応や使い分けに関する具体的な記載はない[3]．

❷ 有茎性病変に対する HSP

HSP はとくに有茎性病変に対して有用であるが，頭部のサイズ 20 mm 以上もしくは茎の幅 10 mm 以上の有茎性病変に対しては，出血予防の処置を行わずに切除すると，切除直後に動脈性出血をきたし，危険な状況に陥ることがあるため注意が必要である．出血予防に有用な方法として，茎部へのエピネフリン局注，留置スネアやクリップによる茎部の縫縮が報告されている[4)～6)]．茎が長い場合には，切除前に，留置スネアやクリップによる茎部の縫縮を，茎が短い場合にはエピネフリン局注を行うことで大出血は予防できる (図 1)．

❸ HSP の利点と欠点

HSP の利点は，EMR と比べ，局注に伴う時間・局注針のコスト・局注手技の習熟を要さない点にあり，より簡便な手技といえる．一方で，

第Ⅲ章 内視鏡切除法各論

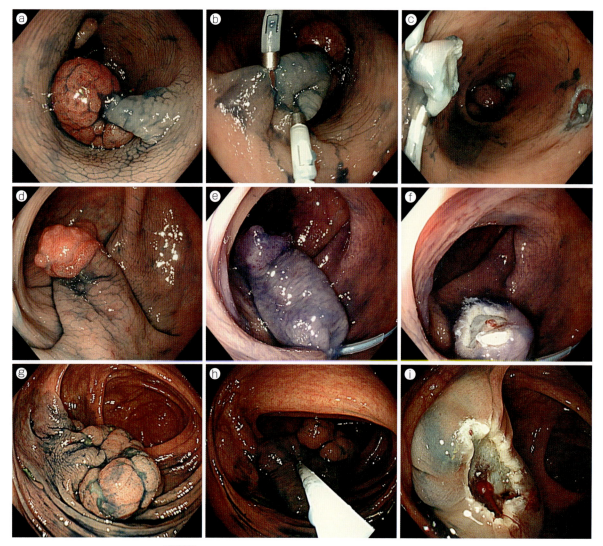

図1 有茎性病変に対するHSP施行時の出血予防策

a：下行結腸の20 mm大の0-Ip病変．
b：頭部のサイズ20 mm以上のため，出血予防目的に茎の根部にクリップを2つ留置した．
c：切除後潰瘍底に出血は認めない．
d：S状結腸の12 mm大の0-Ip+Ⅱc病変．
e：茎の幅10 mm以上のため，出血予防目的に茎の根部に留置スネアを留置した．
f：切除後潰瘍底には拍動する露出血管を認めたが，出血は認めなかった．
g：上行結腸の35 mm大の0-Ip病変．
h：頭部のサイズ20 mm以上，茎の幅10 mm以上のため，出血予防を企図したが，茎が短いためクリップや留置スネアの使用は切除の妨げになると考え，10万倍希釈エピネフリン＋グリセオール（グリセオール10 mLに対して0.1%エピネフリン0.1 mL）の局注を行った．
i：切除後潰瘍底には拍動する露出血管からoozingを認めたが，ごく少量の出血でありエピネフリン局注は有用であったと思われる．

HSPやEMRなどの通電切除は，非通電切除と比べ穿孔，後出血のリスクが高い点が欠点となる．10〜19 mmのポリープに対するHSP/EMR後の後出血割合は2.1〜2.8%と，無視できな

100

い[7),8)]．EMRはHSPと比べ，局注により穿孔のリスクが少なく，熱焼灼による深部へのダメージが少ないと記載する文献が散見されるが，実はこれを裏付けるデータはほとんど存在しない．しかし，非有茎性病変に対するHSPの切除能は，病変のサイズによってはEMRより劣る可能性があり注意が必要である．

10～25 mmの非有茎性大腸腫瘍に対するHSPとEMRの切除能を比較したランダム化比較試験において，EMRはHSPと比べ有意に完全切除割合が高い（89% vs. 73%，$P = 0.02$）ことが示されている[9)]．一方で，この試験のサブグループ解析にて，10～14 mmの病変に対するHSPの完全切除割合は90%と，EMRの93%に対して有意差はなく，10～14 mmの非有茎性病変であれば，HSPはEMRと同等の切除能を有する可能性がある．

Ⅱ．低出力純切開波 hot snare polypectomy（LPPC-HSP）

❶ LPPC-HSP の開発

前述のとおり，HSPの利点はその簡便性にあり，有茎性病変だけでなく，切除能を鑑みると10～14 mmの非有茎性病変にも適用可能であるが，後出血が問題となる．後出血リスクの低減には通電を行わないCSPが有効であるが，10 mm以上の腺腫に対するCSPは粘膜下層が十分切除されず，組織学的断端が不明または，陽性の割合が10 mm未満のポリープよりも高い（40.6% vs. 27.7%）点が問題となる[10)]．10 mm以上の腺腫では担癌割合が高くなり，癌に対する病理組織学的評価には十分な粘膜下層を含む切除が必要となることから，本邦では10 mm以上の腺腫に対して，粘膜下層が十分切除されないCSPは推奨されていない．

十分な粘膜下層の採取には通電が必要であるが，われわれはHSPにおける高周波電源装置の設定に着目した．従来のHSPでは，切開波と凝固波から構成される混合波や凝固波が用いられている．凝固波の使用は血管凝固による出血予防が期待されるが，切除深部，筋層の熱損傷のリスクを孕む．一方で，生体ブタモデルにおけるHSPにおいて，外縦筋にまで熱損傷が及んだ割合は，切開波0%，混合波13.4%，凝固波53.4%と報告され，純切開波は切除深部への熱損傷が少ないことが示唆された[11)]．この結果から，低出力の純切開波によるHSPは，従来の混合波や凝固波によるHSPと比べ，筋層への熱損傷が少なく，後出血や穿孔のリスクが低く安全性が高いと考え，低出力純切開波を用いたHSP（low-power pure-cut HSP；LPPC-HSP）が開発された．（ *Web* 動画2 ▶ 参照）

10～14 mmの腺腫に対するLPPC-HSPの有用性と安全性を検証した前向き観察研究にて，おもな有害事象は認めず，一括切除割合87.7%，粘膜下層採取割合88.8%，完全切除割合85.7%と良好な切除能を有することが明らかとなった[12)]．さらに，静岡がんセンターと滋賀医科大学での多施設後方視的検討におけるLPPC-HSPで切除された10～14 mmの非有茎性大腸腺腫410病変の後出血割合は0.5%（95%信頼区間 0.1-1.8%）であり，EMR/HSPの後出血2.1～2.8%と比べ低い可能性が示唆された．LPPC-HSPの有害事象が従来の混合波や凝固波によるHSPと比べ少ないことが示されれば，LPPC-HSPが10～14 mmの大腸病変に対するより低侵襲な切除法として普及することが期待される．現在，10～14 mmの病変に対するLPPC-HSPの安全性を検討すべく，多施設前向き観察研究が進行中である（UMIN000053779）．

❷ LPPC-HSP の適応病変

LPPC-HSPの良い適応は10～14 mmの非有茎性大腸腺腫である．また，10 mm未満であっても，高異型度病変予測所見〔発赤，白斑，NBI観察での不均一，JNET Type 2B/3，色素内視鏡観察での分葉消失，non-polypoid growth；Ⅰ章③「Ⅰ．❷ 10 mm未満の腺腫・癌の鑑別のポイント」（p.29）を参照〕を有する病変，JNET Type 2Aか2Bか迷うような病変もLPPC-HSP

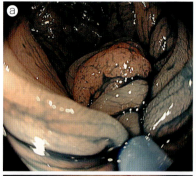
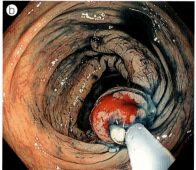
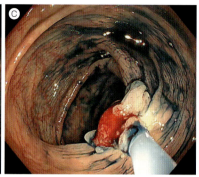
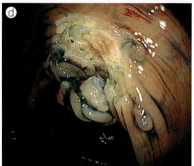

図2 スネアを用いた LPPC-HSP（S状結腸 12 mm 大の O-Ⅱの病変に対する）
a：Captivator™ Ⅱ 15 mm を用いたスネアリング．
b：通電切除開始．高周波はⅥ O300D，AutoCut Effect 1 10W．通電を続けるも中々切除できない．
c：スコープに引き込む形でようやく切除．通電に 12 秒を要した．
d：潰瘍底の熱損傷は大きい．

表 LPPC-HSP の高周波設定

高周波電源装置の種類	高周波設定
VIO300D/VIO200S	AutoCut Effect1 10W
VIO® 3	autoCUT 0.4
ESG-150/ESG-300	PureCut Effect1 10W

の良い適応となる[13]．

一方，LPPC-HSP における粘膜下層採取割合は 88.8％と高いものの，通常の HSP と比べ粘膜下層の少し浅い層で切れることがわかっており[12]，浸潤癌の可能性がある病変に対しては適応を避けたほうがよい．また，有茎性病変に関しては，茎部の動脈を十分凝固できず出血をきたす可能性があり，適応を避けたほうがよい．

❸ LPPC-HSP の使用スネア（図2）

スネアは SnareMaster Plus（オリンパス社）の 10 mm（SD-400U-10），15 mm（SD-400U-15）から適切と考えられるサイズを選択する．

SnareMaster Plus は，ワイヤー径が 0.3 mm と細く，低出力純切開波でも短時間での切除が可能となる．一方で，太いスネアの使用は，通電時間が長くなり潰瘍底への侵襲が大きくなるため，避けたほうがよい〔Web動画1▶；ワイヤー径 0.4 mm の Captivator™ Ⅱ 15 mm（Boston Scientific 社）を用いた LPPC-HSP．通電に 12 秒を要した．潰瘍底はみずみずしさに欠け，大きな熱損傷が加わったことが示唆された〕．執筆時点で，通電可能なスネアでワイヤー径が 0.3 mm と細いものは，SnareMaster Plus に限られる．

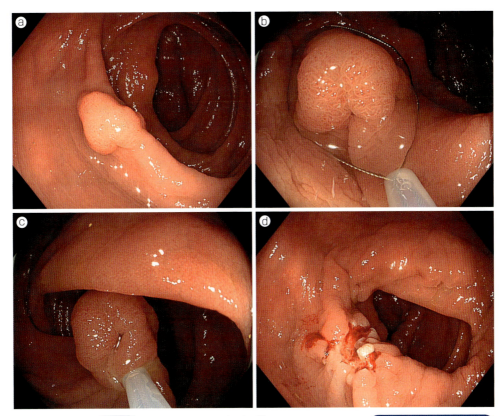

図3 LPPC-HSP の切除手順

a：上行結腸12 mm大のO-Is病変．
b：SnareMaster Plus 15 mmを用いたスネアリング．周囲から1 mm程度の非腫瘍粘膜を含め大きめに絞扼する．
c：スネアを絞扼後，CSPのときと同様に介助者はスネアを一気に握り込み，短時間で切除する．
d：切除後潰瘍底にはみずみずしさが残る．

Web動画2 ▷▷▷
https://qr.paps.jp/RiLIk

❹ LPPC-HSP の高周波設定

高周波電源装置は，VIO300D/VIO200S（ERBE社），VIO® 3（ERBE社），ESG-150/ESG-300（オリンパス社）のいずれかを用い，高周波設定は純切開波（VIO300D/VIO200S：AutoCut Effect 1 10W，VIO3：autoCUT 0.4，ESG-150/ESG-300：PureCut Effect 1 10W）とする（表）．ESG-100（オリンパス社）など，低出力純切開波に設定できない高周波電源装置も存在するため，注意が必要である．

❺ LPPC-HSP の実際（図3）

適応病変に対して，局注は行わず，スネアを用い病変を絞扼し，通電切除する．管腔が過伸展した状態では絞扼時にスネアが滑ることがあるため，少し脱気して粘膜の皺ができたところにスネアを被せ，病変周囲から1 mm程度の非腫瘍粘膜を含め大きめに絞扼すると，一括切除を達成しやすい．介助者のコツとしては，EMRのときのように，スネアを絞扼後，通電時にスネアをゆっくり握り込むと通電時間が長くなるため，CSPのときと同様にスネアを一気に握り込むと，短時間での切除が可能となる．Web動画2 ▶ 切除後のクリップは基本的には不要だが，ウォータージェットを当てても膨隆ができない・潰瘍底がみずみずしさに欠け

る場合，など切除後潰瘍底に大きな熱損傷が加わったと評価した場合には，クリップなどによる縫縮を行う．

おわりに

本稿では，HSP の適応とその有効性について述べるとともに，LPPC-HSP という新たな手技について解説した．LPPC-HSP は，低出力純切開波を用いることで筋層への熱損傷を最小限に抑え，安全性を向上させた手技であり，今後の大腸ポリープ切除の新たな選択肢として期待される．今後，さらなる多施設研究を通じて，LPPC-HSP の長期的な安全性と有効性の検証が求められる．

文献

1) Wolff WI, Shinya H : Polypectomy via the fiberoptic colonoscope. Removal of neoplasms beyond reach of the sigmoidoscope. N Engl J Med 1973 ; 288 : 329-332

2) Ferlitsch M, Hassan C, Bisschops R, et al : Colorectal polypectomy and endoscopic mucosal resection : European Society of Gastrointestinal Endoscopy (ESGE) Guideline- Update 2024. Endoscopy 2024 ; 56 : 516-545

3) Tanaka S, Kashida H, Saito Y, et al : Japan Gastroenterological Endoscopy Society guidelines for colorectal endoscopic submucosal dissection/endoscopic mucosal resection. Dig Endosc 2020 ; 32 : 219-239

4) Di Giorgio P, De Luca L, Calcagno G, et al : Detachable snare versus epinephrine injection in the prevention of postpolypectomy bleeding : a randomized and controlled study. Endoscopy 2004 ; 36 : 860-863

5) Park CH, Jung YS, Nam E, et al : Comparison of efficacy of prophylactic endoscopic therapies for postpolypectomy bleeding in the colorectum : A systematic review and network meta-analysis. Am J Gastroenterol 2016 ; 111 : 1230-1243

6) Gweon TG, Lee KM, Lee SW, et al : Effect of prophylactic clip application for the prevention of postpolypectomy bleeding of large pedunculated colonic polyps : a randomized controlled trial. Gastrointest Endosc 2021 ; 94 : 148-154

7) Matsumoto M, Kato M, Oba K, et al : Multicenter randomized controlled study to assess the effect of prophylactic clipping on post-polypectomy delayed bleeding. Dig Endosc 2016 ; 28 : 570-576

8) Nishizawa T, Suzuki H, Goto O, et al : Effect of prophylactic clipping in colorectal endoscopic resection : A meta-analysis of randomized controlled studies. United European Gastroenterol J 2017 ; 5 : 859-867

9) Horiuchi A, Makino T, Kajiyama M, et al : Comparison between endoscopic mucosal resection and hot snare resection of large nonpedunculated colorectal polyps : a randomized trial. Endoscopy 2016 ; 48 : 646-651

10) Hirose R, Yoshida N, Murakami T, et al : Histopathological analysis of cold snare polypectomy and its indication for colorectal polyps 10-14 mm in diameter. Dig Endosc 2017 ; 29 : 594-601

11) Galloro G, Magno L, Ruggiero S, et al : Comparison between tungsten and steel polypectomy snares : evaluation of depth of colonic thermal wall injury in a pig model. Endoscopy 2013 ; 45 : 121-126

12) Imai K, Hotta K, Ito S, et al : A novel low-power pure-cut hot snare polypectomy for 10-14 mm colorectal adenomas : An ex vivo and a clinical prospective feasibility study (SHARP trial). J Gastroenterol Hepatol 2023 ; 39 : 667-673

13) Kimura H, Oi M, Imai K, et al : Safety and efficacy of low-power pure-cut hot snare polypectomy for small nonpedunculated colorectal polyps compared with conventional resection methods : A propensity score matching analysis. DEN Open 2024 ; 5 : e378

第Ⅲ章 内視鏡切除法各論

3 Conventional EMR

Web動画 ▶▶

沼　圭次朗
静岡県立
静岡がんセンター
内視鏡科

堀田　欣一
静岡県立
静岡がんセンター
内視鏡科

Key words　conventional EMR，分割EMR，スネアリング

はじめに

　日本消化器内視鏡学会より発刊されている「大腸ESD/EMRガイドライン（第2版）」において，内視鏡的粘膜切除術（conventional EMR；CEMR）は，生理食塩水あるいはヒアルロン酸ナトリウム溶液などを粘膜下層に局注し，スネアで病変を絞扼し高周波装置を用いて通電・切除する方法，と定義されている[1]．最近では，underwater EMR（UEMR），precutting EMR，Tip-in EMR，cold snare EMR（CS-EMR）といった modified EMR も登場し，その有用性が報告されている．本稿では，従来型のCEMRについて解説する（図1，2）．Web動画 ▶▶

Ⅰ．EMRの位置付け

❶ 本邦におけるEMRの位置付け

　本邦におけるEMRの適応病変は，一括切除が可能な10 mm以上の大腸腺腫や早期大腸癌，10 mm未満のうちCSPの適応外である陥凹型腫瘍または早期大腸癌が疑われる病変である．「大腸癌治療ガイドライン（2024年版）」によると，EMRで無理なく一括切除できる限界は20 mmと記載されている．しかし，腺腫成分を伴う腺腫内癌では癌成分を分断せずに切除できれば，計画的分割EMRは許容される．ESDを用いれば20 mm以上の病変であっても一括切除が可能であるが，ESDは手技的難易度がEMRと比べると高く，偶発症の頻度が高い[2]．

❷ European Society of Gastrointestinal Endoscopy（ESGE）におけるEMRの位置付け

　ESGEにおけるEMRの適応病変は20 mm以上の浸潤所見のない adenomatous lesion もしくは sessile serrated lesion with dysplasia（SSLD），あるいは，直腸の20 mm以上で粘膜下層浸潤の疑いがない表面隆起性病変である．10〜19 mmの病変においても筋層の熱損傷のリスクを抑える目的で粘膜下局注を推奨している[3]（図3）．

Ⅱ．EMRの手技とコツ（図4）

❶ 病変の精査

　内視鏡治療に先だって重要なのは内視鏡診断である．可能なかぎり残便や水を吸引しクリアな視野を保った状態で，状況に応じてnon-traumatic tube（NT-tube）を用いながら病変全体を観察する（図5）．NBI，色素観察などの画像強調観察を駆使して，病変の質的診断および量的診断（深達度診断）を行う．とくに粘膜下層浸潤を疑う病変においてはクリスタルバイ

105

第Ⅲ章 内視鏡切除法各論

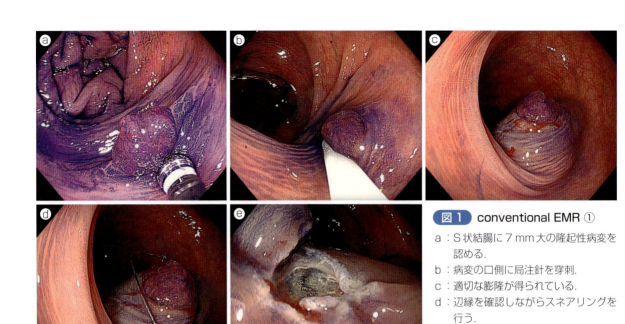

図1 conventional EMR ①
a：S状結腸に7 mm大の隆起性病変を認める.
b：病変の口側に局注針を穿刺.
c：適切な膨隆が得られている.
d：辺縁を確認しながらスネアリングを行う.
e：切除後.

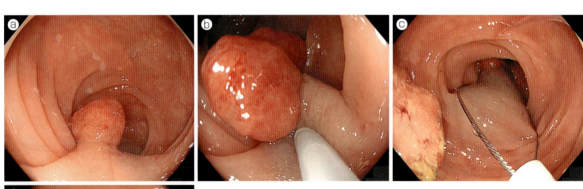

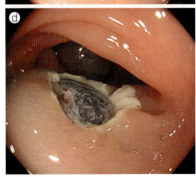

図2 conventional EMR ②
a：病変が5〜6時方向にくるように内視鏡を保持.
b：手首のスナップをきかせて穿刺し, 適切な膨隆が得られるよう調整.
c：病変全体がスネア内に入っていることを視認. 筋層へ押し付けないように注意して通電.
d：遺残や偶発症（穿孔・出血）の有無を確認.

https://qr.paps.jp/GO9SH

106

3 Conventional EMR

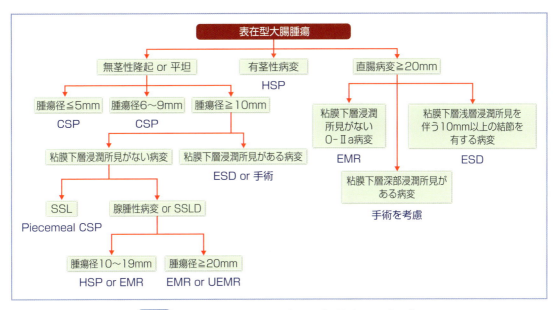

図3 ESGEにおける大腸ポリープの治療アルゴリズム

〔文献3）より作成〕

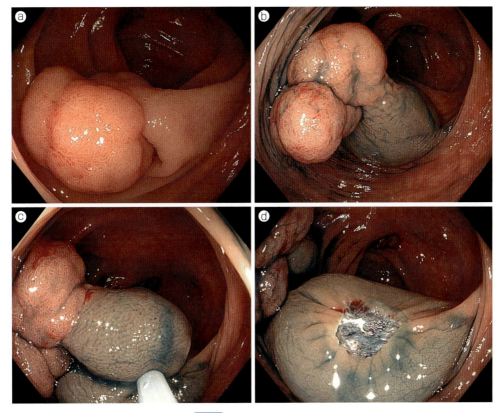

図4 EMRの基本手技

a：横行結腸に20mm大の有茎性病変を認める．
b：局注後．茎部に十分な局注ができている．
c：スネアリング後．断端を確保できている．
d：切除後潰瘍に明らかな遺残はみられず，偶発症もなし．

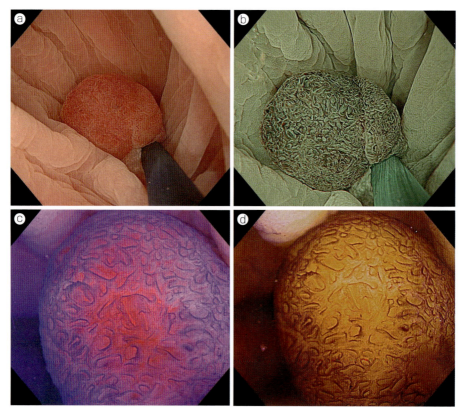

図5 病変全体の観察

a：S状結腸に11mm大の亜有茎性病変を認める．
b：NBI併用拡大観察でJNET 2A Typeと判断する．
c：クリスタルバイオレット染色でⅢ_L pitと判断する．
d：クリスタルバイオレット染色後にRDI（Red Dichromatic Imaging）で観察を行うとpitがより明瞭に観察できる．

オレット染色を用いたpit pattern診断の精度が最も高く，治療方針決定のための必須のモダリティである．

❷ positioning（位置取り）

可能なかぎり対象病変が5〜6時方向にくるように内視鏡を保持する．体位変換も行い重力や操作性を確認する．また，病変との距離が遠すぎると，適切な局注やスネアリングができず，逆に近すぎると病変全体が見えないため，適切な距離を保つように調整する（図6a）．

❸ 局 注

局注の際，粘膜に深く刺しすぎると適切な膨隆が得られず，また筋層や漿膜を貫いた結果，限局性腹膜炎の原因となる可能性がある．逆に，浅く刺すと粘膜内注入となり粘膜内血腫を形成してしまう原因となる．穿刺位置は粘膜に亀裂ができて断端評価に影響する可能性を考慮し，病変と正常粘膜の境界から数mm離して，かつ，病変が肛門側に向くように穿刺するのが理想である．病変口側に穿刺するか，もしくは，病変肛門側に穿刺した後にダウンアングルをかけ膨隆が病変下に得られるように調整する．

手首のスナップをきかせて穿刺できたら，介助者にゆっくりと局注をしてもらい適切な膨隆が得られたことの確認が大切である．膨隆が得られればそのまま局注を続ける．膨隆を確認し

3 Conventional EMR

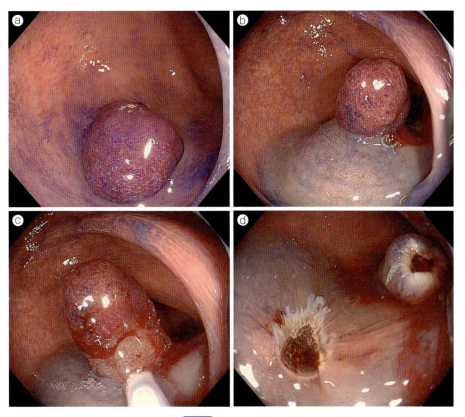

図6 positioning
a：病変を5時方向にくるようにスコープを保持する．
b：1回の局注により十分な挙上が得られている．
c：病変と適切な距離を保ちながらスネアリングし，断端を確保できていることが視認できる．
d：切除後．切除後潰瘍に遺残や偶発症はみられない．

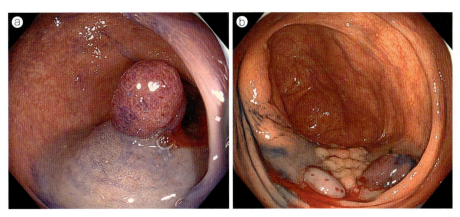

図7 局注のコツ
a：良い例．十分な挙上が得られている．
b：悪い例．局注が横に広がってしまい，また粘膜内血腫を形成している．

109

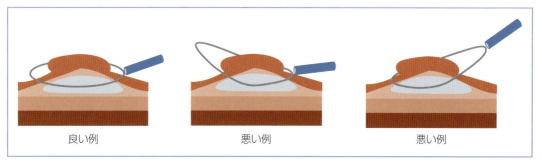

図8 スネアリングのコツ

スネアを押し付けすぎると口側が浮き上がってしまう．また，スネアを引きすぎると肛門側を取り残してしまう．

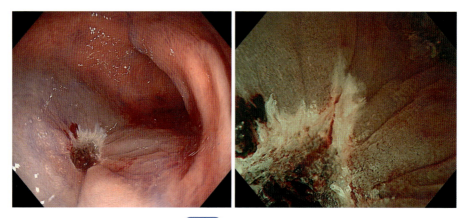

図9 切除後潰瘍

出血や穿孔はみられない．NBI併用拡大観察でも確認を行い，明らかな遺残のないことがわかる．

つつ，局注針の向きを調整し適切な膨隆が得られるようにする．複数箇所に局注を行うと局注液が漏れたり，出血のリスクを助長させるため，できる限り1回の局注で適切な膨隆が得られるように努めるべきであるが，病変が大きい場合は複数箇所に局注したほうが，きれいに膨隆を形成できる場合もある．

また，過送気になるとせっかく得られた膨隆が横に広がってしまう可能性があるため，注意する（図6b，図7）．

❹ スネアリング

スネアの先端を病変の口側粘膜に押し当てた状態で，ゆっくりとスネアを開く．アングルを微調整しながら，病変の左右の辺縁がスネア内に収まっていることを確認する．その後，スネアの根元を病変の肛門側にある正常粘膜を含む断端を確保した状態で押し付けていく．ダウンアングルをかけながらスネアを押し付け，さらに視野が崩れない程度に脱気をかけることで，粘膜がややたわんだ状態となる．これにより，スネアの滑りが防止され，位置がズレにくくなる．スネアの根元を粘膜に押し付けすぎると，スネアの先端が浮いてしまい，逆に押し付けが弱いと病変の肛門側が上手く絞扼できない．スネアを適切に病変の周囲の正常粘膜に押し付けることができたら，介助者と同調しながら，シースを少しずつ出しながらスネアを絞めてもらい，病変とスネアの位置関係が変わらないよう絞扼する（図6c，図8）．

3 Conventional EMR

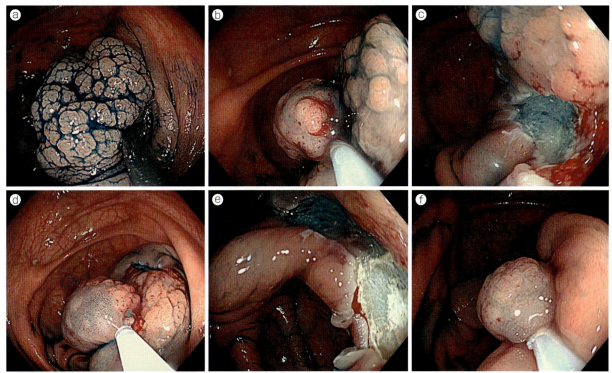

図10 分割 EMR
a：全体的に一様な LST-G（granular type）病変を認める．
b：計画的に分割 EMR．
c：口側の切除後潰瘍．
d：遺残がないように正常粘膜を含みながら切除．
e：辺縁に遺残のないことを確認．
f：肛門側も正常粘膜を含みながら切除．
g：切除後潰瘍．遺残なく切除した．

❺ 切　除

　腫瘍径の大きな病変では筋層を把持しないように，いったん，絞扼をゆるめて再度，送気しながら絞扼する（re-snaring）．アングルを調整し，筋層から心持ち離れるように病変を持ち上げるようにしながら通電を行う．患者が疼痛を訴える場合には筋層を巻き込んでいる可能性もあるため通電を中止する．当院で EMR を行う際の高周波発生装置の設定（VIO300D）は Endocut Q（ERBE）effect 3，duration 2，interval 2 である（図 6d）．

❻ 切除後潰瘍の確認

　切除後の潰瘍を観察し，穿孔や出血の有無を確認する．腸管が虚脱した状態だと，潰瘍底の筋層損傷や穿孔を見逃す可能性があるために十分に伸展した状態で潰瘍底を観察する．また，潰瘍辺縁も観察し遺残がないかを確認し，必要に応じて追加切除を行う（図 9）．穿孔が疑われる際には，切除標本に筋層が付着している所見（target sign）がないかどうかについても確認する．

Ⅲ．分割 EMR

　分割 EMR は，計画的に分割 EMR を試みる

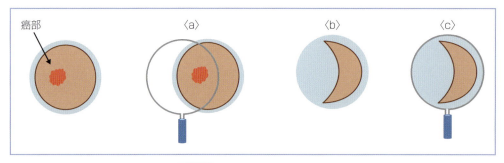

図11 分割EMRのシェーマ

癌部を分割しないように，まずは癌部を的確にスネアリング（a）．残り（b）はできるかぎり分割数を少なく取り残しのないように切除する（c）．

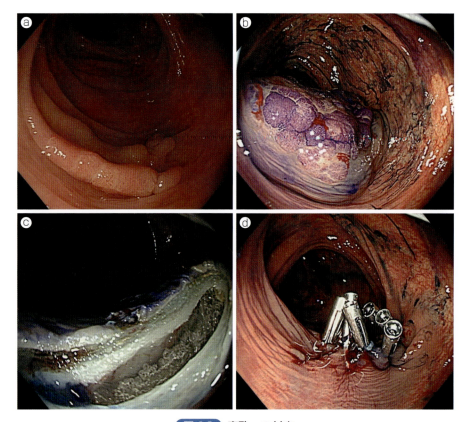

図12 穿孔への対応

a：横行結腸に 30 mm 大の LST-G（homo）を認める．
b：局注で良好な挙上が得られている．
c：切除後潰瘍．穿孔をきたしている．
d：クリップで切除後潰瘍を完全に閉鎖した．腹痛症状もなく経過した．

場合と，一括切除を予定していたが結果的に分割 EMR となる場合がある（図10）．いずれにせよ，分割数を最小限に留めるように努める．腫瘍径が大きいほど，また分割数が多いほど，局所再発が多いことが報告されている．分割 EMR を施行する際には，治療前に拡大内視鏡診断などを十分に行い，癌部は決して分断しないようにする（図11）．癌部を分断してしまう

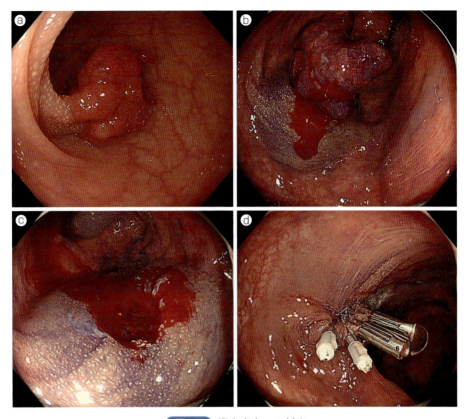

図13 術中出血への対応
a：直腸に 13 mm 大の隆起性病変を認める．
b：局注で良好な挙上が得られた．
c：切除後潰瘍から出血を認める．
d：切除後潰瘍をクリップで縫縮し止血が得られた．

と，T1 癌であった場合に浸潤距離や脈管浸潤などの病理診断が困難となり，適切に追加治療の必要性を判断できなくなる危険性がある．側方発育型腫瘍（laterally spreading tumor；LST）非顆粒型（nongranular type；LST-NG）のうち偽陥凹型（pseudo-depressed type）は，multifocal な浸潤傾向があり，どの部位で SM 浸潤しているかの予想が容易ではない．また，しばしば線維化を伴っているので，EMR では分割切除，不完全切除となることが多い[1]．Hotta らは，腫瘍の大きさや肉眼的特徴に関係なく，分割切除は一括切除と比較して局所再発率が高いことを報告している[4]．

海外から，大型病変に対する分割 EMR の報告がいくつかみられる．12 cm までの大型大腸腫瘍に対する wide-field EMR の早期・晩期再発率について検討した報告では（ACE study），早期（4 カ月）再発率は 16.0％〔95％信頼区間（13.6-18.7％）〕であり，また晩期（16 カ月）再発割合は 4.0％〔95％信頼区間（2.4-6.2％）〕であった[5]．また，大型（25 mm 以上）の大腸腫瘍に対して ESD もしくは分割 EMR を行い 6 カ月後の局所再発率を比較した RCT（RESECT-COLON trial）では，ESD の局所再発率 0.6％に対して，分割 EMR では 5.1％でありリスク比は 0.12〔95％信頼区間（0.01-0.96）〕であった．ESD は分割 EMR と比較して局所再発率を有意に低下させることが示された[6]．

Ⅳ. 偶発症への対応

❶ 穿　孔

穿孔とは，全層性の組織欠損により体腔と自由な交通がある状態と定義され，EMRにおける術中穿孔率は0.58〜0.8%と報告されている[1]．切除後潰瘍を観察し，穿孔が確認された場合には部位にかかわらず可及的速やかにクリップ閉鎖を行う．完全縫縮が得られれば，抗菌薬投与と絶飲食により手術を回避できる可能性が高い（図12）．不完全縫縮となった場合は速やかに手術を考慮する必要がある．

❷ 術中出血（図13）

内視鏡治療に伴う術中の出血でただちにショックや輸血を必要とすることはまれであり，まずは落ち着いて出血点を把握することが大切である．出血点が貯留した血液のために視認困難となる場合には体位変換も考慮する．出血点を同定できたら止血方法を検討する．内視鏡治療に伴う出血に関しては，凝固止血やクリップ止血による対応が可能である．多くの術中出血はクリップで止血可能である．活動性出血の際には，腕と腕の隙間が狭いクリップが適している．クリッピングが困難な場合には，ピュアスタット®の使用を考慮してもよい．

おわりに

CEMRについて解説した．CEMRはmodified EMRを行ううえでの基本手技であり，初学者が早期に習得すべき必須の治療手技である．

文献

1) 田中信治, 樫田博史, 斎藤　豊, 他：大腸ESD/EMRガイドライン（第2版）. Gastroenterol Endosc 2019；61：1321-1344

2) Tanaka S, Oka S, Chayama K：Colorectal endoscopic submucosal dissection：present status and future perspective, including its differentiation from endoscopic mucosal resection. J Gastroenterol　2008；43：641-651

3) Ferlitsch M, Hassan C, Bisschops R, et al：Colorectal polypectomy and endoscopic mucosal resection：European Society of Gastrointestinal Endoscopy（ESGE）Guideline—Update 2024. Endoscopy　2024；56：516-545

4) Hotta K, Fujii T, Saito Y, et al：Local recurrence after endoscopic resection of colorectal tumors. Int J Colorectal Dis　2009；24：225-230

5) Moss A, Williams SJ, Hourigan LF, et al：Long-term adenoma recurrence following wide-field endoscopic mucosal resection（WF-EMR）for advanced colonic mucosal neoplasia is infrequent：results and risk factors in 1000 cases from the Australian Colonic EMR（ACE）study. Gut　2015；64：57-65

6) Jacques J, Schaefer M, Wallenhorst T, et al：Endoscopic en bloc versus piecemeal resection of large nonpedunculated colonic adenomas：A randomized comparative trial. Ann Intern Med　2024；177：29-38

第Ⅲ章 内視鏡切除法各論

4 Underwater EMR（UEMR）

Web動画 ▶▶

芦澤　浩
山梨県立中央病院
消化器内科

 Key words　underwater EMR，表面型大腸病変，遺残再発病変

はじめに

　大腸腺腫は大腸癌の前駆病変と考えられており，内視鏡的切除により将来的な大腸癌死亡を抑制することが報告されている[1]．また近年，大腸鋸歯状病変（serrated lesion；SL）は，serrated neoplastic pathwayを介した発癌経路が提唱されており，大腸癌の15～30％を占めると考えられていることから，内視鏡的切除の適応とされている[2]．現在，大腸病変に対する内視鏡的切除法に関してはさまざまな手技が存在し，それぞれの病変に対して最適な切除法を選択することが重要である．

　10 mm以上の表面型大腸病変に対しては，通電切除法であるHSPあるいはEMRが推奨されている．

　内視鏡的切除において，分割切除は遺残再発のリスク因子であることが報告されており，一括切除が望ましい[3,4]．しかし過去の研究では15 mmを超える大腸病変におけるEMRの一括切除割合は低いことが示されており，新たな切除法の開発は重要な課題であった[5,6]．近年，粘膜下局注を行わず浸水下で病変の内視鏡的切除を行うunderwater EMR（UEMR）が報告され，普及しつつある．本稿では大腸病変に対するUEMRの手技について概説する．

Ⅰ．UEMRの開発・理論背景

　UEMRは消化管管腔内を水で満たした状態で，粘膜下局注を行わずに腫瘍をスネアで絞扼し通電切除する切除法であり，2012年にBinmoellerらが初めて報告した[7]．

　Binmoellerらは消化管超音波内視鏡の際に，浸水下で粘膜および粘膜下層が管腔内に突出し，筋層は輪状に保たれていることに気づき，これをもとにUEMRが開発された．浸水下ではfluid force（流体力）やdrag force（反発力）が上方へのlift force（揚力）を生じ，buoyancy（浮力）が作用することで，病変は管腔の中心に向かって丸みを帯びた形態となり，隆起型や亜有茎性に近い病変として観察される．

　このような腫瘍の形態変化により，スネアリングが容易となり，筋層は水の重力により輪状に緊張が保たれているため，筋層を絞扼するリスクが低減する．これらの理論背景により，UEMRは安全な切除法として普及が進んでいる．

Ⅱ．UEMRの特色—CEMRと比べて

❶ 局注不要

　従来法EMR（conventional EMR；CEMR）では筋層と距離を取り穿孔を回避するため，粘

膜下局注が必要である．局注はCEMRの成否に大きく関与するが，技術的な差が現れやすく，意図した位置に適量の局注を行うには相応の技術が求められる．過剰な局注や複数回の局注によりスネアリングが難しくなることをしばしば経験する．また，局注により粘膜が伸展することで，病変径の増大や病変と正常粘膜の段差の消失が生じ，スネアが滑り病変の一括切除が困難になることがある．

一方，UEMRでは局注が不要であり，より簡便な手技といえるだろう．局注後に病変が意図しない方向に向くことや，局注が周囲に拡散してスネアリングが難しくなることがない．また病変径の増大がなく，正常粘膜との段差も担保されるため，スネアの滑りも軽減される．そのため，線維化が強い病変や遺残再発病変でも，浸水下では管腔内に突出しスネアリングが可能となる場合がある．CEMRでは，線維化部分が挙上せずに周囲のみが挙上され，中心部を取り残してしまう場合があるため，UEMRはよい適応と考えられる．またUEMRではCEMRと比べて切除後の潰瘍底は小さくなるため，クリップ縫縮が簡便となる利点がある．

❷ ヒートシンク効果

ヒートシンク効果（heat sink effect）とは，熱が物体から別の物体に移動する過程で，その物体が熱を吸収・分散し周囲の温度上昇を抑制する現象を指す．UEMRでは水が熱を吸収・分散することで局所的な加熱を防ぎ，筋層への熱損傷を低減すると考えられている[7]．ブタの大腸モデルを用いた研究では，浸水下での通電切除時に結腸壁の温度上昇が抑制されることが示されており，post-ESD coagulation syndrome（PECS）や遅発性穿孔の抑制につながる可能性がある[8]．

❸ 低　圧

通常のCO_2送気では管腔全体に圧がかかり，病変の平坦化や内視鏡操作の不安定さを引き起こすことがある．また脱気時には管腔全体がつぶれて良好な視野の確保が困難となり，筋層の緊張も緩むためスネアで筋層を絞扼し穿孔を引き起こす可能性がある．一方で，浸水下ではCO_2送気下と比べて管腔内の圧が低く，腸管の屈曲が弱まるため，彎曲部やひだ裏に存在する病変に対する視認性や内視鏡操作性が向上し，スネアリングが容易になる可能性がある．

❹ 拡大視効果

浸水下では水と空気の屈折率の違いにより視野が約1.3倍に拡大するため，病変境界がわかりづらい病変の範囲診断において有用である可能性がある．

■ Ⅲ．UEMRに関する臨床試験とCEMRの比較試験

❶ UEMRとCEMRの比較試験

UEMRとCEMRの比較に関するRCTが複数報告されている．

10～20mmの大腸病変に対するYamashinaらの国内5施設によるRCTでは，214病変が登録され，UEMR群に108病変，CEMR群に102病変が割り付けられた．UEMRの完全切除割合と一括切除割合はそれぞれ69％と89％であり，CEMRの50％と76％と比較して有意に高い切除成績を示し，有害事象（2.8％ vs. 2.0％）は同等であった[9]．

20～40mmの大腸病変に対するUEMRとCEMRを比較した単施設RCTでは，UEMRの完全切除割合と一括切除割合はそれぞれ32％と33％であり，CEMRの16％と18％と比較して有意に高く，手技時間も有意に短いことが示された（8分 vs. 14分）[10]．ただし，現時点では20mm以上の大腸病変におけるUEMRの切除割合は不十分であり，ESDが最も適した治療法と考えるのが妥当であろう．

5つの多施設RCT，2つの単施設RCTを対象としたメタアナリシスでは，UEMRがCEMRと比較して一括切除割合が有意に高いことが示

された〔リスク比（RR）1.18［1.03, 1.35］；$I^2=$ 76.6％〕．一方で再発率，有害事象，手技時間に関して有意差は認められなかった．15 mm 以上の大型大腸病変におけるサブグループ解析では，手技時間の短縮も示された〔標準化平均差（SMD）−0.43［−0.73 to −0.13］；$I^2=56.3$％〕[11]．理論的には UEMR では粘膜下局注が不要なため手技時間が短縮される可能性があるが，4つの RCT では UEMR が CEMR と比較して手技時間を短縮することが示されている一方で，2つの RCT では差が見られなかった．手技時間は研究により結果が異なるが，少なくとも UEMR は手技時間を延長するという報告は認めない．

　以上の結果から，UEMR は CEMR と比較して，高い一括切除割合，同等の有害事象や再発率を示しており，安全かつ有効な切除法であると考えられる．

❷ 再発病変に関する治療成績

1）UEMR と CEMR の比較

　後ろ向き研究では，UEMR が CEMR よりも有意に高い一括切除割合（47％ vs. 16％）および内視鏡的完全切除割合（89％ vs. 32％）を示した．再発率も UEMR（11％）が CEMR（66％）に比べて有意に低かったことから UEMR は EMR 後の再発大腸病変に対して有効な切除法であると考えられる[12]．

2）UEMR と ESD の比較

　後ろ向き研究では，ESD が UEMR よりも一括切除割合（100％ vs. 73％）および完全切除割合（81％ vs. 41％）が有意に高かったが，ESD では遅発性穿孔が10％で生じた．手技時間および入院期間は UEMR が ESD よりも有意に短く，局所再発も両群で認めなったため，簡便性や安全性の観点からは UEMR は ESD に代わる選択肢と考えられるが，病変サイズの中央値が 10 mm と小さい点に留意が必要である[13]．

3）切除深度に関する検討

　UEMR では局注を行わないため，切除深度が担保されるかどうかは非常に重要である．Matsueda らは，UEMR（n＝88）と CEMR（n＝80）によって切除された 168 個の検体を評価し，最大切除深度および平均切除深度の中央値は同等であり，いずれも十分な粘膜下層が含まれていたと報告している[14]．このことから UEMR は Tis や T1a 癌に対しても適用可能であると考えられる．

Ⅳ．UEMR の適応病変

　10〜20 mm の病変で，とくに SSL などを含む平坦な病変は良い適応であると考えられる．また内視鏡切除後再発の表在病変や線維化および瘢痕を伴うような局注による挙上不良が予想される病変は CEMR より摘除しやすいため良い適応である．その他，虫垂開口部への伸展を伴う病変[15),16)]，大腸憩室内への伸展を伴う病変[17]，回盲弁への伸展を伴う病変[18]，肛門管への伸展を伴う病変[19]，潰瘍性大腸炎が背景に存在する病変[20] などに対する UEMR の症例報告やケースシリーズがあり，有用な可能性がある．

Ⅴ．UEMR のデメリット

① 水を貯めるまでに時間がかかることがある．
② 前処置不良時に，残渣や血液が混在し良好な視野が得られない．
③ 肛門から排出された水で検査台が汚染することがある．

　①に関しては入念な脱気と体位変換の併用により，多くの場合は貯水可能となる．②に関してはゲルを用いた gel immersion EMR が有効であり，次項（p.126）で概説する．③に関しては事前にシートを敷くことや，こまめに吸引することで多くの場合は対応可能である．

Ⅵ．UEMR に必要な機材と準備（表）

❶ 内視鏡選択

　送水機能付きの内視鏡が理想であるが，コネクターを付けた送水装置を用いて鉗子孔から注水してもよい．生理食塩水を用いることで，電

第Ⅲ章　内視鏡切除法各論

表　UEMR の機材・設定

機 材	商品名	会社名	設 定
スコープ	PCF-H290ZI CF-EZ1500DI CF-XZ1200 LI	オリンパス	
送水装置	OFP-2	オリンパス	
先端フード	Elastic touch Distal hood	トップ オリンパス	
高周波装置	VIO 300D	ERBE	Endo Cut Q E 3/D 2/I 2
スネア	Captivator Ⅱ（15/20 mm） SnareMaster Plus（10/15 mm）	ボストン・サイエ ンティフィック オリンパス	
クリップ	EZ クリップ シュアクリップ	オリンパス Micro-tech	

解質異常（低ナトリウム血症）の予防につながる．また生理食塩水は体温程度に温めておくことで，腸管の蠕動を抑制することが可能である．

❷ スネア選択

CEMR の場合は病変径よりも少し大きめの径のスネアを選択することが多いが，UEMR では局注による病変径の増大はなく，むしろ浸水下において病変はやや縮むため，病変径と同等かやや小さめのスネアを選択する．大きすぎるサイズのスネアを選択すると浸水下管腔内での操作が難しくなる可能性がある．当院ではおもに SnareMaster Plus（オリンパス社）か Captivator^{TM} Ⅱ（ボストン・サイエンティフィック社）を使用している．ワイヤー径は SnareMaster のほうが細く，小病変の切除に向いている．一方で Captivator Ⅱ はワイヤーの剛性が強く，スネアの形状は円形（SnareMaster は楕円形）であり，しっかり型どおりに広がるため，大型の病変や laterally spreading tumor（LST）などの側方に広がる病変に対してより有効と考える．高周波手術装置の設定は CEMR と同様（VIO300D：Endo Cut Q Effect 3，Duration 2，Interval 2）である．

Ⅶ. UEMR の実際（図1）

Web 動画 ▶▶▶

【UEMR の手順】

① まずは「場を整える」ことが重要である．病変の治療に移る前に，周囲の腸管も含めてよく洗浄を行い，残渣を可能な限りきれいにする．またインジゴカルミン散布やクリスタルバイオレット染色による観察を行った場合も同様に十分洗浄しておく．洗浄を怠ると，浸水時に生理食塩水が濁り視野が不良となる．

② 次に，注水前に管腔内を十分に脱気する．そうすることで速やかに完全浸水下状態にできることに加えて，気泡の混入による視野不良も予防できる．注水はウォータージェットを用いて行うが，CO_2 送気は off にしておくと，誤って送気して気泡が混入することを予防できるためよい．浸水状態にした際，残渣で視野が濁る場合はきれいになるまで吸引と再送水を繰り返す．送水量は病変および周囲が視認できる程度がよく，過送水は病変および周囲粘膜の伸展によりスネアリングが難しくなる場合がある．

③ 浸水下で病変の境界がわかりにくい場合，画像強調観察（NBI，BLI，LCI）を用いると，浸水下では水と空気の屈折率の違いによる視野拡大効果（約 1.3 倍）もあり，病変境界

4 Underwater EMR（UEMR）

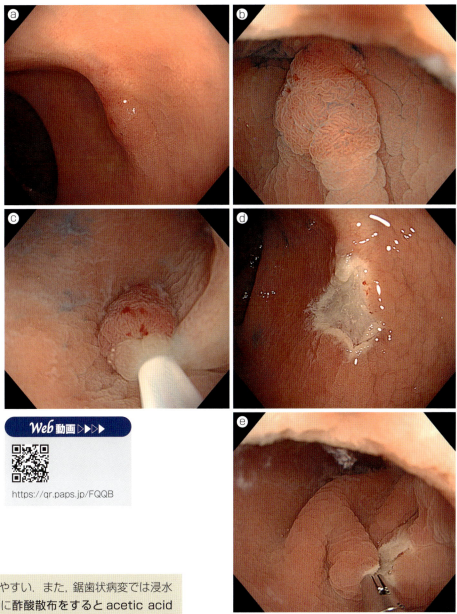

図1 EMR 後遺残再発病変

a：直腸 Rb に 10 mm 大の EMR 後遺残再発病変を認める．
b：インジゴカルミン散布やクリスタルバイオレット染色を行った場合は，できるだけ水洗後に浸水状態にすることで，良好な視野の確保が可能となる．
c：スネアが滑らないように病変の口側から押し当てた後，ゆっくりスネアを展開し，病変の周囲粘膜も含めてスネアを絞扼する．
d：切除後の粘膜欠損部．粘膜欠損部の辺縁を十分に観察し遺残がないことを確認する．
e：UEMR では CEMR よりも潰瘍底は小さくなる．浸水下でクリップ縫縮を行い終了．

が認識しやすい．また，鋸歯状病変では浸水にする前に**酢酸散布**をすると acetic acid reaction により病変境界がわかりやすくなる．
④病変はスネアの出口方向に当たる**画面6時方向**にもってくる．病変をスネアで絞扼する際には，まず病変口側の辺縁がスネアに入るよう確かめながら，スネア先端を病変口側の正常粘膜に固定してからスネアを展開し，側方および肛門側を確認しつつ周囲の粘膜を多めに含み，粘膜に皺を寄せるよう絞扼していく．絞扼してくる際は，ゆっくりシースを押し出していくが，**スネアは粘膜面を軽く押**

さえる程度を維持し，過度に強く押さえつけないようにする．強く押し付けすぎると，筋層を把持して穿孔させてしまうリスクがある．

⑤ 十分にスネアを絞扼してから通電切除する．切除時に通電時間が長くかかる場合は筋層を巻き込んでいる可能性があり，把持のやり直し，あるいは分割切除や CEMR への変更を考慮すべきである．

⑥ 切除後は，遺残がないことを評価し，遺残を認めた場合はそのまま浸水下で分割切除を行う．UEMR 後潰瘍底に対してのクリップが遅発性偶発症予防に有効かどうかのエビデンスはないが，**必要に応じて後出血や遅発性穿孔予防に，クリップ縫縮を行う**．UEMR は CEMR と比べ切除後潰瘍は小さく，一般にクリップ縫縮は容易であることが多い．

Ⅷ．症例提示

❶ 虫垂開口部病変に対する UEMR（図 2）

• **症 例**：80 歳，女性．虫垂開口部直上に 16 mm 大の 0-Ⅰs 病変を認め，開口部における局注での挙上不良が予想されたため UEMR の方針とした．浸水下での良好な視野のもと，病変境界を視認しつつ病変全体を絞扼し，通電切除した．病変は一括切除され，穿孔などの有害事象は認めなかった．

• **病理診断**：well differentiated tubular adeno-carcinoma（tub1）であり，垂直断端，水平断端ともに陰性であった．1 年後のフォロー内視鏡検査で明らかな遺残は認めなかった．

❷ 遺残再発病変に対する Tip-in-UEMR（図 3）

• **症 例**：79 歳，男性．3 年前に肛門縁に近接する下部直腸の 8 mm 大の有茎性ポリープに対して CSP が施行された．サーベイランス内視鏡検査で，同部瘢痕上に 8 mm の平坦な病変を認め遺残再発病変と診断した．UEMR を試みたが，スネアが滑り病変の絞扼が困難であった．口側のマージンを確保するため，スネアの先端を病変の口側正常粘膜にあてがい，通電し先端刺入した．先端刺入を維持しつつスネアを展開し，病変全体を絞扼し通電切除した．病変は一括切除され，穿孔などの有害事象は認めなかった．

• **病理診断**：Low grade adenoma であり，粘膜下層には線維化を認めた．

• 本症例は，一部肛門管にかかる遺残再発病変であり，瘢痕化に加えて狭いワーキングスペースでの治療が求められた．このような症例では，局注を行うと粘膜下膨隆により視野の確保が困難になる．また病変口側の正常粘膜にスネア先端を刺入することで，狭いワーキングスペースにおいて確実な口側断端の確保に有効であった．通常の UEMR で口側マージンの確保が困難な病変において，Tip-in-UEMR は選択肢の 1 つである[21]．

❸ UEMR 穿孔例（図 4）

UEMR は筋層を把持するリスクが少ないとされているが，術中穿孔の報告もある[22]．当院で経験した術中穿孔症例を提示する．

• **症 例**：78 歳，男性．前医にて上行結腸の LST に対して大腸 ESD が企図されたが，術中に穿孔をきたしたため，クリップによる穿孔部の縫縮を行い ESD は途中中断となった．その後，同病変に対する治療目的に当院に紹介となった．上行結腸バウヒン弁対側に前医によるクリップが 2 つ残存しており，把持鉗子で除去後に観察を行った．強いひだ集中を伴う領域の中心部に 14 mm 大の発赤調の粗糙な粘膜域を認め，NBI 拡大観察では JNET Type 2A で，腺腫～Tis までの病変と診断した．ESD 中断による高度な線維化が予想されたため，UEMR で切除の方針とした．瘢痕部は硬くスネアが滑り絞扼に難渋したが，より周囲を広くつかむようにスネアをあてがい，ゆっくりとスネアリングすることで大きく絞扼可能であった．病変全体が含まれていることを確認し通電切除したところ，病変は一括切除となったが潰瘍底に穿孔を

4 Underwater EMR（UEMR）

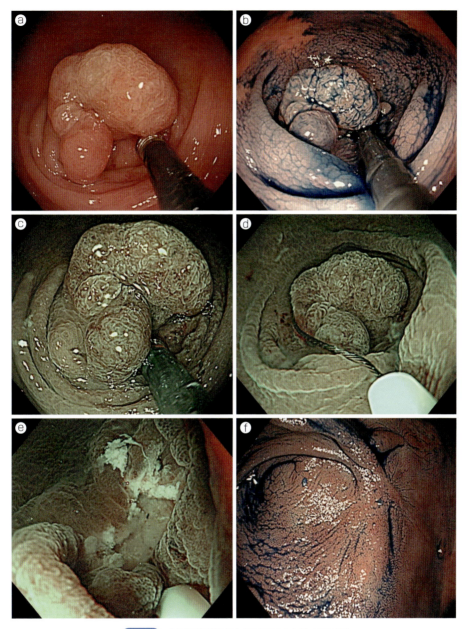

図2 虫垂開口部直上病変に対する UEMR

a：虫垂開口部直上に 16 mm 大の 0-Ⅰs 病変を認める.
b：インジゴカルミン散布後. ⅢL pit 主体の病変.
c：NBI 拡大観察では JNET Type 2A.
d：浸水下 NBI では拡大視効果により病変境界が視認しやすい. 病変の周囲粘膜を含むように スネアを絞扼する.
e：潰瘍辺縁に遺残がないことを確認する.
f：1 年後のフォロー内視鏡. 明らかな遺残再発を認めない.

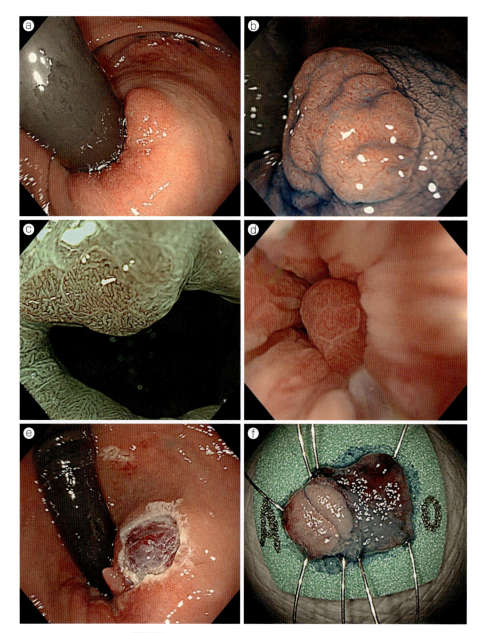

図3 遺残再発病変に対する Tip-in-UEMR

a：Rb 右壁歯状線上に 8 mm 大の 0-Ⅱa 病変を認め CSP 後の遺残再発病変と診断.
b：インジゴカルミン散布後. ⅢL pit 主体の病変.
c：NBI 観察では JNET Type 2A. 肛門管内への伸展を認める.
d：病変の口側正常粘膜にスネアの先端をあてがい，通電し先端刺入し，ゆっくりとスネアを展開することで，スネアが滑らずに病変全体を絞扼可能であった.
e：病変は一括切除され，潰瘍底辺縁に明らかな遺残は認めない.
f：切除検体. 口側の正常粘膜をしっかりと含んでいることが確認できる.

4 Underwater EMR（UEMR）

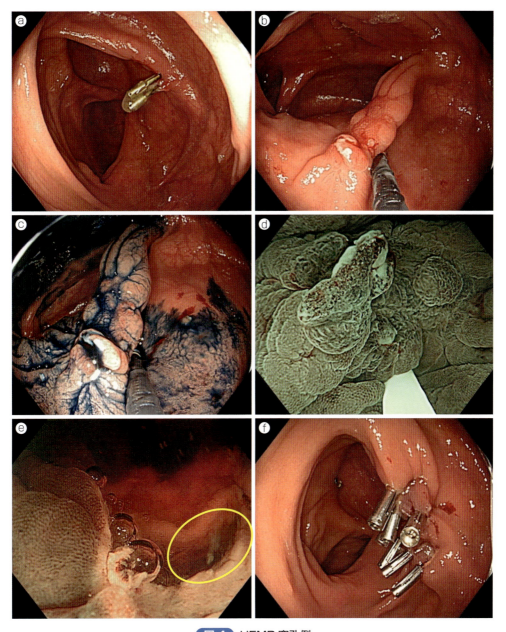

図4 UEMR 穿孔例

a：前医 ESD 中断症例である．上行結腸バウヒン弁対側に前医によるクリップが 2 つ残存しており，把持鉗子で除去した．
b：ひだ集中を伴う領域の中心部に 14 mm 大の発赤調の粗糙な粘膜域を認める．
c：インジゴカルミン散布後．病変は周囲と比べて相対的にやや陥凹している．
d：NBI 拡大観察では JNET Type 2A で，腺腫〜Tis までの病変と診断した．
e：UEMR 後の潰瘍底に穿孔を認める．
f：クリップ 7 個を用いて完全縫縮を行った．

認めたため，クリップ7個で穿孔部を含め潰瘍底を完全縫縮した．検査終了後のX線検査でfree airは認めず，腹部症状も認めないため同日帰宅となった．

● **病理診断**：Low grade adenomaであり，切除粘膜下層には高度の線維化を認めたが垂直断端，水平断端ともに陰性であった．1年後のフォロー全大腸内視鏡検査でUEMR瘢痕部に遺残なく，瘢痕部からの生検結果も非腫瘍であった．

● 本症例のような高度な線維化を伴う病変に対しては，周囲のひだを含むようにある程度大きくスネアリングを行うことで絞扼が可能となる場合があるが，その場合，筋層ごと把持してしまう可能性があり，穿孔のリスクが上がると考えられ注意を要する．穿孔した場合は，可及的に水を吸引し，穿孔部の縫縮を行うことが重要である．

■ おわりに

UEMRは比較的新しい切除法であるが，CEMRとは異なり局注が不要なシンプルな手技であり広く普及してきている．もちろんある程度の経験が必要ではあるが，UEMRに慣れてくると多くのメリットを感じることができる．技量が問われる「局注」を必要としないため再現性をもって切除が可能となる点や，瘢痕などで局注による挙上が不良な症例においても切除が可能となる．一方で比較的新規の切除法であるため，長期成績については今後の検討が待たれる．最終的には，病変の特徴を踏まえて総合的に最適な内視鏡切除法を選択することが重要であり，UEMRが有用と考えられる病変では切除時間の短縮や患者の負担の軽減につながるため，積極的に行っていくべきであろう．本稿で述べた内容が皆様の診療の役に立てば幸いである．

文献

1) Zauber AG, Winawer SJ, O'Brien MJ, et al : Colonoscopic polypectomy and long-term prevention of colorectal-cancer deaths. N Engl J Med 2012 ; 366 : 687-696

2) East JE, Atkin WS, Bateman AC, et al : British Society of Gastroenterology position statement on serrated polyps in the colon and rectum. Gut 2017 ; 66 : 1181-1196

3) Oka S, Tanaka S, Saito Y, et al : Local recurrence after endoscopic resection for large colorectal neoplasia : A multicenter prospective study in Japan. Am J Gastroenterol 2015 ; 110 : 697-707

4) Pohl H, Srivastava A, Bensen SP, et al : Incomplete polyp resection during colonoscopy—results of the complete adenoma resection(CARE)study. Gastroenterology 2013 ; 144 : 74-80.e1.

5) Horiuchi A, Makino T, Kajiyama M, et al : Comparison between endoscopic mucosal resection and hot snare resection of large nonpedunculated colorectal polyps : A randomized trial. Endoscopy 2016 ; 48 : 646-651

6) Zhang XQ, Sang JZ, Xu L, et al : Endoscopic mucosal resection—precutting vs conventional endoscopic mucosal resection for sessile colorectal polyps sized 10-20 mm. World J Gastroenterol 2022 ; 28 : 6397-6409

7) Binmoeller KF, Weilert F, Shah J, et al : "Underwater" emr without submucosal injection for large sessile colorectal polyps (with video). Gastrointest Endosc 2012 ; 75 : 1086-1091

8) Tseng CW, Hsieh YH, Lin CC, et al : Heat sink effect of underwater polypectomy in a porcine colon model. BMC Gastroenterol 2021 ; 21 : 406

9) Yamashina T, Uedo N, Akasaka T, et al : Comparison of underwater vs conventional endoscopic mucosal resection of intermediate-size colorectal polyps. Gastroenterology 2019 ; 157 : 451-461.e2

10) Barclay RL, Percy DB : Underwater endoscopic mucosal resection without submucosal injection (UEMR) for large colorectal polyps : A community-based series. Am J Surg 2020 ; 220 : 693-696

11) Chowdhury AR, Kim JS, Xu M, et al : Underwater versus conventional endoscopic mucosal resection for colorectal lesions : An updated meta-analysis of randomized controlled trials. Endosc Int Open 2023 ; 11 : E935-E942

12) Kim HG, Thosani N, Banerjee S, et al : Underwater endoscopic mucosal resection for recurrences after previous piecemeal resection of colorectal polyps (with video). Gastrointest Endosc 2014 ; 80 : 1094-1102

13) Ohmori M, Yamasaki Y, Iwagami H, et al : Propensity score-matched analysis of endoscopic resection for recurrent colorectal neoplasms : A pilot study. J Gastroenterol Hepatol 2021 ; 36 : 2568-2574

14) Matsueda K, Takeuchi Y, Kitamura M, et al : Depth of the cutting plane with underwater and conventional endoscopic mucosal resection : Post-hoc analysis of a randomized study. J Gastroenterol Hepatol 2022 ; 37 : 741-748

15) Shiotsuki K, Imai K, Hotta K : Underwater endoscopic mucosal resection for complete R0 removal of an adenoma extending into the appendiceal orifice. Dig Endosc 2020 ; 32 : e7-e8

16) Binmoeller KF, Hamerski CM, Shah JN, et al : Underwater emr of adenomas of the appendiceal orifice (with video). Gastrointest Endosc 2016 ; 83 : 638-642

17) Shiotsuki K, Imai K, Hotta K, et al : Underwater endoscopic mucosal resection for complete R0 removal of an adenoma extending deep into a colonic diverticulum. Endoscopy 2020 ; 52 : E374-E375

18) Matsueda K, Takeuchi Y, Ishihara R : Underwater endoscopic mucosal resection for a laterally spreading tumor involving the ileocecal valve and terminal ileum. Dig Endosc 2021 ; 33 : 206

19) Hamada K, Uedo N, Tanishita H : Underwater endoscopic mucosal resection of an intramucosal carcinoma located from the lower rectum to the anal canal. Dig Endosc 2018 ; 30 : 119-120

20) Hosotani K, Inoue S, Takahashi K, et al : Underwater endoscopic mucosal resection for complete R0 removal of colorectal polyp in a patient with ulcerative colitis. Endoscopy 2022 ; 54 : E3-E4

21) Okumura T, Imai K, Hotta K, et al : Tip-in underwater endoscopic mucosal resection for a residual lower rectal lesion extending to the dentate line. Endoscopy 2023 ; 55 : E1252-E1253

22) Paccos JL, de Oliveira DS, de Oliveira FJS, et al : Perforation and bleeding during an underwater endoscopic mucosal resection of a large colonic lesion. Endoscopy 2021 ; 53 : E326-E327

第Ⅲ章　内視鏡切除法各論

5 Gel immersion EMR（GIEMR）

Web動画 ▶▶▶

芦澤　浩
山梨県立中央病院
消化器内科

○━ Key words　gel immersion EMR，ビスコクリア，遺残再発病変，大腸鋸歯状病変

はじめに

　近年，underwater EMR（UEMR）の普及が進んでいる．UEMRは利点も多い切除法であるが，不十分な腸管前処置や出血を伴う病変においては，水は血液や残渣・便塊により混濁し良好な視野確保が困難になる．新たな内視鏡切除法として，自然開口向け内視鏡用視野確保ゲル（ビスコクリア®，大塚製薬工場社）を用いたgel immersion EMR（GIEMR）の有用性が報告されている．gelを用いることで，浸水下では血液や腸液により視野確保が困難な場面においても，良好な視野の確保が期待される．

　本稿では大腸病変に対するGIEMRの手技について概説する．

Ⅰ．GIEMRの開発・特徴

　消化管出血の内視鏡止血時に水の代わりにgel（OS-1®ゼリー，大塚製薬工場社）を注入して視野確保する方法（gel immersion endoscopy；GIE）が，2016年にYanoらによって初めて報告された[1]．gelの粘性により血液・腸液や食物残渣と混ざり合わずに良好な視野が確保され，さまざまな部位の内視鏡的止血に有用であることが報告されている[2]．2020年には医療機器として，ビスコクリアが発売された．ビス

コクリアは電解質を含まず周囲への放電が抑制されることから，内視鏡的止血術だけでなく，ESDやEMRなどの内視鏡的切除への応用が胃[3]，十二指腸[4]，大腸[5]において報告されるようになった．

　GIEMRの基本的な原理・特徴・手技はUEMRと同様であり，UEMRの項（p.115）を参照いただきたい．水の代わりにgelを用いることで，浸水下では血液や腸液により視野確保が困難な場面でも，良好な視野の確保が期待できるのがUEMRとの大きな違いである．

Ⅱ．GIEMRの適応病変

　基本的にはUEMRと同じく10〜20 mmの病変で，とくにsessil serated lesion（SSL）などを含む平坦な病変は良い適応である考えられる．また内視鏡切除後再発の表在病変や線維化および瘢痕を伴うような局注による挙上不良が予想されるような病変は内視鏡的粘膜切除術（conventional EMR；CEMR）より切除しやすいと考えられる．また残渣や血液などで視野が取れない病変も良い適応である．その他，虫垂開口部への伸展を伴う病変[5]，大腸憩室内への伸展を伴う病変[6]，回盲弁への伸展を伴う病変[7]に対する症例報告があり，有用な可能性がある．

表1 ● GIEMRの機材・設定

機　材	商品名	会社名	設　定
スコープ	PCF-H290ZI CF-EZ1500DI CF- XZ1200 LI	オリンパス	
gel	ビスコクリア	大塚製薬工場	
鉗子孔デバイス	BioShield Irrigator	STERIS	
先端フード	Elastic touch Distal hood	トップ オリンパス	
高周波装置	VIO 300D	ERBE	Endo Cut Q E 3/D 2/I 2
スネア	Captivator Ⅱ（15/20 mm） SnareMaster Plus（10/15 mm）	ボストン・サイエ ンティフィック オリンパス	
クリップ	EZ クリップ シュアクリップ	オリンパス Micro-tech	

Ⅲ．GIEMR に必要な機材と準備（表1）

　gel の注入のしやすさの観点から，スコープは 3.2 mm の鉗子チャンネルを備えたものがよい．また BioShield® irrigator（STERIS 社）を鉗子孔に装着することで，スネアなどの処置具を挿入した状態でも gel の注入が可能となる．シリンジによる手押しでの注入のためやや煩雑ではあるが，当院ではこの方法を採用している．ほかの方法として内視鏡用送水ポンプ（OFP-2，オリンパス社）を用いて副送水路からの gel の注入も可能である．この方法の場合，副送水路は鉗子孔に比べて細いため，gel に強い圧力がかかることで，粘度の低下がみられると報告されているが[8]，4℃まで冷却したビスコクリアであれば，視野確保に十分な粘度が保たれるとも報告されている[9]．

Ⅳ．GIEMR の実際（図1）

【GIEMR の手順】

① 病変に到達後，周囲の腸管も含めてよく洗浄を行い，残渣を可能なかぎりきれいにする．次に大腸内腔を十分に脱気した後，病変が完全に浸漬するまで BioShield irrigator からビスコクリアを注入する．

② 病変はスネアの出口方向に当たる画面6時方向にもってくる．病変をスネアで絞扼する際には，まず病変口側の辺縁がスネアに入るよう確かめながら，スネア先端を病変口側の正常粘膜に固定してからスネアを展開し，その後側方および肛門側を確認しつつ周囲の粘膜を多めに含み，粘膜に皺を寄せるよう絞扼していく．絞扼の際には，ゆっくりシースを押し出していくが，スネアは粘膜面を軽く押さえる程度を維持し，過度に強く押さえつけないようにする．強く押し付けすぎると，筋層を把持して穿孔させてしまうリスクがある．

③ 十分にスネアを絞扼してから通電切除する．手技の途中でビスコクリアが濁り視野が不良となった場合は，**ビスコクリアを BioShield irrigator から追加することで再び良好な視野を確保可能**である．

④ 切除後は潰瘍底を観察し遺残や露出血管がないことを確認する．潰瘍底から出血があった際も，ビスコクリア浸漬下では混濁しづらいため，出血点は同定しやすく，内視鏡的止血は容易なことが多い．必要に応じて，後出血や遅発性穿孔予防にクリップにて粘膜欠損部を縫縮して終了する．UEMR と同様，CEMR と比べ切除後潰瘍は小さく，一般にクリップ縫縮は容易であることが多い．

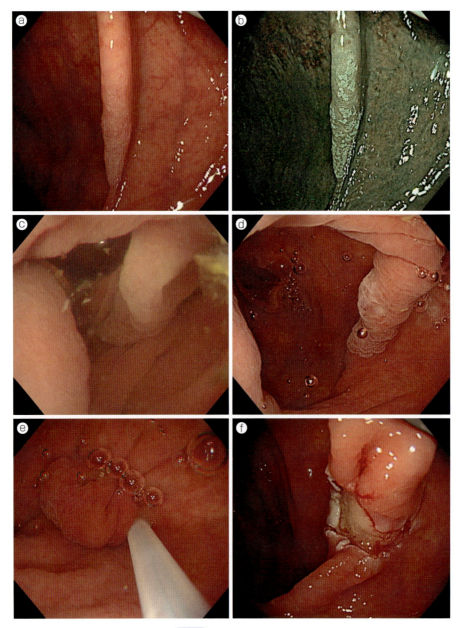

図1 GIEMR の実際

a：15 mm 大の SSL を認める．
b：NBI 像．
c：浸水下では残渣により混濁し良好な視野が得られなかった．
d：ビスコクリアを注入すると，良好な視野を確保可能となった．
e：スネアが滑らないように病変の口側から押し当てた後，ゆっくりスネアを展開し，病変の周囲粘膜も含めてスネアを絞扼する．
f：切除後の粘膜欠損部．粘膜欠損部の辺縁を観察し遺残がないことを確認する．

表2 非有茎性大腸病変に対するGIEMRの治療成績

	n=25
一括切除割合, n（%）	20（80）
R0 切除割合, n（%）	18（72）
R1 切除割合, n（%）	5（20）
RX 切除割合, n（%）	2（8）
粘膜下層含有割合, %	100
手技時間中央値, 秒（IQR）	195（156〜290）
組織学的診断, n（%）	
adenoma	12（48）
Tis	4（16）
SSL	9（36）
偶発症, n（%）	
術中穿孔	0
後出血	0
post polypectomy coagulation syndrome	0

（Ashizawa H, et al：Life（Basel）2023[11]より引用・一部改変）

V．GIEMR のデメリット

　ビスコクリアおよび BioShield irrigator を使用するため，UEMR と比べてコストが高いことが挙げられる．ビスコクリアは1パック（200 g）当り約 2,000 円であり，生理食塩水を用いた UEMR よりは高コストであるが，局注は不要であるため局注針を用いる CEMR よりは低コストである．また，後述する当院における検討では，ビスコクリア 1 パックでほとんどの病変は GIEMR 施行可能であった．

VI．GIEMR に関連した研究

　20 mm 以下の表在性非乳頭部十二指腸上皮性腫瘍（superficial nonampullary duodenal epithelial tumors；SNADETs）24 病変について UEMR と GIEMR の治療成績を後方視的に比較検討した Yamashina らの報告では，一括切除率，R0 切除率はそれぞれ，UEMR 群で 93%，57%に対し，GIEMR 群で 100%，80%であり，有意差は認めなかったが高い傾向を示し，手技時間の中央値は UEMR 群の 10 分に対し，GIEMR 群は 5 分と有意に短かった[10]．

　大腸病変に対する GIEMR と UEMR の比較検討試験は現時点で存在しないが，われわれが行った非有茎性大腸病変に対する GIEMR の遡及的検討の結果について述べる（**表2**）．2022年 1〜10 月の期間に 25 病変に対して GIEMR が施行され，病変サイズの中央値は 15（IQR 10-18, range 6-26）mm，一括切除割合は 80%，R0 切除割合は 72%，手技時間中央値は 195 秒で，偶発症は認めなかった．ビスコクリアの使用量については 76%が 1 パック（200 g）以内であった[11]．Yamashina らが報告した 10〜20 mm の大腸病変に対する UEMR と CEMR を比較した RCT における一括切除割合，R0 切除割合はそれぞれ UEMR 群で 89%，69%，CEMR 群で 76%，50%であり[12]，この試験結果を参考にすると，R0 切除割合に関して GIEMR は UEMR とほぼ同等であると考えられる．しかし少数例の遡及的検討であり，長期成績や安全性はまだ明らかではないため，現在前向き単群研究（jRCTs 1042240052）を実施中である．

VII．症例提示（図2）Web動画▶▶▶

・症　例：70 歳代，男性．虫垂開口部近傍への伸展を伴う 20 mm 大の SSL を認めた．CEMR を試みたが，虫垂開口部近傍で局注による挙上が不良であり断念した．後日再検査にて UEMR を試みたが，終末回腸から混濁した腸液が流入し良好な視野が得られないため，GIEMR を行う方針とした．2.1%酢酸散布にて病変は白色に変化し，NBI 観察下で病変境界はより明瞭となった．BioShield irrigator からビスコクリアを注入し，良好な視野を確保した後，スネア（Captivator™ II 20 mm，ボストン・サイエンティフィック社）による一括切除が可能であった．適宜，ビスコクリアの追加注入を行い，縫縮も含め手技中は良好な視野が維持された．

・最終病理診断：SSL, pHM0, pVM0であった[5]．

第Ⅲ章 内視鏡切除法各論

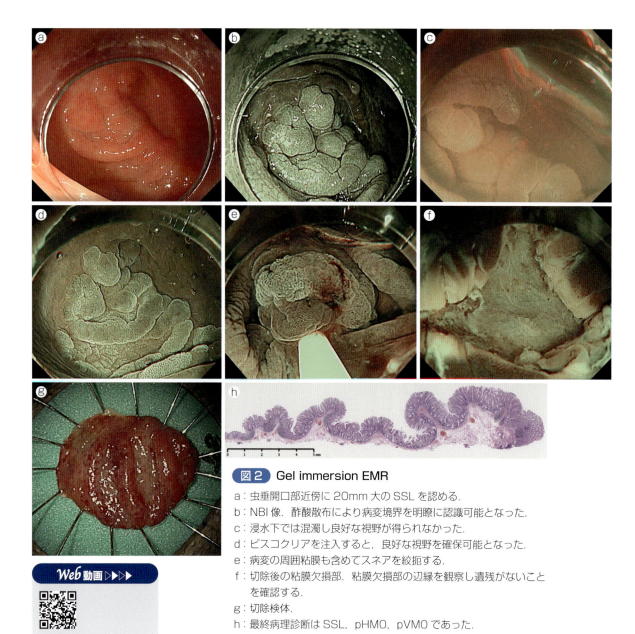

図2 Gel immersion EMR
a：虫垂開口部近傍に20mm大のSSLを認める．
b：NBI像．酢酸散布により病変境界を明瞭に認識可能となった．
c：浸水下では混濁し良好な視野が得られなかった．
d：ビスコクリアを注入すると，良好な視野を確保可能となった．
e：病変の周囲粘膜も含めてスネアを絞扼する．
f：切除後の粘膜欠損部．粘膜欠損部の辺縁を観察し遺残がないことを確認する．
g：切除検体．
h：最終病理診断はSSL，pHM0，pVM0であった．

Web動画▶▶▶
https://qr.paps.jp/mhLg6

おわりに

　GIEMRは，浸水下では血液や腸液により視野確保が困難な場面においても，良好な視野の確保が期待できる手技である．比較的新規の治療法であり，大腸病変に対する有用性や安全性，長期成績など，さらなるエビデンスの集積が待たれる．

130

1) Yano T, Nemoto D, Ono K, et al : Gel immersion endoscopy : A novel method to secure the visual field during endoscopy in bleeding patients (with videos). Gastrointest Endosc 2016 ; 83 : 809-811
2) Yano T, Takezawa T, Hashimoto K, et al : Gel immersion endoscopy : Innovation in securing the visual field—Clinical experience with 265 consecutive procedures. Endosc Int Open 2021 ; 9 : E1123-E1127
3) Kimura H, Yamamoto Y, Yabuuchi Y, et al : Gel immersion endoscopic mucosal resection for early gastric neoplasms : A multicenter case series study. Endosc Int Open 2024 ; 12 : E435-E439
4) Miyakawa A, Kuwai T, Sakuma Y, et al : A feasibility study comparing gel immersion endoscopic resection and underwater endoscopic mucosal resection for a superficial nonampullary duodenal epithelial tumor. Endoscopy 2023 ; 55 : 261-266
5) Takada K, Hotta K, Imai K : Gel immersion endoscopic mucosal resection with acetic acid spray for sessile serrated lesion extending close to the appendiceal orifice. Dig Endosc 2022 ; 34 : e115-e116
6) Kuwabara H, Chiba H, Tachikawa J, et al : Efficacy of under-gel endoscopic mucosal resection method for colonic lesion extending into the diverticulum. Endoscopy 2022 ; 54 : E292-E293
7) Yamamoto K, Kanomata N, Ikeya T : Utility of under-gel endoscopic mucosal resection with partial submucosal injection for a laterally spreading tumor. Endoscopy 2022 ; 54 : E88-E89
8) Hiraki Y, Ohata A, Yano T, et al : Factors contributing to changes in viscosity and flow rate of a dedicated gel for gel immersion endoscopy. Endosc Int Open 2022 ; 10 : E703-E706
9) Hiraki Y, Ohata A, Yano T, et al : Gel stored at low temperature maintains high viscosity even when injected via the water jet channel. Endosc Int Open 2022 ; 10 : E1172-E1173
10) Yamashina T, Shimatani M, Takahashi Y, et al : Gel immersion endoscopic mucosal resection (EMR) for superficial nonampullary duodenal epithelial tumors may reduce procedure time compared with underwater emr (with video). Gastroenterol Res Pract 2022 ; 2022 : 2040792
11) Ashizawa H, Hotta K, Imai K, et al : Efficacy and safety of gel immersion endoscopic mucosal resection for non-pedunculated colorectal polyps. Life (Basel) 2023 ; 13 : 711
12) Yamashina T, Uedo N, Akasaka T, et al : Comparison of underwater vs conventional endoscopic mucosal resection of intermediate-size colorectal polyps. Gastroenterology 2019 ; 157 : 451-461.e2

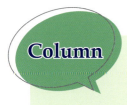

鼠径ヘルニアに注意！
〜見落としがちな大腸内視鏡挿入の落とし穴〜

- 鼠径ヘルニアは珍しくない疾患ですが，大腸内視鏡検査で挿入困難の原因になることをご存じですか？ 実はこれ，意外と見落とされがちです．
- 筆者もかつて，鼠径ヘルニアに気づかないまま検査を始め，S状結腸の通過に悪戦苦闘した経験があります．「ようやく越えた！」と思った瞬間，次はスコープが「動かない」「抜けない」という絶望的な状況に…．そのときはジグリング操作（スコープに小刻みな振動を加える方法）を試し，なんとか数分で抜くことができましたが，正直かなり焦りました．
- 後になって，その患者さんが未治療の鼠径ヘルニアをもっていたことが判明．以降，検査前の問診や診察で鼠径ヘルニアの有無を確認することを徹底しています．もし未治療の場合は，検査の前にヘルニアの治療を受けていただくようお願いしています．
- 挿入中に鼠径ヘルニアの存在が判明した場合はどうするか？ そんなときには，ヘルニアを還納するための用手圧迫が有効です．これだけでスムーズに挿入・抜去ができることがあります．
- 鼠径ヘルニアは大腸内視鏡検査において，まさに「落とし穴」となる存在です．検査前のちょっとした確認で，トラブルを未然に防ぐことができます．患者さんに「鼠径ヘルニアの治療歴はありますか？」と一声かけるだけで，事前に対処できるかもしれません．

（堀田　欣一）

第Ⅲ章 内視鏡切除法各論

6 Tip-in EMR

今井　健一郎

静岡県立
静岡がんセンター
内視鏡科

Key words　Tip-in EMR，STAR試験

はじめに

　EMRは，世界中に普及し，大腸腫瘍に対する標準的切除法として各国のガイドラインで推奨されている．しかし，スネアというデバイスの特性上，腫瘍径20 mm前後の大きな病変に対しては，一括で切除する技術的障壁が大きいことは周知の事実である．近年，ESDは，確実に一括切除を期待できる内視鏡切除法として発展したが，無視できない頻度の穿孔発生や時に重篤化しうる遅発性穿孔は，患者利益を大きく損なう．さらに習熟に必要な長期に及ぶ修練，EMRに比べ長い処置時間や高額な医療コストは，人的・物質的医療資源を損ねている可能性がある．したがって，20 mm前後の病変に対し，安全，簡便で技術的に妥当なEMRの性質を損なわず，より効果的に腫瘍の完全切除を達成しうる工夫は，大腸内視鏡診療において非常に有意義と考える．

　本稿では，われわれが日常臨床で行っている，「Tip-in EMR」の方法とその要点および治療成績について概説する．

Ⅰ．手技の概要

【Tip-in EMRの手順】　　Web動画1▶

① 局注液にインジゴカルミン添加グリセオール原液，スネアは20 mm，25 mm大のCaptivator™ Ⅱ（ボストン・サイエンティフィック社）を用いている．病変に対し，粘膜下局注を行う（図1a，b）．
② 局注後，シースから2〜3 mm突出させたスネア先端を局注による膨隆の病変口側に軽く押し当て，通電し，粘膜に小孔を作製する（図1c）．
③ 小孔にスネア先端を刺入した状態で固定し，スネアを広げる（図1d）．
④ 適切に病変をスネア内に誘導し，ダウンアングルをかけながら，スネアシースを押し出し，切除線を制御する（図1e）．
⑤ スネアで病変を拘扼する（図1f）．
　高周波電源装置（VIO® 300D，ERBE社）を用い，スネアに通電（Endo CUT® Q Effect 3, Interval 2, Duration 2）し，病変を切除する．

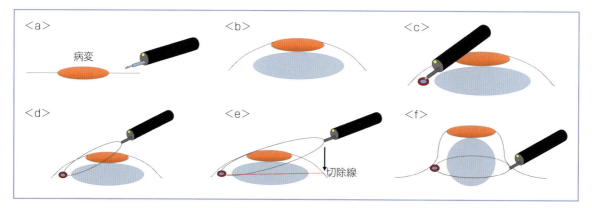

図1 Tip-in EMR 手技の手順

a：病変に対し，粘膜下局注を行う．
b：粘膜下局注施行後．
c：シースから2〜3mm突出させたスネア先端を病変口側の膨隆に軽く押し当て，通電し，粘膜下層に刺入する．
d：スネア先端を粘膜下層に刺入・固定したまま，ゆっくりとスネアを広げる．
e：スネアシースを適切に粘膜に押し当て，想定した切除線を意識しながら，直視下にスネアを病変にあてがう．
f：脱気とシースの押し当てを用いることでスネアの滑りを防ぎながら，絞扼する．

〔文献5)より転載〕

❶ コツとポイント

① 病変口側から局注を開始する．透過性のある粘膜が速やかに膨隆し，粘膜下層に刺入できていることを確認する．膨隆が見られない場合には粘膜下層よりも深部へ刺入している可能性が高いため，ゆっくりと局注針を引く．針先が粘膜下層に入ると膨隆を形成する．筆者はそれほど高い膨隆を求めていない．半球状の膨隆を求めて多くの局注を行うと，病変中心の高さに目を奪われて病変周囲に過剰な局注を加え，かえってスネアリングを難しくするリスクがある．

② 粘膜下層に刺入できた後はアップアングルをかけて針先を粘膜接線方向に向け，局注針を押し出して口側に圧をかけると，病変中心方向の肛門側に局注が入る．病変周囲の非腫瘍粘膜にわずかでも局注液が透見できれば十分である．（図2a：局注前，図2b：局注時）．

③ スネアは腫瘍径より少し大きく，また横方向への開きが十分にあるものを選択する．筆者はCaptivator Ⅱスネア（ボストン・サイエンティフィック社）を愛用している．病変をスネア内に誘導するのが容易になる．スネア先端は2〜3mm程度突出させる（図2c）．

④ 刺入する際には，スネアシースを長く出さず，スコープから少しだけ突出させ，ダウンアングルを用いて直視下に通電し，粘膜下層に確実に刺入する．スネアシースを長く出すと，大腸粘膜に対し接線方向からのアプローチとなるため，粘膜下層への適切な刺入が難しくなるほか，意図しない粘膜下膨隆外への通電による筋層損傷を防ぐことができる．

⑤ 両側のワイヤーを粘膜に押しつける前に視野が潰れない程度に脱気すると，病変をスネア内に効果的に誘導できる（図2d：脱気前，図2e：脱気後）．ワイヤーを粘膜に押し付けた後に脱気をしても，病変はスネア内に誘導されない．

⑥ 病変を内視鏡画面の6時方向に来るようにアングルを調節する．ダウンアングルとスネアシースを押し出す，という2つの操作のみで切除線を制御することができる（図2f）．絞扼の際にスネアを長く出しすぎずに，ダウンアングルをかけ，スネアを病変にできるだけ直立させた後，スネアを押しつけるように

6 Tip-in EMR

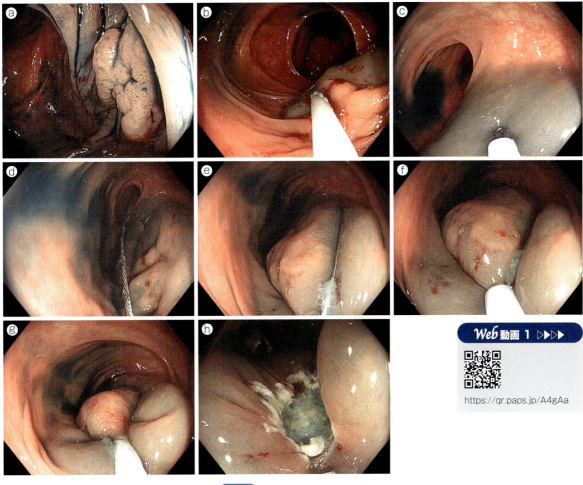

図2 Tip-in EMR：症例①

a：横行結腸に23 mm大の表面平坦型病変を認める．
b：局注を行う．
c：スネア先端を2〜3 mm程度突出させ，病変口側の膨隆に軽く押し当て，通電し，粘膜下層に刺入する．
d：スネア先端を粘膜下層に刺入・固定したまま病変左側の切除境界を確認しながらスネアをあてがう．
e：病変右側の病変境界を見ながら脱気をして病変をスネア内に誘導する．
f：病変が6時方向に，スネアが3時〜9時方向に向くようにアングルを調整する．
g：ダウンアングルをかけた後，シースを粘膜に押し付けながら徐々にスネアを絞扼し切除する．
h：潰瘍辺縁に腫瘍遺残を認めない．

〔文献5）より転載〕

シースを出すと，滑りを防止できる(図2g)．
⑦スネアの滑りは，大腸粘膜とスネアの摩擦力で説明できると筆者は考えている．摩擦力の定義は，「摩擦力＝垂直抗力×摩擦係数」であるため，大腸粘膜への垂直方向の押し付けの力や脱気によりスネアと粘膜の接触面積を増やし摩擦係数を増やせば，摩擦力が増大し滑りを低減できる．⑤はこの滑り低減への工夫でもある．無事に一括切除し得た（図2h）．

❷ 手技の技術的利点

スネア先端を粘膜下層に刺入することにより，病変下の粘膜下層を絞扼する確率が向上する．スネアはスネア先端とスネアシース端を結ぶ平面（切除線：図1e赤点線）を絞扼するが切

135

除線を病変よりも大腸壁側に位置付けることで，確実に一括切除できる．スネアシース端の位置は，ダウンアングルをかけシースを押しつけることで制御可能である．

従来型 EMR では，シースを過度に押しつけた場合には，スネア先端が跳ね上がり，病変口側を遺残する場合が多い．一方，Tip-in EMRでは，スネア先端が粘膜下層内に固定されている場合には，スネアシース端を適切に押し付ける（図 1e 黒矢印）ことで切除面が病変下の粘膜下層を捉える確率が高くなる．

スネア先端を粘膜下層に固定することによって，スネア操作が安定し，スネアを出し直したり，広げ直したりすることで，直視下に病変辺縁から切除境界をとったスネアリングを可能とする（図 2d，e）．

Tip-in EMR の症例をもう 1 つ，図3 に供覧する． Web動画2 ▶

■ II．Tip-in EMR の治療成績

❶ 15～25 mm 大の腺腫に対する従来型 EMR との無作為化比較試験

遡及的研究が行われ，78 例の 15～25 mm の大腸非有茎性病変に対して Tip-in EMR が適用された．その結果，全体で 85.9％，とくに 15～19 mm の病変では 89.5％の一括切除率が報告され，Tip-in EMR の有用性が示された[1]．この研究結果をもとに，さらなるエビデンスを確立するため，STAR 試験が計画された．25 mm を安全な一括切除 EMR の腫瘍径上限と考え，Tip-in EMR が従来型 EMR に比べ，15～25 mm の表在性大腸腫瘍に対する一括切除割合を向上するのではないか，という臨床疑問を解決すべく，従来型 EMR と Tip-in EMR の無作為化比較試験を実施した[2]．

主要評価項目は，割付因子である腫瘍局在（結腸，直腸），サイズカテゴリー（15～20 mm，21～25 mm）を調整した従来型 EMR に対する Tip-in EMR の一括切除達成のオッズ比である．腫瘍長径中央値 18 mm，約半数に非顆粒型

側方発育型腫瘍（laterally spreading tumor non-granular type）を含んだ 41 病変ずつを各群の対象とし，EMR を施行した後，遺残の有無を拡大内視鏡で判定し一括切除を評価した．切除後 12 カ月までにサーベイランス内視鏡を実施し，瘢痕部の拡大観察と生検組織採取による遺残の評価を行った．

一括切除割合は従来型 EMR 群で 73.1％，Tip-in EMR 群で 90.2％，調整オッズ比は 3.46（95％信頼区間 1.06-13.6，P＝0.04）と有意に Tip-in EMR で一括切除割合が高値であった．従来型 EMR 群と Tip-in EMR 群で，処置時間中央値（5 分 vs. 7 分），有害事象（切除後微小出血 1 例，後出血 1 例，4.8％ vs. 0％），遺残発生割合（5.2％ vs. 2.8％）に有意差はなかった．サブグループ解析では，21～25 mm の病変（62.5％ vs. 94.1％，P＝0.04），挙上不良病変（14.3％ vs. 70％，P＝0.02）において Tip-in EMR で一括切除割合が有意に高値であった．

以上より，15～25 mm 大の表在性大腸腫瘍に対し，Tip-in EMR は従来型 EMR に比し治療時間と有害事象を増やすことなく一括切除割合を向上する，と結論した．

❷ 20～30 mm 大の非有茎性腺腫に対する ESD との後方視的傾向スコア解析

20～30 mm 大の非有茎性大腸腺腫に対して Tip-in EMR が ESD の代替治療になりうるのかという臨床疑問を解決するために Tip-in EMR と ESD の後ろ向き比較検討試験を行った[3]．2014～2019 年までの期間に当院で両方法を用いて切除した非有茎性大腸腫瘍 779 病変のうち，遺残再発と病理学的鋸歯状病変を除いた 709 病変を対象とし，傾向スコアマッチング法を行った後，140 病変ずつを各群の対象とした．Tip-in EMR 群には non-lifting sign 陽性を 1 病変，ひだ集中を呈する病変はなかった．

主要評価項目は水平断端陰性かつ垂直断端陰性の R0 切除割合とし，副次評価項目は一括切除割合，処置時間，有害事象（術中および遅発

6 Tip-in EMR

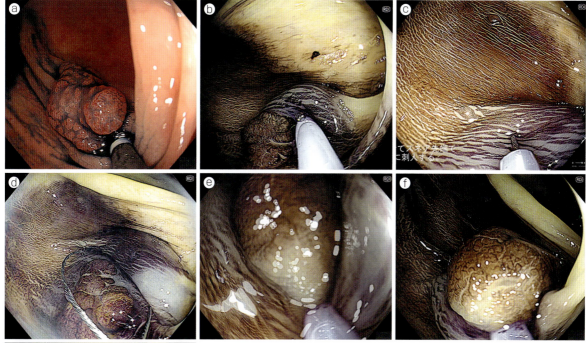

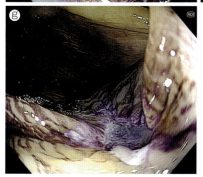

図3 Tip-in EMR：症例②

a：上行結腸に15mm大のⅡa病変を認める．
b：口側病変境界の非腫瘍性粘膜に局注を行う．速やかに膨隆を形成することで粘膜下層に注入されていることがわかる．針先を左右に振ったり，針を押し出して肛門側にゆっくり局注を入れる．パンパンに入れない．
c：2mm突出させてスネア先端で口側の膨隆に刺入する．
　スネアをゆっくり広げる．病変に近い側のワイヤが右側であることがわかる．
d：右側のワイヤをマージンをとって，病変にそわせるようにスネアを広げる．
　右側のワイヤの位置が決まる．
e：脱気をしながらスコープをひねってスネアを被せていく．
　スネアは3時9時方向が理想．
　肛門側の病変境界を見ながらスネアの位置をダウンアングルで調整する．
f：絞扼する．
g：検体を回収し，遺残がないことを確認．

Web動画2 ▶▶▶

https://qr.paps.jp/xgnST

性穿孔，出血，電気凝固切除後症候群）とした．

　Tip-in EMR群はESD群に比して一括切除割合（85.0% vs. 99.3%），R0切除割合（62.9% vs. 90.7%）で劣っていたが，局所再発（2.1% vs. 0%），術中および遅発性穿孔（1.4% vs. 2.1%），出血（0.7% vs. 0.7%）では同等であり，電気凝固切除後症候群が少なく（0% vs. 5.0%），処置時間中央値が短く（8分 vs. 60分），外来治療割合が高かった（83.6% vs. 0%）．

　以上より，non-lifting signやひだ集中所見を呈さない，20〜30mm大の非有茎性大腸腫瘍に対し，Tip-in EMRはESDの代替治療となりうる，と結論した．

❸ トレイニーのラーニングカーブ

　本研究は，非専門医（トレイニー）によるTip-in内視鏡的粘膜切除術（Tip-in EMR）の有効性と安全性を評価することを目的とした．

2014～2020年に当院で施行された15～25 mmの非有茎性大腸腫瘍597病変を対象に，専門医群（438病変）と非専門医群（159病変）の臨床成績を比較した．

非専門医は専門医に比べ，一括切除率（77.4% vs. 88.6%）およびR0切除率（66.0% vs. 76.5%）が低かったが，経験10例以上の非専門医（経験11～20例：92.1%，経験20例以上：84.0%）では専門医（88.6%）と同等の一括切除率を達成した．また，手技時間は非専門医の中央値が8.0分，専門医が5.8分と有意に長かったが（P<0.001），経験を重ねることで短縮され，初期（1～10例）の中央値8.6分から，11～20例では7.9分，20例以上では6.9分に改善した．有害事象や局所再発率には両群間で有意差はなかった（P=0.165，P=0.892）．さらに，一括切除失敗のリスク因子として，非ポリープ状病変〔オッズ比（OR）3.4，P=0.001〕，半月ひだを伴う病変（OR 3.6，P<0.001），non-lifting sign陽性病変（OR 3.1，P=0.023），経験10例未満の非専門医（OR 3.6，P<0.001）が同定された．

これらの結果から，Tip-in EMRは適切なトレーニングを経た非専門医にとって，安全かつ有効な手技となりうることが示された．Tip-in EMRの習得において，非専門医によるラーニングカーブは比較的短期間で達成可能であることが示されている．10症例以上の経験を積むことで，一括切除率やR0切除率が専門医と同等に達することが報告されており，短期間で技術を習得できる手技として評価されている[4]．

おわりに

Tip-in EMRの手技の要点と治療成績を概説した．Tip-in EMRは，処置時間や有害事象を増加させることなく，安全かつ効果的に15～25 mmの表面平坦型腺腫に対する一括切除割合を有意に向上させる．とくに21～25 mmの病変や挙上不良病変に対して高い一括切除率を達成し，適応が広がる可能性が示唆された．また，non-lifting signやひだ集中所見を伴わない20～30 mmの非有茎性大腸腺腫に対しては，局所再発や穿孔・出血といった有害事象を増加させることなく，電気凝固切除後症候群の低減と処置時間の短縮を実現し，ESDに比べて低侵襲な選択肢となりうることが示された．T1癌が疑われる病変では，確実な一括切除による精細な病理診断が求められるためESDが推奨される．

しかし，大腸腫瘍の多くは良性であり，より低侵襲な方法が望まれる．Tip-in EMRは，従来のEMRよりも高い一括切除率を実現し，ESDに匹敵する安全性を維持しながら，処置時間の短縮や低侵襲性を提供する可能性がある．今後，さらなる臨床研究によるエビデンスの蓄積が期待される．

文献

1) Imai K, Hotta K, Ono H : Tip-in endoscopic mucosal resection : Simple, efficacious trick for endoscopic mucosal resections of large colorectal polyps. Dig Endosc 2021 ; 33 : 203

2) Imai K, Hotta K, Ito S, et al : Tip-in endoscopic mucosal resection for 15-to 25-mm colorectal adenomas : A single-center, randomized controlled trial (STAR Trial). Am J Gastroenterol 2021 ; 116 : 1398-1405

3) Takada K, Hotta K, Imai K, et al : Tip-in EMR as an alternative to endoscopic submucosal dissection for 20-to 30-mm nonpedunculated colorectal neoplasms. Gastrointest Endosc 2022 ; 96 : 849-856. e3

4) Shigeta K, Kishida Y, Hotta K, et al : Clinical outcomes and learning curve of Tip-in endoscopic mucosal resection for 15-25 mm colorectal neoplasms among non-experts. J Gastroenterol Hepatol 2024 ; 39 : 1571-1579

5) 横山英一郎，今井健一郎，高田和典，他：Tip-in EMR．臨牀消化器内科 2024 ; 39 : 649-654

第Ⅲ章 内視鏡切除法各論

7 ESMR-L

伊藤 紗代

静岡県立
静岡がんセンター
内視鏡科

Key words　NET, ESMR-L, EMR-C

はじめに

endoscopic submucosal resection with a ligation device（ESMR-L）は直腸神経内分泌腫瘍〔以下，直腸 neuroendocrine tumor（NET）〕に対する治療法の1つである．粘膜深層から粘膜下層に存在する直腸 NET は，通常のポリペクトミーや EMR では切除垂直断端が陽性となるリスクがある．

本稿では，直腸 NET の内視鏡治療（おもに ESMR-L）の適応と治療法につき解説する．

Ⅰ．直腸 NET における内視鏡治療選択

「膵・消化管神経内分泌腫瘍（NEN）診療ガイドライン2019年（第2版）」[1]では，NET の悪性度の指標として，腫瘍径，固有筋層への浸潤，中心陥凹や潰瘍形成，脈管侵襲，Ki-67指数高値，高い NET グレード（G2以上）などが挙げられているため，術前に診断可能な腫瘍径，深達度，肉眼形態，リンパ節転移の有無をもとに治療方針を決定する．具体的には腫瘍径10 mm 未満，深達度が粘膜下層までにとどまっており，EUS や CT などの画像診断でリンパ節転移，遠隔転移の所見を認めない場合に内視鏡切除が推奨されている．「大腸ポリープ診療ガイドライン2020（改訂第2版）」[2]では表面に陥凹や潰瘍がないことも付記されているが，欧米諸国のガイドライン[3),4)]では言及されておらずエビデンスは乏しい．局所切除を選択した場合には，切除検体の病理学的評価が重要となる．組織学的にリンパ節転移のリスク因子として，腫瘍径，深達度（固有筋層への浸潤），脈管侵襲陽性，細胞増殖能，切除断端陽性がある．これらの転移関連因子を評価し，いずれかの所見を認めた場合にはリンパ節郭清を含む追加外科治療の必要性を検討する．しかし，脈管侵襲陽性例のリンパ節転移リスクについては明確な結論は得られておらず，その対応は議論になっている[5)]．当院における直腸 NET の治療ストラテジーを図1にまとめた．

腫瘍径10 mm 以上の直腸 NET に対しては，リンパ節郭清を含む外科的切除が推奨される．しかし，肛門に近い下部直腸に病変が存在することが多い直腸 NET の外科的根治術は侵襲が大きいこともあり，腫瘍径が20 mm に満たず浸潤深度が粘膜下層までであれば，患者の年齢や身体的活動度，併存疾患などの患者背景によっては事前の内視鏡治療も考慮される（図1※）．

139

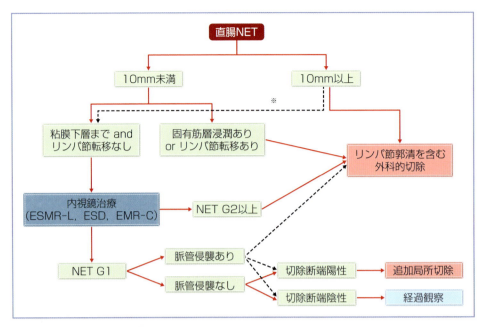

図1 当院における直腸NETの治療ストラテジー

Ⅱ. 直腸NETにおける内視鏡治療の変遷

　直腸NETは比較的まれな疾患であるが，近年，内視鏡機器の進歩やスクリーニング大腸内視鏡検査の普及により早期発見される機会が増加し，治療方針も根治手術から内視鏡的切除へと移行している[6)〜8)]．1990年代前半までは，十分な内視鏡治療法が確立しておらずポリペクトミーや通常EMRが行われていたが，粘膜下層に浸潤するその腫瘍特性から切除垂直断端陽性率が18〜85％と高率であった[9)]．1990年代後半になり，切除断端陽性を減らすための工夫としてmodified EMRが開発されてきた．代表的なものは後述するESMR-L，EMR using a cap-fitted endoscope（EMR-C）である．2000年代後半から大腸上皮性腫瘍に対する治療法としてESDが導入された．2018年4月の診療報酬改定に伴い5〜10 mm以下の大腸NETに対する治療法としてESDが承認され[10)]，現在はmodified EMRおよびESDが内視鏡治療の主体となっている．

　いくつかのメタアナリシスによると通常EMRと比較してESMR-L，EMR-C，ESDは高い切除断端陰性切除率が得られることが報告されている[11)〜13)]．近年，本邦50施設が参加した多施設共同前向き症例登録追跡研究〔大腸NET STUDY（C-NET study）〕から418症例421病変の内視鏡切除成績が示され，これによると，切除断端陰性切除率はそれぞれESMR-L 96.4％，EMR-C 94.4％，ESD 93.9％と高率あった[14)]．

Ⅲ. 直腸NETに対するmodified EMR

❶ ESMR-L　Web動画▶▶

　ESMR-Lは直腸NETに対する治療法として，1990年代後半から切除垂直断端陽性を減らす目的で開発された切除方法である．Ono，Fujiiらによって，ESMR-Lは通常EMRやpolypectomyと比較して，簡便で病理組織学的に断端陰性切除割合が高いことが14例の治療成績から報告された[15)]．近年では，外来治療で安全に行える点に加え，高い一括切除率が得られる手技として広く普及している．内視鏡下のバ

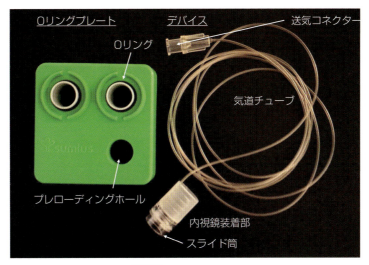

図2 EBLデバイス

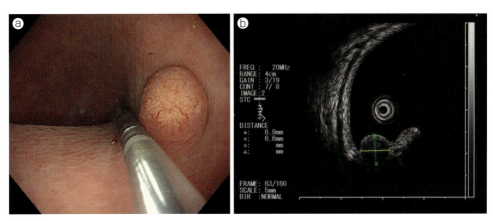

図3 直腸NETに対する超音波内視鏡像（EUS）
a：細径プローブ（20MNz）による深達度診断．
b：第2〜3層を主座とする6.9×6.6 mmの低エコー腫瘤として描出．

ンド結紮（endoscopic band ligation；EBL）にはEBLデバイス（図2）を用いる．EBLデバイスは2023年5月から内痔核と大腸憩室出血に加え，腫瘍径10 mm未満の直腸NETにも適応が拡大されたが，使用可能な病変はデバイス内に引き込むことが可能な大きさに限定される．

治療前診断としてEUSは必須ではないものの，病変の局在やサイズ，病変下の血管走行を把握できるため当院では積極的に施行している．NETは第2〜3層を主座とする低〜等エコー腫瘤として描出される場合が多く，第4層への浸潤がないことを確認する（図3）．以下，手技につき解説する．

【ESMR-Lの手順】
① 病変を視認する（図4a）．
② 局注液を粘膜下層に注入する（図4b）．インジコカルミンを混入したグリセオールを使用することで十分に挙上させる．丈の低い小病変の場合は局注後に認識が困難になる場合があり，局注前に周囲にマーキングを行うとよい．
③ 内視鏡を一度抜去し，体外で内視鏡先端に

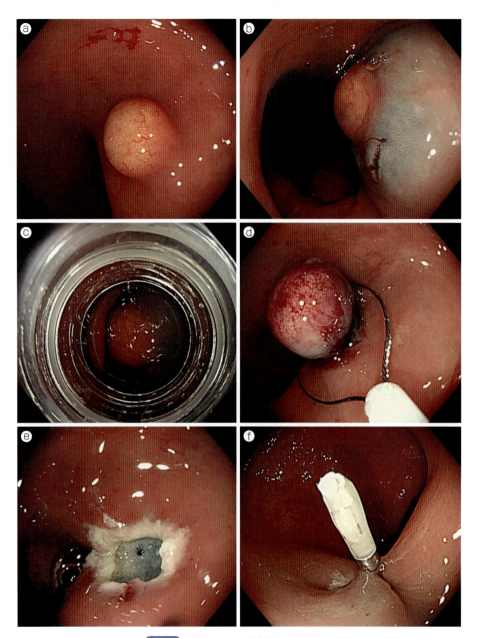

図4 直腸 NET に対する ESMR-L

a：黄色調を呈する 7 mm 直腸 NET を認める．
b：局注する．
c：内視鏡に ligation devise を装着し病変を十分に吸引する．
d：O リングで結紮後，O リングの下方にスネアをかけて絞扼する．
e：通電切除する．
f：クリップを用いて縫縮する．

※図4の類似症例（ESMR-L）の動画を供覧します．

EVLデバイスのスライド筒を装着しOリングをセットする．
④再度内視鏡を挿入し，病変全体がデバイス内に収まるように配置したら吸引する（図4c）．
⑤十分に吸引がかかり視野が"赤玉"になった状態で，送気コネクターに接続したシリンジより約2mLの空気を一気に注入し病変を結紮する．
⑥そのままスネアリングに進んでもよいが，内視鏡を抜去しデバイスを取り外しておくと，良い視野確保ができる．病変がOリングにより結紮されていることを確認したらOリングの下方にスネアをかけ通電切除する（図4d, e）．
⑦切除後の潰瘍底を確認する．出血や穿孔がないことを確認し，必要に応じてクリップにて縫縮する（図4f）．

❷ EMR-C

EMR-Cは透明プラスチックキャップと半月スネアを用いた手法である[16),17)]．吸引することにより垂直断端陰性切除が可能となるが切除深度の調整が若干難しい．過度な吸引は穿孔の可能性が，逆に不十分な吸引は垂直断端陽性の可能性が危惧され，術者間での技術差が生まれやすい．当院では上記理由からESMR-Lが好んで行われている．以下，手技について解説する．

【EMR-Cの手順】
①病変を視認する．
②局注液を粘膜下層に注入する．インジゴカルミンを混入したグリセオールを使用することで十分に挙上させる．丈の低い小病変の場合は局注後に認識が困難になる場合があり，局注前に周囲にマーキングを行うとよい（図5a）．
③内視鏡を一度抜去し，体外で内視鏡先端に爪つき透明キャップを装着し，半月スネアをキャップ内にセッティングする．最初から透明キャップを装着している場合は，腸管壁を用いてスネアをキャップ内で展開するが慣

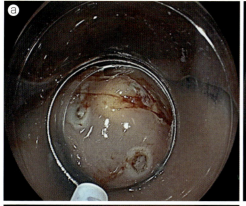
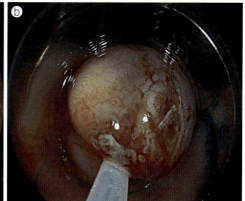
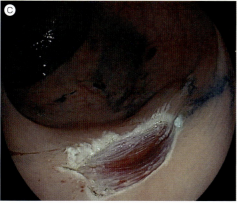

図5 直腸NETに対するEMR-C
a：局注する前に直腸NETの周囲にマーキングを行う．
b：半月スネアをキャップ内で展開した後，十分に吸引しスネアを絞扼する．
c：切除後の潰瘍底を確認する．
（国立がん研究センター中央病院　関口，斎藤らより提供）

れが必要である.

④ 病変を正面視したらキャップ内に十分に吸引しスネアを絞扼する（図5b）.切除前に,スネアリングした腫瘍をキャップ外に出して安全かつ十分にスネアリングできているかを確認してから通電切除する.

⑤ 切除後の潰瘍底を確認する（図5c）.出血や穿孔がないことを確認し,必要に応じてクリップにて縫縮する.

VI. ESMR-L による偶発症

当院での ESMR-L は基本的に外来治療で行っているため偶発症予防は考慮すべきである.おもな偶発症は後出血および術中穿孔であり,大腸 NET STUDY（C-NET study）の報告ではそれぞれ 2.1%（9/421）,0.2%（1/421）の発生率であった[14].後出血の発生時期は治療翌日から3日目が最も多いが術後2週間までは出血の可能性があるといわれている.部位が直腸であるため,治療後の生活指導や飲酒制限を行うと共に予防的なクリップ縫縮を行うようにしている.術中穿孔においてもクリップ閉鎖が

有効であるが,下部直腸の場合は解剖学的特徴から腹腔内ではなく後腹膜・縦隔気腫や皮下気腫をきたすことがあるため,診察を行い重篤化させないためにも X 線や CT 検査を追加するなど適切な対応が求められる.

おわりに

直腸 NET の内視鏡治療の適応,および治療法（おもに ESMR-L）について解説した.腫瘍径 10 mm 未満の直腸 NET に対する内視鏡治療は確立した治療法により高い断端陰性切除が達成できている.しかし,それと同時にリンパ節転移リスク因子が陽性の場合に追加治療を行うべきか,10〜20 mm の病変に遭遇した場合に内視鏡治療を先行すべきか悩む機会も増加しているのが現状である.近年,underwater EMR の有用性や局所治療後の遺残例に対して固有筋層を含んで切除する per-anal endoscopic myectomy（PAEM）が報告されるなど,まだまだエビデンスは不十分であるが,今後,内視鏡治療の適応拡大が注目されていくのかもしれない.

文献

1) 日本神経内分泌腫瘍研究会 編：膵・消化管神経内分泌腫瘍（NEN）診療ガイドライン2019年（第2版）.金原出版,東京,2019

2) 日本消化器病学会 編：大腸ポリープ診療ガイドライン2020（改訂第2版）.南江堂,東京,2020

3) Ramage JK, De Herder WW, Delle Fave G, et al：ENETS Consensus Guidelines Update for Colorectal Neuroendocrine Neoplasms. Neuroendocrinology 2016；103：139-143

4) Anthony LB, Strosberg JR, Klimstra DS, et al：The NANETS consensus guidelines for the diagnosis and management of gastrointestinal neuroendocrine tumors (nets)：well-differentiated nets of the distal colon and rectum. Pancreas 2010；39：767-774

5) Sekiguchi M, Hotta K, Takeuchi Y, et al：Characteristics of colorectal neuroendocrine tumors in patients prospectively enrolled in a Japanese multicenter study：a first report from the C-NET STUDY. J Gastroenterol 2022；57：547-558

6) Kooyker AI, Verbeek WH, van den Berg JG, et al：Change in incidence, characteristics and management of colorectal neuroendocrine tumours in the Netherlands in the last decade. United European Gastroenterol J 2020；8：59-67

7) Basuroy R, O'Donnell CM, Srirajaskanthan R, et al：Ileocolonic neuroendocrine tumours identified in the English bowel cancer screening programme. Colorectal Dis 2018；20：O85-O91

8) Hauso O, Gustafsson BI, Kidd M, et al：Neuroendocrine tumor epidemiology：contrasting Norway and North America. Cancer 2008；113：2655-2664

9) 五十嵐正広, 渡邊聡明, 大倉康男 編：カルチノイドの内視鏡的摘除方法.大腸疾患 NOW 2015. 83-

107, 日本メディカルセンター, 東京, 2015

10) 田中信治, 樫田博史, 斎藤 豊, 他：大腸 ESD/EMR ガイドライン（第 2 版）. Gastroenterol Endosc 2019；61：1323-1344

11) Zhang HP, Wu W, Yang S, et al：Endoscopic treatments for rectal neuroendocrine tumors smaller than 16 mm：a meta-analysis. Scand J Gastroenterol 2016；51：1345-1353

12) Zhou X, Xie H, Xie L, et al：Endoscopic resection therapies for rectal neuroendocrine tumors：a systematic review and meta-analysis. J Gastroenterol Hepatol 2014；29：259-268

13) Pan J, Zhang X, Shi Y, et al：Endoscopic mucosal resection with suction vs. endoscopic submucosal dissection for small rectal neuroendocrine tumors：a meta-analysis. Scand J Gastroenterol 2018；53：1139-1145

14) Ito S, Hotta K, Sekiguchi M, et al：Short-term outcomes of endoscopic resection for colorectal neuroendocrine tumors：Japanese multicenter prospective C-NET STUDY. Dig Endosc 2024；36：942-951

15) Ono A, Fujii T, Saito Y, et al：Endoscopic submucosal resection of rectal carcinoid tumors with a ligation device. Gastrointest Endosc 2003；57：583-587

16) Inoue H, Takeshita K, Hori H, et al：Endoscopic mucosal resection with a cap-fitted panendoscope for esophagus, stomach, and colon mucosal lesions. Gastrointest Endosc 1993；39：58-62

17) Imada-Shirakata Y, Sakai M, Kajiyama T, et al：Endoscopic resection of rectal carcinoid tumors using aspiration lumpectomy. Endoscopy 1997；29：34-38

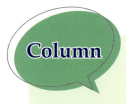

切除直後の大量出血，どうする？

- 大きな有茎性病変を切除したその瞬間，「ドバッ」と大量の噴出性出血に直面した経験，ありませんか？　まずは，クリップ止血を試みるのがセオリーです．しかし，それがうまくいかないとき，視界は血液で真っ赤，切除部は見えず，頭の中も真っ白…．そんな場面でどうするべきか，一緒に考えてみましょう．
- まず，血圧チェック！　患者さんの血圧が高ければ，当然ながら出血の勢いは増します．可能なかぎり，高血圧を是正しましょう．また，切除部の近くにエピネフリンを局注するのも有効です．これで出血が少しでも落ち着けば，視野確保のチャンスが広がります．
- 次に，スコープの変更です．もし状況が許せば，鉗子孔径の大きなスコープに入れ替えることを検討してください．これにより，吸引力がアップして血液を効率よく除去できます．ポイントは，凝血する前に素早く吸引すること．時間との闘いです！
- 「内視鏡ではもう無理かも…」と感じたら，手術や IVR（interventional radiology）を考えたくなるところですが，ちょっと待ってください！　その前にぜひ試していただきたいのが，gel immersion endoscopy です．ゲルを使って視野を確保しつつ，クリッピングなどの処置が可能になるこの方法，実は非常に頼もしい選択肢です．
- やり方は簡単．バイオシールドイリゲーターを使って，鉗子栓キャップからゲルを注入します．ゲルが血液と置き換わることで，視界がクリアに復活．そこからは冷静に止血処置に移りましょう．この方法には事前準備と慣れが必要ですが，一度成功体験を得れば，出血時の救世主として大いに役立つはずです．
- 切除直後の大量出血に直面しても，慌てず騒がず，冷静に対処できるように，事前に選択肢をイメージしておきましょう．次に出血に遭遇したとき，「今回は完璧だった」と胸を張れるように備えておくことが大切です．

（堀田　欣一）

第Ⅲ章 内視鏡切除法各論

8 Hybrid ESD

奥村　大志
昭和医科大学
横浜市北部病院
消化器センター

Key words　hybrid ESD，precutting ESD，SOUTEN®，大腸腫瘍

はじめに

下部消化管内視鏡検査の普及に伴い，大腸腫瘍の発見頻度は増加の一途を辿っている．20 mm以上の大腸腫瘍に対しては，2012年4月に保険収載されたESDが標準的治療として確立されている．しかし，ESDにはEMRと比較して，①手技の難易度が高い，②処置時間が長い，③複数のデバイス使用によりコストが高い，といった課題が存在する．これらの課題に対応するため，近年，conventional EMR（cEMR）とESDの中間的手技としてhybrid ESDが注目されている．

「大腸癌治療ガイドライン医師用2024年版」では，hybrid ESDを「ESD専用ナイフあるいはスネア先端を用いて病変周囲切開後，粘膜下層の剝離操作を行い，最終的にスネアリングを施行する手技」と定義している[1]．この手技は，ESDの長所である確実な一括切除と，EMRの長所である短い処置時間を兼ね備えることを目指している．さらに，先端に1.5 mmのナイフを備えた多機能スネアSOUTEN®（カネカメディックス社）の登場により，hybrid ESDの手技はより簡便かつ効率的になった．SOUTENを用いることで，粘膜切開・粘膜下層剝離・スネアリングまでの全行程を1つのデバイスで行うことが可能となり，処置具の交換に要する時間とコストを大幅に削減できる可能性が出てきた．

本稿では，hybrid ESDの概念，適応，手技の実際，およびSOUTENの特徴と使用法について詳説する．また，現在進行中の臨床試験を含め，hybrid ESDの有効性と安全性に関する最新のエビデンスについても概説する．これらの情報を通じて，hybrid ESDが長径20～30 mmの大腸腫瘍に対する新たな標準治療となる可能性について考察する．

Ⅰ．hybrid ESDの概念と特徴

hybrid ESDは，cEMRとESDの長所を組み合わせた手技として注目されている．この手技の特徴を理解するために，類似手技であるprecutting EMRとの比較が有用である．precutting EMRは2012年に初めて報告され[2]，「大腸癌治療ガイドライン医師用2024年版」で「ESD用ナイフあるいはスネア先端を用いて病変周囲切開後，粘膜下層の剝離を全く行わずにスネアリングを施行する手技」と定義されている[1]．一方，hybrid ESDでは病変周囲切開後に部分的な粘膜下層剝離を行ってからスネアリングを行う．この粘膜下層剝離のステップが，両手技の本質的な違いである．部分的な粘膜下層剝離

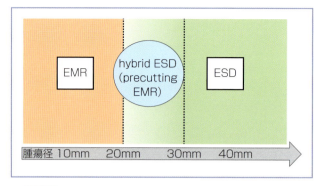

図1 hybrid ESD（precutting EMR）の位置づけ

を行うことで，hybrid ESD はより確実な一括切除が可能となり，特に粘膜下層に線維化を伴うような病変に対しても有効性が期待できる．

hybrid ESD のおもな利点として，処置時間の短縮，確実な一括切除，技術的難易度の軽減，コスト削減の可能性が挙げられる．ESD で時間を要する粘膜下層の完全剝離を省略することで全体の処置時間を短縮でき，EMR と比較してより確実な一括切除が可能となる．また，ESD と比較して技術的難易度が低く，習得しやすい点も大きな利点である．hybrid ESD は，大腸腫瘍に対する内視鏡治療の新たな選択肢として，従来の EMR と ESD の間を埋める手技として位置づけられる．この手技の特徴を十分に理解し，適切な症例選択を行うことで，より効果的かつ効率的な内視鏡治療が可能になると期待される．

II．hybrid ESD の適応病変

cEMR の適応病変はスネアによる一括切除が可能な表面陥凹型腫瘍や粘膜下層 1,000 μm までの癌で，一方，ESD の適応病変はスネアによる一括切除が困難な病変，粘膜下層に線維化を伴う粘膜内腫瘍，潰瘍性大腸炎などの慢性炎症を背景とした sporadic な局在腫瘍および内視鏡的切除後の局所遺残早期癌である[3]．hybrid ESD の適応病変は，その中間的な病変と考えられる（図1）．

すなわち，① EMR では一括切除困難が予測される病変（長径 20～30 mm の病変や粘膜下層に線維化がある病変など），かつ② スネアリングがしやすい正面視可能な病変が適応と考えられる．また前述したように，長径 20 mm 未満で EMR の適応と判断される病変であっても，局注で病変挙上不良がみられる場合には hybrid ESD の適応が可能であるが，高度な線維化をきたしている病変や線維化の範囲が広い病変に対しては，スネアリングでは確実かつ安全な処置が困難な場合もある．hybrid ESD の分割切除になるリスク因子は，表面型腫瘍，粘膜下層の線維化，スネアリング中の視認性不良，大腸 ESD の経験が少ない術者（50 例以下）と報告されている[4]．また，剝離操作によりスネアに十分入る大きさの状態にできれば一括切除は可能となることもあるが，大きくなるほど手技難易度が増す．スネア幅を考慮すると，おおよそ腫瘍径の上限は 30 mm 前後であると考えられる．今後，さらなる症例の蓄積により適応病変の詳細な設定がなされることが期待される．

III．SOUTEN®

SOUTEN は，カネカメディックスが開発した多機能スネアで，hybrid ESD の効率性と安全性を向上させることを目的として設計された革新的なデバイスである（図2a）．スネア幅は 15 mm と 20 mm の 2 タイプが用意されており，

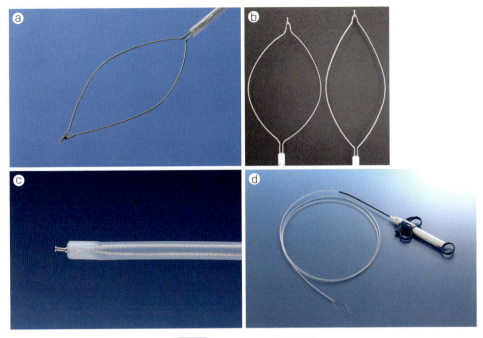

図2 SOUTEN® の特徴
a：スネアとナイフの機能を併せ持つデバイス．
b：スネア幅は 15 mm と 20 mm の 2 タイプ．
c：平皿状のチップを持った 1.5 mm 長のナイフ．
d：有効長は 1,850 mm．
（カネカメディックス社より提供）

病変のサイズに応じて選択可能である（図2b）．このデバイスの最大の特徴は，1つの器具にスネアとナイフの機能を統合している点にある．先端に 1.5 mm 長のナイフを備えており，このナイフ部分で粘膜切開や粘膜下層剥離を行い，スネア部分で病変の絞扼切除を行うことができる．また，ナイフ部分は平皿状のチップを備えており，これにより接地面積が大きくなっている（図2c）．この特徴は，電力密度の低下を防ぎ，確実な粘膜切開と粘膜下層剥離を可能にしている．ナイフ長は従来の ESD で使用される DualKnifeJ™（オリンパス社）に近い長さであり，大腸壁の薄さを考慮し，穿孔のリスクを低減しつつ適切な切開・剥離を行えるように設計されている．内視鏡鉗子口径 2.4 mm 以上のスコープで使用可能であり，有効長は 1,850 mm である（図2d）．

Ⅳ．大腸 hybrid ESD の現状と課題

hybrid ESD の登場により，従来の ESD で問題点とされた手技時間とコストの問題を低減しつつ，20 mm 以上の大腸腫瘍に対する安全・確実なアプローチが可能になることが期待されている．最近の研究結果から，hybrid ESD の有効性と安全性が示唆されている．表に hybrid ESD の既報一覧を示す．

Bae らによる前向きランダム化比較試験では，hybrid ESD と conventional ESD の治療成績が比較された[5]．一括切除率，組織学的完全切除率，合併症発生率に有意差は見られなかったが，hybrid ESD の平均手技時間（27±13 分）が conventional ESD（41±22 分）より有意に短いことが示された（p=0.005）．これらの報告から，hybrid ESD は conventional ESD と同等の治療効果と安全性を保ちつつ，処置時間を有意

表 hybrid ESD の既報一覧

著者（年）	試験デザイン	症例数	使用デバイス	対象病変	病変径(mm)	一括切除(%)	R0切除(%)	治療時間(分)	穿孔(%)	後出血(%)
Bae HJ, et al (2016)[5]	単施設前向きランダム化	34	DualKnifeJ Fixed Flexible Snare CaptivatorⅡ	無茎性有茎性	27.0	94.1	91.2	27.4	8.8	2.9
Ohata K, et al (2018)[6]	単施設前向き	10	SOUTEN	無茎性	26.0	100	100	16.1	0	10
Yoshii S, et al (2020)[8]	単施設後ろ向き	27	SOUTEN	無茎性	16.4	96.4	96.4	7.7	0	0
Zhang YX, et al (2024)[9]	単施設後ろ向き	263	DualKnifeJ ITknife AcuSnare Polypectomy snare	無茎性有茎性	25.0	90.9	77.2	27.0	3.4	1.9

病変径，治療時間に関しては，平均値もしくは中央値.

に短縮できることが示唆された．また Ohata らの研究では，新規デバイスである SOUTEN を用いた hybrid ESD の有用性が報告された[6]．平均病変サイズ 26.0±3.5 mm の症例に対し，平均手技時間 16.1±4.8 分で一括切除率・R0 切除率 100％を達成した．しかし，最近のメタアナリシスでは，conventional ESD と比較し処置時間は有意に短縮するが，一括切除率は低い結果であったと結論づけている[7]．さらに SOUTEN を用いていない研究も多くあり，このデバイスの性能評価は十分ではない．

今後の課題としては，hybrid ESD の明確な適応基準の確立，長期的な治療成績の評価，そしてコスト効果分析などが挙げられる．現在，20～30 mm 大の大腸腫瘍に対する SOUTEN を用いた hybrid ESD と conventional ESD との非盲検化ランダム化比較試験が本邦において進行中である（図3）．この試験は hybrid ESD の位置づけを決定するうえで重要であり，結果が待たれる．

V. hybrid ESD の実際 ― 手技の流れとポイント

❶ スコープとデバイスの選択

SOUTEN は汎用スコープで利用可能である．先端フードは処置を容易にするが，スネアリング時に広い視野が必要なため，突出長が長いフードや先細りタイプは避ける．治療開始前に病変全体を視認し，スネアリング可能なスコープポジションを確認する．高周波装置の設定は，基本的に coventional ESD と同様である．

❷ 局注と病変挙上の評価

ESD と同様に，グリセオール®やムコアップ®にわずかにインジゴカルミンを加えた局注液を用いるのが一般的である．局注を行った際に，高度線維化も含め non-lifting sign を認める症例が存在する．一般に，挙上不良部位から離れた位置から絞扼を始めると，粘膜下層を正確に把持することが難しくスネアが滑ってしまう確率が高い．一方，ある程度剥離操作を加えて，

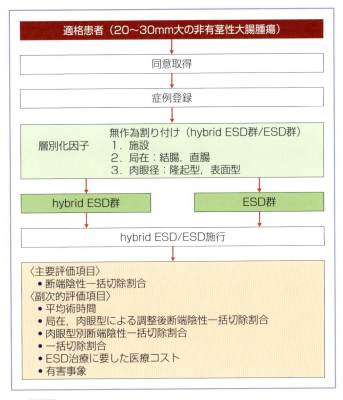

図3 SOUTEN® を用いた現在進行中のランダム化比較試験

挙上不良部位に近い位置から絞扼を始めることができる hybrid ESD では，non-lifting sign 陽性症例においても安全確実な絞扼が可能となる．

❸ 粘膜切開のテクニック

病変の肛門側から粘膜切開を開始する．SOUTEN のナイフ先端は平皿状で接地面積が大きいため，チップの角を粘膜に押しつけて電力密度の低下を防ぎ，確実に粘膜下層に到達する．全周切開後に剝離するのではなく，切開と剝離を交互に行う．

❹ 効率的な粘膜下層剝離

基本的な粘膜下層剝離操作は conventional ESD の先端系ナイフと大きく変わらない．粘膜下層にナイフを刺入し，外側に跳ね上げるように剝離を行うと，安全で効率がよい．スネア脱落の多くは病変口側で発生することが多いた

め，口側の十分なトリミングが重要であり，粘膜下層がしっかり見える程度にする．

❺ スネアリングの成功のコツ

病変と周囲粘膜が全周性に均一に離れるとスネアリング可能となる．また，粘膜下層の線維が筋層直上まで十分に剝離されていることを確認してからスネアリング行う．SOUTEN 使用でスムーズなスネアリングが可能である．スネア先端は1〜2時方向に固定し，オーバル状のスネア形状と粘膜切開を合わせてゆっくり絞扼する．

❻ 偶発症への対応と予防

偶発症としては EMR，conventional ESD と同じく出血，穿孔がある．出血に関して，予防的な止血処置は必ずしも必要ではない．穿孔に関しては，通常の ESD に比べ，hybrid ESD は

スネアを用いるため，穿孔部が大きい場合があり注意が必要である．切除後の潰瘍底への予防クリップ縫縮は必ずしも必要ではない．しかしながら，hybrid ESD では病変をスネアで絞扼するため潰瘍底が小さく，潰瘍底の縫縮には有利な状況である．縫縮が成功した場合には，当日から食事を再開し，術翌日に出血や穿孔などの合併症を疑う所見がなければ退院も可能と考える．

VI. 症例提示 　Web動画 ▶▶

SOUTEN を用いて hybrid ESD を施行した症例を提示する．

〈設　定〉
- 局注液：グリセオール®，ムコアップ®
- 局注針：トップ内視鏡用穿刺針 25G
- 高周波電源装置：VIO® 3（ERBE 社）
- 治療デバイス：SOUTEN（カネカメディックス社）20 mm
- スコープ：PCF-H290TI（オリンパス社）
- 先端フード：エラスティックタッチ（トップ社）

● **症　例**：80 歳代女性，横行結腸に 22 mm 大の顆粒集簇病変を認めた．術前診断は早期大腸癌：0-Is＋IIa, laterally spreading tumor〔granular type（nodular mixed type）〕，cTis, 22 mm であった．病変は肝彎曲部に位置し，操作性は不良で病変全体の観察は困難であった．さらに 20 mm を超える病変で，EMR での一括切除は難しいと判断し，hybrid ESD を選択した（図 4a）．

● **hybrid ESD の手順**：まず，病変肛門側から粘膜下局注を行った．十分な膨隆が得られたことを確認した後，周囲切開を開始した．SOUTEN をセットする際は，ナイフ先端のチップが少し出るくらいの至適な長さに調整する．粘膜切開を半分程度終えた後に，粘膜下層の剥離に移行した（図 4b）．粘膜下層は血管が豊富であったが，止血鉗子を使用することなく，ナイフ先端の凝固波操作で止血が可能であった．粘膜下層剥離が 7 割程度終了したとこ

ろで，全周切開を行った．口側中心にトリミングを行い，粘膜下層に十分な局注を追加した（図 4c）．スネアリングに際し，はじめに全開にしてスネアの中に病変が収まるかを確認した（図 4d）．その後，スネア先端を 1～2 時方向に固定し，スネアリングし病変を一括切除した．潰瘍辺縁に病変の遺残がないことを確認し（図 4e），潰瘍底をクリップ 8 個で縫縮して検体を回収した（図 4f, g）．局注開始から切除終了まで 25 分を要した．術中および術後合併症はなく，術翌日に退院とした．

● **病理組織学的評価**：腫瘍サイズは 24×23 mm，組織型は well differentiated tubular adenocarcinoma（tub1），深達度は pTis，脈管侵襲陰性（Ly0, V0），断端陰性（HM0, VM0）であった（図 4h）．以上より治癒切除と判断し，以後のサーベイランスは 1 年後とした．

● 本症例は，横行結腸肝彎曲部に病変が位置し EMR が困難と判断したが，hybrid ESD で安全かつ短時間での一括切除を達成した．また，潰瘍底の完全縫縮を行うことで，術翌日の早期退院が可能であった．

おわりに

SOUTEN を使用した hybrid ESD について，その革新的なデバイスの特性から実際の施行手順，そして現在の臨床での位置づけまでを包括的に解説した．hybrid ESD は比較的新しい手技ではあるが，大腸 EMR や conventional ESD の経験を有する内視鏡医にとっては，その技術を応用しやすい手法であると考えられる．本手技の臨床的意義を明確にするため，現在実施中の前向きランダム化比較試験の結果は大きな注目を集めており，この研究成果が hybrid ESD の今後の位置づけを決定する重要な指標となることが期待される．

8 Hybrid ESD

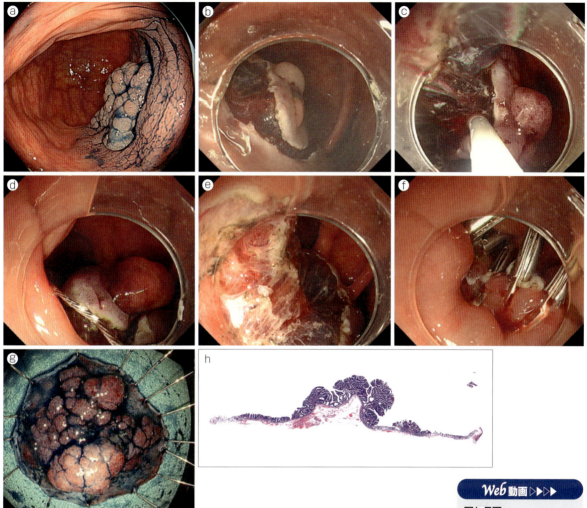

図4 hybrid ESD
a：早期大腸癌：0-Is＋IIa, laterally spreading tumor〔granular type（nodular mixed type）〕, cTis, 22 mm
b：粘膜切開
c：粘膜下層剥離
d：スネアリング
e：病変一括切除後の潰瘍底
f：潰瘍底をクリップで縫縮
g：切除後標本
h：well differentiated tubular adenocarcinoma（tub1）, pTis

文献

1) 大腸癌研究会 編：大腸癌治療ガイドライン医師用 2024 年版. 2024, 金原出版, 東京
2) Lee EJ, Lee JB, Lee SH, et al：Endoscopic treatment of large colorectal tumors：comparison of endoscopic mucosal resection, endoscopic mucosal resection-precutting, and endoscopic submucosal dissection. Surg Endosc 2012；26：2220-2230

3) 田中信治, 樫田博史, 斎藤 豊, 他：大腸 ESD/EMR ガイドライン（第 2 版）. Gastroenterol Endosc 2019；61：1321-1344

4) Jung Y, Kim JW, Byeon JS, et al：Factors predictive of complete excision of large colorectal neoplasia using hybrid endoscopic submucosal dissection：a KASID multicenter study. Dig Dis Sci 2018；63：2773-2779

5) Bae HJ, Yang DH, Lee S, et al：Optimized hybrid endoscopic submucosal dissection for colorectal tumors：a randomized controlled trial. Gastrointest Endosc 2016；83：584-592

6) Ohata K, Muramoto T, Minato Y, et al：Usefulness of a multifunctional snare designed for colorectal hybrid endoscopic submucosal dissection（with video）. Endoscopy International Open 2018；06：E249-E253

7) McCarty TR, Bazarbashi AN, Thompson CC, et al：Hybrid endoscopic submucosal dissection（ESD）compared with conventional ESD for colorectal lesions：a systematic review and meta-analysis. Endoscopy 2021；53：1048-1058

8) Yoshii S, Kudo M, Matsumoto M, et al：Efficacy and Safety of Complete Endoscopic Resection of Colorectal Neoplasia Using a Stepwise Endoscopic Protocol with SOUTEN, a Novel Multifunctional Snare. Clin Endosc 2020；53：206-212

9) Zhang YX, Liu X, Gu F, et al：Planned hybrid endoscopic submucosal dissection as alternative for colorectal neoplasms：A propensity score-matched study. Dig Dis Sci 2024；69：949-960

第Ⅲ章 内視鏡切除法各論

9 治療法選択
── ポリペクトミー・EMR と ESD の棲み分け

堀田　欣一

静岡県立
静岡がんセンター
内視鏡科

Key words　内視鏡的切除, 大腸腫瘍, ポリペクトミー, EMR, ESD

はじめに

対象病変に対して画像強調診断を用いた深達度診断を行い, 明らかな粘膜下層深部浸潤がなければ, 内視鏡的切除は可能と考えられる. 腫瘍径は切除方法を選択するのに重要である. 腫瘍径を測定する標準的な方法は, 病変の上にデバイスを当てることである. 目視による測定には, terminal digit preference, 過大評価があることを認識すべきである[1].

肉眼的形態については, 早期癌に適用されるParis 分類を基本とする. 非有茎性病変については, 病変の大きさが 10 mm 未満, 10〜19 mm, 20 mm 以上に大別して治療法を選択する[2]. 10 mm 以上の非有茎性病変では, laterally spreading tumor (LST) のサブタイプ分類から粘膜下層浸潤の頻度や浸潤パターンを予測することができ, 治療選択に重要な情報となる[3].

その他の重要な情報としては, 病変の位置, ひだの集中の有無, スコープの操作性, non-lifting sign, 前治療の有無などがある[4]. 最新のESGE ガイドライン (2024 年版) では, 肉眼形態と腫瘍径に基づく治療推奨を提示している[2]. 本稿で解説する治療選択を図と表で提示する.

Ⅰ. 腫瘍径 10 mm 未満の病変

有茎性病変では, 深達度診断にかかわらず, HSP または内視鏡的粘膜切除術 (conventional endoscopic mucosal resection；CEMR) が選択される. 茎が短い場合は, 局注を併用したCEMR が深部断端確保のために適切である. 茎が太い場合は, 太い血管の存在が疑われ, 出血を予防するために事前にクリップやエンドループによる結紮が考慮される[2].

非有茎性病変では, CSP は低異型度腺腫またはsessile serrated lesion (SSL) と高確信度で診断される病変に対して選択される治療法であり, 高異型度腺腫または癌 (Tis〜T1a) に対してはhot snare polypectomy (HSP) またはCEMR が適している. このような場合, 対象病変の垂直断端だけでなく, 周囲の正常粘膜も切除し, 水平断端を十分に確保できるようにする. 10 mm 未満の病変のなかで高異型度腺腫または癌を高精度に抽出する所見について, 当院では発赤, 白斑, 分葉溝消失, non-polypoid growth type (NPG type), NBI heterogeneity (NBI 非拡大), 不整血管 (NBI 拡大) の 6 つの内視鏡所見を重視している[5]. これらの所見を認めた場合にはCSP ではなく, HSP またはCEMR で治療するようにしている.

155

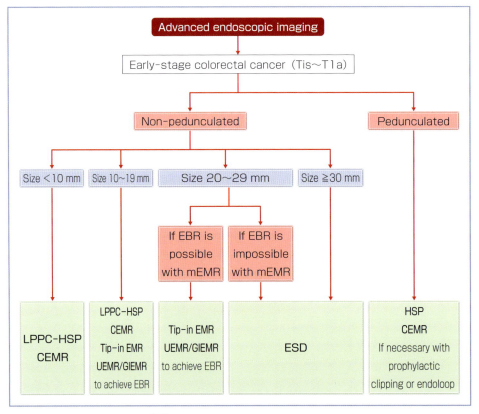

図　早期大腸癌に対する治療法選択

LPPC-HSP：low power pure cut-hot snare polypectomy, CEMR：conventional endoscopic mucosal resection, UEMR：underwater endoscopic mucosal resection, GIEMR：gel immersion endoscopic mucosal resection, EBR：en bloc resection, mEMR：modified endoscopic mucosal resection

Ⅱ. 腫瘍径 10〜19 mm の病変

有茎性病変では，深達度診断にかかわらず，HSP または CEMR が選択される．頻度は低いが，有茎性病変のなかには non-polypoid growth type（NPG type）の病変が存在し，頭部の周囲に陥凹境界を有するのが特徴である[2]．これらの病変に対しては，局注を伴う CEMR が必須である．

非有茎性病変に対しては，日本においては従来から CEMR による一括切除が推奨されている．HSP と CEMR の日本の単施設 RCT では，10〜14 mm 群の R0 切除割合は HSP で 90％，CEMR で 93％であり，有意差はなかった．15〜19 mm 群では，R0 切除割合は HSP で 76％，CEMR で 90％であり，有意差はなかったが，CEMR のほうが良好な傾向がみられた[6]．一括切除割合および R0 切除割合に関するこれまでの報告は，10〜14 mm では良好であったが，15〜19 mm ではばらつきがあった．

❶ 静岡がんセンターでの研究実施
1）CS-EMR

当院では 10〜14 mm の腺腫に対する局所注射を併用した cold snare EMR（CS-EMR）の単施設前向き研究が実施された．この研究では，CSP に適しており，通電もできる細いワイヤー径のスネア（SnareMaster Plus，オリンパス社）を使用した．本試験の計画段階では，従来の CSP よりも深い粘膜下層までの切除深度

表 各種内視鏡切除法の報告

Method	Author reference number	Design	N	Median size (mm)	En bloc resection (%)	R0 resection (%)	Perforation (%)	PPB (%)	Local recurrence (%)
HSP	Horiuchi[6]	RCT	62	15	87.1	72.6	0	0	ND
CEMR	Horiuchi[6]	RCT	63	15	90.5	88.9	0	0	ND
LPPC-HSP	Imai[8]	Prospective	98	12	87.8	85.7	0	0	ND
UEMR	Yamashina[12]	RCT	108	14	88.9	68.5	0	2.8	ND
CEMR	Yamashina[12]	RCT	102	13.5	74.5	50.0	0	2.0	ND
GIEMR	Ashizawa[13]	Retrospective	25	15	80.0	72.0	0	0	ND
Tip-in EMR	Imai[9]	RCT	41	18	90.2	73.2	0	0	2.8
CEMR	Imai[9]	RCT	41	18	73.1	58.5	0	2.4	5.2
Tip-in EMR	Takada[15]	Retrospective	206	22.5	87.4	69.9	1.0	1.0	1.5

PPB：post polypectomy bleeding，ND：no data

が得られることを期待していたが，結果は80例が登録され，一括切除割合は83％，R0切除割合は64％であった．粘膜下層が切除された病変は全体の25％であり，これは従来のCSPと同様であり，現状では癌はCS-EMRの適応ではないと結論した．有害事象は軽微であった[7]．

2）LPPC-HSP

当院では10〜14 mmの腺腫性ポリープに対し，線径の細いスネアを用いた低電圧ピュアカット（LPPC）-HSPを用いた単施設前向き研究を計画した．コンセプトは，低電圧を用いることにより，深部熱損傷を軽減し，post-polypectomy syndrome，遅発性穿孔，ポリープ切除後出血を予防することである．内視鏡的に腺腫と診断された病変100例が登録され，全例が治療を変更することなく試験を終了し，一括切除割合は88％，R0切除割合は86％であった．全体の89％の症例で粘膜下層が切除され，90％の症例で垂直断端が陰性であった．T1癌が2例含まれていたが，いずれも深部断端陰性で治癒切除可能であった[8]．非有茎性病変では14 mm以下で，T1癌を疑う病変以外であれば，ほとんどの病変が適応と考えられる．有茎性病変では直後出血が増える可能性が危惧されるために，適応とはしていない．

3）Tip-in EMRとCEMR

当院では，15〜25 mmの非有茎性大腸腫瘍を対象とした改良型EMRである先端刺入法EMR（Tip-in EMR）とCEMRの，単施設RCTを実施した．Tip-in EMR，CEMRの15〜20 mmの一括切除割合はそれぞれ88％，80％であり，有意差はなかったが，Tip-in EMRでは良好な傾向が認められた[9]．Tip-in EMRはnon-lifting sign（NLS）陽性例でも完全一括切除が可能な信頼性の高い方法であり，かつ初学者においても，比較的少ない経験数で習得が可能な方法である[10]．口側の観察が困難な病変においても，先端を確実に刺入できれば，スネア絞扼の際に口側が視認困難であっても水平断端が確実に確保できるので，不得手とする病変はほとんどない．

❷ 新規治療法

1）UEMR

このカテゴリーの病変に対する新規治療法として浸水下内視鏡的粘膜切除術（underwater EMR：UEMR）が注目されている．局注を併用しない治療法であるが，日本においてもBinmoellerらの最初の報告[11]の名称のとおり，underwater EMRという用語を採用したことに

ついて，「消化器内視鏡用語集（第5版）」に記載されている．日本で実施された多施設共同RCTでは，病変が10〜20 mmの患者210人を対象に，UEMRとCEMRに割り付けて，一括切除割合とR0切除割合を比較検討した．結果（一括切除割合/R0切除割合）は，UEMRが89%/75%，CEMRが69%/50%で，UEMRが有意に優れていた[12]．局注の手技が成績を左右するCEMRに比べ，UEMRは手技習得が容易で粘膜下層を十分に切除できるため，有望な方法である．

2）GIEMR

一方，大腸で施行する場合，腸管前処置が悪いと良好な視野を確保することが困難である．この弱点を克服するために，当院では水の代わりにゲルを用いるゲルイマージョン内視鏡的粘膜切除術（gel immersion EMR；GIEMR）を試み，最初の25例の結果を報告した．20 mm以上の病変や虫垂口付近の病変が含まれていたにもかかわらず，一括切除割合は80%，R0切除割合は72%と良好であった．Tisは4例に認められたが，深部断端は全例陰性であった．すべてのGIEMR症例で有害事象は発生しなかった[13]．

UEMR，GIEMRともに浸水下で浮上する病変が良い適応である．一方，ひだ上の病変など，口側の視認が困難な病変の口側の取り残しによる分割切除に注意する必要がある．

Ⅲ．腫瘍径20 mm以上の病変

有茎性病変の場合，治療方針は20 mm未満の病変と同様である．

❶ 一括切除か分割切除か

非有茎性病変は20 mm未満の病変よりも難易度が高く，習熟医が治療を担当することが望ましい．最初のステップは，ロケーション，スコープ操作性，肉眼形態，腫瘍径に基づいて，CEMRまたはmodified EMR（Tip-in EMR，UEMR，GIEMR）のいずれかで一括切除が可能

かどうかを判断することである．どの手技であっても，習熟すれば30 mm程度までの病変では一括切除を目指せるポテンシャルを有している．ESDという，確実に一括切除が目指せる治療法が選択可能であるため，CEMRまたはmodified EMRを選択する場合でも基本的には一括切除を目指すべきと考えている．ただし，腫瘍径は大きいが，LST-G（homogeneous type）に代表されるような明らかな腺腫やdysplasiaを伴わないSSLにおいては一括切除を目指す意義は少なく，分割EMRは許容される．

CEMRによる一括切除割合に関する報告は限られているが，国立がん研究センター中央病院のレトロスペクティブ解析では，20〜29 mmでは52%，30 mm以上では19%であった[14]．上述のTip-in EMRは，腫瘍径20〜30 mmの病変を対象とした際に一括切除割合とR0切除割合ではESDに劣ったが，深部断端陰性割合，局所再発率，有害事象発生割合ではESDに匹敵し，post-polypectomy syndrome，治療時間，外来治療割合では有意に優れていた．包括的観点から，腫瘍径20〜30 mmの病変に対してTip-in EMRを選択するメリットは十分にあった[15]．UEMRのメタアナリシスでは，20 mm未満よりも20 mm以上での一括切除割合においてCEMRより優位性があることが示された[16]．前述の当院で実施したGIEMRのレトロスペクティブ解析では，20 mm以上の症例では一括切除割合は80%，R0切除割合は60%であった[16]．

❷ 日本のガイドラインの考え方

日本のガイドラインでは，ESDはCEMRで一括切除が困難と考えられる早期大腸癌に適用される[17]．しかし，20 mm以上の早期大腸癌に対する第一選択としてESDが推奨されているかどうかについては言及されていない．

スネアを用いるmodified EMRにおいて明らかなNLS陽性では中心部にスネアがかからずに島状に残存してしまうリスクが高く，適用すべきではない．したがって，明らかなNLS陽性

かつ，明らかな粘膜下層深部浸潤所見がない病変がESDの絶対的適応と考えられる．しかしながら，このような症例においてはESDの深部断端陽性割合も高く，結果的に追加外科切除が必要となる可能性が高いことを十分に認識し，事前の説明においても伝えておくことが重要である．

1999年に日本で初めて大腸ESDが報告されて以来[18]，ESDに関する多くの報告がある．1998〜2008年の間に国内10施設で行われた大腸ESDの総症例数は1,111例で，一括切除割合は89％，治療時間は116分，穿孔率は4.9％，後出血率は1.5％であった．緊急手術を要した患者数は1.5％であった[19]．

保険適用前に20 mm以上の大腸腫瘍に対して2007〜2010年にかけて国内18施設で行われた大腸ESDの前向き登録研究では，ESD 816例，CEMR 1,029例が登録され，一括切除割合はそれぞれ95％と53％，穿孔率は1.1％と0.9％，局所再発率は1.4％と6.8％であったことが示された[20]．この報告には治療時間が含まれていないという限界があるが，ESDはすべての面でCEMRに劣っていなかった．

ESDは，2009年に先進医療として施設要件を満たせば実施できるようになった．その結果を受けて，2012年には保険診療となった．2024年7月現在の保険点数は，大腸ESDが220,400円，2 cm以上の大腸EMRが70,000円であり，医療機関にとって大腸ESDは大腸EMRの約3倍の費用がかかることになる．国によって医療費シミュレーションが異なるという限界はあるが，日本とスウェーデンで行われた医療費に関する研究では，内視鏡治療や長期フォローアップ中の局所再発の手術まで含めると，大腸ESDはEMRよりも安価であったと報告されている[21]．

日本の20施設で保険適用後に行われた前向きコホート研究では，20 mm以上の大腸腫瘍患者1,740人，病変数1,814個が対象となった．5年全生存率は93.6％，疾患特異的生存率は

99.6％，腸管温存率は88.6％であった．腸管内局所再発は0.5％に認められ，全例で再度内視鏡的切除により治癒可能であった．また，異時性大腸癌発生は全体の1％に認められ，87％に手術が必要であった．異時性大腸癌は腸管内局所再発よりもESD後の経過観察に大きな影響を与えることが明らかになった[22]．

❸ 欧米のガイドラインの考え方

欧米では，一部の施設でESDが行われているが，一般的には普及していないようである．25 mm以上の大腸腫瘍をESD群とEMR群に無作為に割り付け，6カ月後の局所再発を比較したRCTの結果，ESDは0.6％，EMRは5.1％であった．この研究では一括切除割合はESDで96.6％，EMRで10.4％であった．切除時間の中央値はESDで47分，EMRで14分であり，ESDのほうが約3倍の時間を要した．グレード3以上の有害事象はESD群1.7％，EMR群0％であり，緊急手術を要したESD患者は2例であった[23]．本研究の結果は，日本の治療成績と変わらない水準であり，解釈によってはESDを推奨する根拠になりうると考えられる．

最新のESGEガイドライン（2024年版）では，ESDは軽度粘膜下層浸潤（cT1a）が疑われる症例に限定されている[2]．しかし，現在の診断能では，拡大内視鏡を含む高度な画像強調内視鏡を用いても，cT1aと粘膜内癌（cTis）の鑑別は困難である．欧米でESDの適応が限られているのは，医療報酬の問題や純粋に医学的な要因だけでなく，各国の医療経済的環境の違いも反映している．

おわりに

各種内視鏡切除方法の登場により，現状では1つの病変に対する治療法選択は1:1ではなく，複数選択可能となった．習熟した治療法を複数もつことにより，より適材適所の治療法選択が可能となると考えられる．

第Ⅲ章　内視鏡切除法各論

文献

1) Hassan C, Repici A, Rex DK : Addressing bias in polyp size measurement. Endoscopy 2016 ; 48 : 881-883

2) Ferlitsch M, Hassan C, Bisschops R, et al : Colorectal polypectomy and endoscopic mucosal resection : European Society of Gastrointestinal Endoscopy (ESGE) Guideline—Update 2024. Endoscopy　2024 ; 56 : 516-545

3) Uraoka T, Saito Y, Matsuda T, et al : Endoscopic indications for endoscopic mucosal resection of laterally spreading tumours in the colorectum. Gut　2006 ; 55 : 1592-1597

4) Imai K, Hotta K, Yamaguchi Y, et al : Preoperative indicators of failure of en bloc resection or perforation in colorectal endoscopic submucosal dissection : implications for lesion stratification by technical difficulties during stepwise training. Gastrointest Endosc 2016 ; 83 : 954-962

5) Iwai T, Imai K, Hotta K, et al : Endoscopic prediction of advanced histology in diminutive and small colorectal polyps. J Gastroenterol Hepatol　2019 ; 34 : 397-403

6) Horiuchi A, Makino T, Kajiyama M, et al : Comparison between endoscopic mucosal resection and hot snare resection of large nonpedunculated colorectal polyps : a randomized trial. Endoscopy　2016 ; 48 : 646-651

7) Yabuuchi Y, Imai K, Hotta K, et al : Efficacy and safety of cold-snare endoscopic mucosal resection for colorectal adenomas 10 to 14 mm in size : a prospective observational study. Gastrointest Endosc　2020 ; 92 : 1239-1246

8) Imai K, Hotta K, Ito S, et al : A novel low-power pure-cut hot snare polypectomy for 10-14 mm colorectal adenomas : An ex vivo and a clinical prospective feasibility study (SHARP trial). J Gastroenterol Hepatol　2024 ; 39 : 667-673

9) Imai K, Hotta K, Ito S, et al : Tip-in endoscopic mucosal resection for 15- to 25-mm colorectal adenomas : A single-center, randomized controlled trial (STAR Trial). Am J Gastroenterol　2021 ; 116 : 1398-1405

10) Shigeta K, Kishida Y, Hotta K, et al : Clinical outcomes and learning curve of Tip-in endoscopic mucosal resection for 15-25 mm colorectal neoplasms among non-experts. J Gastroenterol Hepatol　2024 ; 39 : 1571-1579

11) Binmoeller KF, Weilert F, Shah J, et al : "Underwater" EMR without submucosal injection for large sessile colorectal polyps (with video). Gastrointest Endosc　2012 ; 75 : 1086-1091

12) Yamashina T, Uedo N, Akasaka T, et al : Comparison of underwater vs conventional endoscopic mucosal resection of intermediate-size colorectal polyps. Gastroenterology 2019 ; 157 : 451-461.e2.

13) Ashizawa H, Hotta K, Imai K, et al : Efficacy and safety of gel immersion endoscopic mucosal resection for non-pedunculated colorectal polyps. Life (Basel)　2023 ; 13 : 711

14) Hotta K, Fujii T, Saito Y, et al : Local recurrence after endoscopic resection of colorectal tumors. Int J Colorectal Dis　2009 ; 24 : 225-230

15) Takada K, Hotta K, Imai K, et al : Tip-in EMR as an alternative to endoscopic submucosal dissection for 20- to 30-mm nonpedunculated colorectal neoplasms. Gastrointest Endosc 2022 ; 96 : 849-856.e3.

16) Choi AY, Moosvi Z, Shah S, et al : Underwater versus conventional EMR for colorectal polyps : systematic review and meta-analysis. Gastrointest Endosc　2021 ; 93 : 378-389

17) Tanaka S, Kashida H, Saito Y, et al : Japan Gastroenterological Endoscopy Society guidelines for colorectal endoscopic submucosal dissection/endoscopic mucosal resection. Dig Endosc　2020 ; 32 : 219-239

18) Gotoda T, Kondo H, Ono H, et al : A new endoscopic mucosal resection procedure using an insulation-tipped electrosurgical knife for rectal flat lesions : report of two cases. Gastrointest Endosc　1999 ; 50 : 560-563

19) Saito Y, Uraoka T, Yamaguchi Y, et al : A prospective, multicenter study of 1111 colorectal

endoscopic submucosal dissections (with video). Gastrointest Endosc 2010 ; 72 : 1217-1225

20) Oka S, Tanaka S, Saito Y, et al : Local recurrence after endoscopic resection for large colorectal neoplasia : a multicenter prospective study in Japan. Am J Gastroenterol 2015 ; 110 : 697-707

21) Sekiguchi M, Igarashi A, Mizuguchi Y, et al : Cost-effectiveness analysis of endoscopic resection for colorectal laterally spreading tumors : Endoscopic submucosal dissection versus piecemeal endoscopic mucosal resection. Dig Endosc 2022 ; 34 : 553-568

22) Ohata K, Kobayashi N, Sakai E, et al : Long-term outcomes after endoscopic submucosal dissection for large colorectal epithelial neoplasms : A prospective, multicenter, cohort trial from Japan. Gastroenterology 2022 ; 163 : 1423-1434.e2.

23) Jacques J, Schaefer M, Wallenhorst T, et al : Endoscopic en bloc versus piecemeal resection of large nonpedunculated colonic adenomas : A randomized comparative trial. Ann Intern Med 2024 ; 177 : 29-38

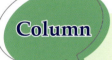

外来コールド・ポリペクトミー，生活制限しなきゃダメですか？

- コールド・ポリペクトミー後の出血率がきわめて低いことは，すでに多くの報告で示されています．「じゃあ，通電ポリペクトミーと同じように厳格な生活制限，必要ないんじゃない？」と思うのは当然ですよね．でも，制限を緩和する根拠となると案外弱いですね．
- さらに，コールドと通電で制限を分けようとすると，患者説明用の書類をそれぞれ用意しなければならず，現場は混乱必至．「この患者さんはコールドだから大丈夫，こっちの患者さんは通電だから…」なんてややこしい説明を要求されたら，スタッフからため息が聞こえてきそうです．
- ちなみに，当院ではコールド・ポリペクトミーを導入して10年が経ちますが，未だに生活制限は通電ポリペクトミーと同じ7日間を適用しています．「なんとなく安全側に寄せとこう」とする，医療現場あるあるの典型です．でも，7日間の制限を短縮するとしたら，一体何日が妥当なんでしょう？ 3日？ 1日？ いや，そもそも制限なしでも大丈夫なのでは？
- ここまでくると，もはやガイドラインに clinical question として載せてもらいたいものです．「コールド・ポリペクトミー後の生活制限，本当に必要？」なんて問いを，専門家たちが議論してくれればいいのに…と，勝手に夢想しています．
- とにもかくにも，現場での生活制限緩和に必要なのは確固たるエビデンス！「大丈夫ですよ」と自信満々に説明できる後押しがほしいところです．誰か，良い研究結果をおもちの方，ぜひ教えてください！

（堀田　欣一）

Ⅳ 切除後のマネジメント

第IV章 切除後のマネジメント

1 切除後のクリッピング

横山　英一郎
静岡県立
静岡がんセンター
内視鏡科

堀田　欣一
静岡県立
静岡がんセンター
内視鏡科

Key words　後出血，クリッピング，有茎性病変

はじめに

　現在，本邦では内視鏡治療後の後出血予防を目的としたクリッピングが広く用いられているが，その有効性についての確かなエビデンスはない．また本邦のガイドラインにおいて，内視鏡治療後の後出血の予防を目的としたクリッピングは必須とはされていない[1]．その理由としてクリッピングが後出血の発生予防に有効ではないとする報告がある一方で，予防的クリッピングを行うメリットが期待できる病変についての報告もあり，一定の見解が得られていないからである．

　本稿では，切除後のクリッピングを全例に行う必要性はない理由と，クリッピングによる予防止血を行うメリットが期待できる病変について概説する．

I．切除後のクリッピングを全例に行う必要性はない理由

　Shiojiらの実施したRCTでは，EMR後の予防的クリッピングの効果を検討し，遅発性出血割合はクリッピング群（205例）0.98%，非クリッピング群（208例）0.96%であり，有意差は認められなかった（P=0.9999）．また，遅発性出血を呈した患者は輸血や手術を要さず，重大な臨床的影響を伴わなかった[2]．別のRCTでは大腸腫瘍を有する156人の患者（288病変）を対象に，クリッピング群と非クリッピング群に割り付けられ，遅発性出血の割合が検証された．結果は，クリッピング群で約2.6%（4/154），非クリッピング群で約2.2%（3/134）であり，有意差は認めなかった．また，ポリープのサイズが20 mm以上，および手技時間が長い場合に出血割合が高いことが示されたが，クリッピングがリスクを低減する効果はなかった．さらにこの研究では，クリッピング群の手技時間は非クリッピング群と比較して約4分の追加の処置時間を要し，手技時間およびコストの観点からも，すべての症例において出血予防目的にクリッピングを行うべきではないと結論づけられている[3]．

　Pohlらの研究では，919人の患者をクリップ縫縮群と非縫縮群にランダムに割り付け，遅発性出血割合を比較すると，クリップ縫縮群は3.5%，非クリッピング群は7.1%〔絶対リスク差 3.6%，95%信頼区間（CI）0.7-6.5%〕であった．また右側結腸の20 mm以上の病変を有した患者615人の解析では，クリップ縫縮群が3.3%，非縫縮群が9.6%（絶対リスク減少 6.3%，95%CI 2.5-10.1%）であった[4]．そのためEuropean Society of Gastrointestinal Endoscopy（ESGE）ガイド

1 切除後のクリッピング

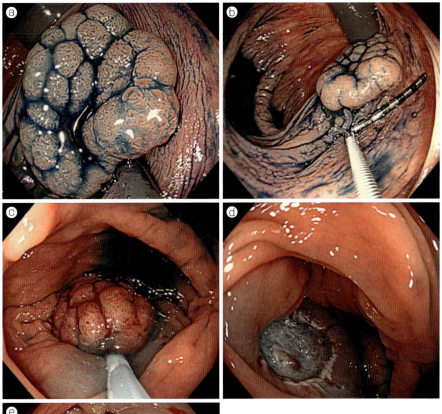

図 上行結腸の大型病変切除後にクリッピングを行った症例
a：上行結腸に 20 mm 大の隆起性病変を認める．
b：メジャー鉗子を用いてサイズを測定し，サイズは 20 mm と診断した．
c：局注を行い，Tip-in EMR を行った．
d：病変の一括切除が得られた．切除後，潰瘍底に露出血管を認めたため，スネア先端で予防的焼灼止血を行った．
e：SureClip を用いて潰瘍底の完全縫縮を行った．

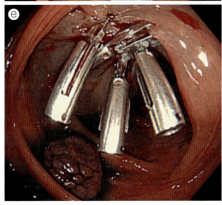

ラインでは，病変が 20 mm 未満の病変のポリペクトミー後，および左側結腸における 20 mm 以上の病変に対する予防的クリッピングをルーチンで行うことを推奨していない．一方で右側結腸における 20 mm 以上の非有茎性ポリープの EMR 後の予防的クリッピングを推奨している[5]．

II．クリッピングによる予防止血を行うメリットが期待できる病変（図）

4 つの RCT から集められた 1,248 人の個別患者データをもとにメタ解析が行われた．この結果，クリッピングを実施した患者群では臨床的に有意な出血（clinically significant post-EMR bleeding；CSPEB）の割合が 3.5％であったのに対し，クリッピングを行わなかった群では 9.0％であった（オッズ比 0.31, 95％CI 0.17-0.54）．とくに盲腸においては CSPEB の割合が 9.1％と最も高かったのに対し，横行結腸では 1.0％と低かった（P＝0.001）．さらに，ポリープのサイズによる影響を検討した結果，30 mm 以

上のポリープでは出血割合がさらに高まることが示された．具体的には，盲腸での出血率は9.7％，上行結腸では7.5％といずれも横行結腸の0.0％と比較し，有意差が認められた（P＝0.008）．クリッピングの効果は，病変の完全な閉鎖だけでなく，部分的な閉鎖でも確認されている．完全閉鎖の場合，CSPEBの発生率は2.6％，部分的閉鎖では1.7％といずれも低い数値が示されており，クリッピングを行わなかった群（9.0％）と比較して有意に出血リスクを減少させる効果があった（P＝0.001）．この結果から，近位結腸における20 mm以上の病変に対して，予防的クリッピングが有効であることが示された[6]．

有茎性病変切除前に出血予防目的にクリッピングや留置スネアを使用することの有用性についてのいくつかの既報がある．Jiらは頭部が10 mm以上，茎が直径5 mm以上の有茎性病変を対象とし，切除後出血に対する予防的クリッピングと留置スネアの有効性を比較したRCTを報告した[7]．術中出血および遅発性出血割合はクリップ群で5.1％，留置スネア群で5.7％で

あり（P＝0.847），有意差は認められなかった．この研究は，クリップが留置スネアに非劣性であることは，小規模サンプルサイズのため確認されなかったが，クリッピングは留置スネアと比較して手技時間が短く（5.3±4.9分 vs. 6.9±4.0分，P＝0.017），手技成功割合が高い（100％ vs. 93.3％，P＝0.014）ことが示された．このことからクリッピングは，とくに茎部が短い場合や大型病変で腸管を占拠する場合などの留置スネアの使用困難な症例において，有用な代替手段となりうると考えられる[7]．

おわりに

本邦では内視鏡治療後の穿孔，後出血の予防を目的としたクリッピングが広く用いられてきたが，エビデンスは不十分である．腫瘍径20 mm未満のポリープについて予防的クリッピングは不要と考えられるが，近位結腸に位置するものや径20 mm以上のポリープを切除した場合には考慮してもよい．医療コスト，時間の負担を考慮すれば，内視鏡切除後の全病変に対するクリッピングは行うべきではない．

文献

1) 日本消化器病学会 編：大腸ポリープ診療ガイドライン2020（改訂第2版）．南江堂，東京，2020

2) Shioji, K, Suzuki Y, Kobayashi M, et al：Prophylactic clip application does not decrease delayed bleeding after colonoscopic polypectomy. Gastrointest Endosc 2003；57：691-694

3) Dokoshi T, Fujiya M, Tanaka K, et al：A randomized study on the effectiveness of prophylactic clipping during endoscopic resection of colon polyps for the prevention of delayed bleeding. Biomed Res Int 2015；2015：490272

4) Pohl H, Grimm IS, Moyer MT, et al：Clip closure prevents bleeding after endoscopic resection of large colon polyps in a randomized trial. Gastroenterology 2019；157：977-984. e3.

5) Ferlitsch M, Hassan C, Bisschops R, et al：Colorectal polypectomy and endoscopic mucosal resection：European Society of Gastrointestinal Endoscopy (ESGE) Guideline—Update 2024. Endoscopy 2024；56：516-545

6) Forbes N, Gupta S, Frehlich L, et al：Clip closure to prevent adverse events after EMR of proximal large nonpedunculated colorectal polyps：meta-analysis of individual patient data from randomized controlled trials. Gastrointest Endosc 2022；96：721-731.e2.

7) Ji JS, Lee SW, Kim TH, et al：Comparison of prophylactic clip and endoloop application for the prevention of postpolypectomy bleeding in pedunculated colonic polyps：a prospective, randomized, multicenter study. Endoscopy 2014；46：598-604

第IV章 切除後のマネジメント

2 検体処理の工夫

上田 駿介
静岡県立
静岡がんセンター
内視鏡科

堀田 欣一
静岡県立
静岡がんセンター
内視鏡科

Key words　吸引回収，展翅，実体顕微鏡

はじめに

正確な病理診断のためには，切除検体の適切な取り扱いが必須である．ここでは検体切除後の回収をはじめ，内視鏡医に求められる検体処理方法を紹介する．

I．切除後検体の回収

組織診断や断端評価のためには，検体損傷を防ぐ必要があり，切除後の検体は可能なかぎり愛護的に回収する．検体回収の方法としては，大きく分けて吸引回収が不可能な検体か，可能な検体かによって分けられる．

❶ 吸引回収が不可能な検体

吸引回収ができない場合は，三脚型や五脚型の把持鉗子，回収ネットなどの各種デバイスを使用し，牽引して回収する．その際に問題になるのが，肛門での検体損傷である．検体が大きく，損傷が危惧される場合には，回収バッグの使用も考慮される．近年，よりサイズの大きい検体を回収することを目的として鉗子口を通さずに内視鏡先端に被せて挿入するプラスチックバッグ（エンドキャリー ラージタイプ：八光社）が発売されている．鉗子口を通さずに挿入するため，使用は直腸に限定されるが，肛門での検体損傷を防ぐことが可能である[1]．市販のデバイスがない場合でも自作で回収バッグを用意できる．ファスナー付きのプラスチックバッグに通気孔を開け，ナイロン糸を通したものを消化管内に挿入しそこに検体を入れて回収する方法である．上部消化管における異物除去の方法として報告されているが，下部消化管の検体回収にも有用である[2]．また，ESD検体で内視鏡的に肛門からの回収が困難な場合には，患者にポータブルトイレでの排泄を依頼し，回収する方法もある[3]．

❷ 吸引回収が可能な検体

近年CSPが普及し，吸引回収が増えている．吸引回収が可能な検体で問題となるのは，内視鏡的に一括切除した検体が回収の際に断片化することである．断片化した場合は断端の評価が困難となることが多く，その病理結果に頭を悩ませることもあるだろう．Kishidaらは吸引回収の際に吸引ボタンを外し，指で押さえる（図1）ことで断片化を減らし，断端不明という組織診断が減少すると報告[4]している．吸引ボタンを外すだけという簡便な方法のため検体回収には有用である．吸引での検体回収が可能であれば，切除後の検体を把持したまま検査を継続する必要がなくなり，内視鏡観察の質が向上

する.

　そこで，あと一歩で吸引回収が可能となるような検体に対する工夫として，①内視鏡から吸引器までの管路を再確認することや，鉗子口のゴム栓を手で押さえ閉じることで空気漏れをなくす（図2a），②吸着している検体を送水により濡らすことで検体と鉗子口の間の隙間が閉じ，かつ滑りがよくなり，吸引回収の効率が上がる，③検体を吸着したまま鉗子口に20 mLシリンジをセットし，用手的に陰圧をかけて吸引圧を上乗せする（図2b），などが知られている[5]．また，鉗子口径が3.7 mm（CF-EZ1500D，CF-XZ1200：オリンパス社）や，3.8 mmのスコープ（EC-760Z-V/M，EC-L600ZW7：富士フイルム社）では，より大きな標本が吸引回収可能である．

Ⅱ．標本の展翅（貼り付け）

❶ 展翅する標本の選択

　日常診療において多くのポリープを切除する昨今の内視鏡診療では，切除したすべてのポリープを貼り付けて評価することは，内視鏡医だけではなく病理医にとっても困難である．実際に切除後に展翅すべき標本とは，①内視鏡精査で癌が疑われ，正確な深達度診断が求められる検体，②切除後に断端評価を正確に行いたい検体，③切除後に内視鏡所見との対比が必要な検体などが対象となる．

❷ 標本の展翅のコツ

　内視鏡切除後の検体はゴム板やコルク板にステンレス製のピンを用いて展翅する．展翅は臨床医が行い，口側と肛門側を記載し，可能なかぎり病変の形態や腫瘍径が術前の内視鏡像と矛盾せず，病変周囲粘膜が均等に平面化されるよ

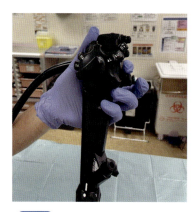

図1 断片化減少のための方法

吸引回収時に吸引ボタンを外し，用手的に塞いで断片化を減らす方法である．

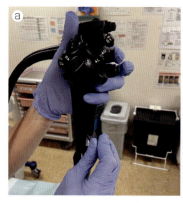 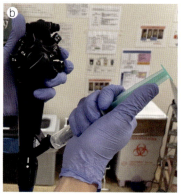

図2 吸引回収の工夫

吸引での検体回収をひと押しする方法として，鉗子口のゴム栓を手で押さえ閉じることで空気漏れをなくす方法（a）や，検体を吸着したまま鉗子口に20 mLシリンジをセットし，用手的に陰圧をかけて吸引圧を上乗せする方法（b）がある．

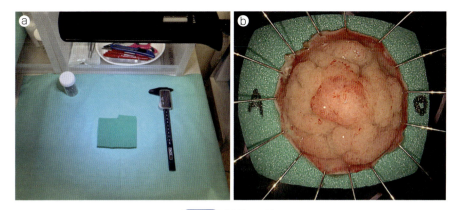

図3 検体の展翅

　当院では，切除後にすぐ展翅ができるようにベッドサイドにピンや台板，定規などが用意されている（a）．切除後検体は可能なかぎり病変の形態や腫瘍径が術前の内視鏡像と矛盾せず，病変周囲粘膜が均等に平面化されるように貼り付け，肛門側（A），口側（O）を記載する．当院では，口側（O）が右，肛門側（A）が左になるように統一している（b）．

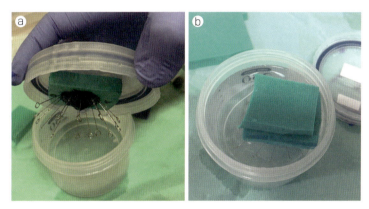

図4 ホルマリン浸漬の工夫

　ホルマリンに浮く台板に展翅する場合には，上下を逆にしてホルマリンに浸す必要がある．その際には蓋に台板が付着（a）し，浸漬が不十分となる場合がある．当院では固定が不十分になることを防ぐため，スペーサーとして台板をもう1枚挟んでいる（b）．

うに貼り付ける（図3）[6),7)]．

　ESDを含む通電切除された検体は切除面側を内側にして丸まってしまい，展翅に難渋することがある．その際には，乾いたガーゼの上に粘膜面を下にして検体を置き，その上で愛護的に検体を伸ばしていくと，粘膜面に残っていた粘液の付着により綺麗に検体を引き伸ばすことができる．その後にガーゼごとに台板に乗せ，ゆっくりとガーゼを剥がすことで展翅が可能となる[8)]．

　展翅時には過伸展や固定時のピンによる検体損傷に注意し，病変が切除断端に近い場合は無理な固定は避け[9)]，分割切除となった標本はできるだけ再構築もしくは断端が判別できるように展翅する．血流を失った検体は自己融解が進むため，検体切除後に速やかに検体処理ができない場合は，乾燥を防ぐために生理食塩水へ浸しておく[10)]．当院では切除検体を浸す生理食塩水500 mLにブチルスコポラミン10 mgを添加している．そうすることで粘膜筋板が弛緩し，

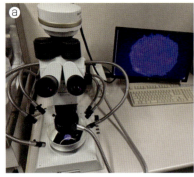 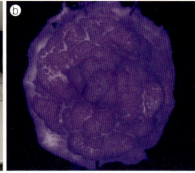 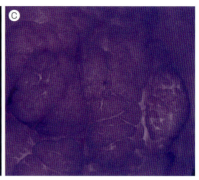

図5 実体顕微鏡観察

ホルマリン固定後の検体を浸水下で実体顕微鏡で観察する（a, b）．顕微鏡を用いて関心領域の pit pattern を再確認し，切り出し時の参考にする．この病変は全体にⅢL pit を認め（c），低〜高異型度の管状腺腫であった．

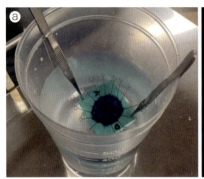 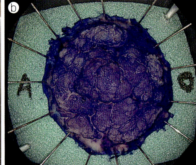 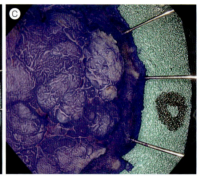

図6 実体顕微鏡観察がない場合の代用

プロナーゼで内視鏡切除後検体の粘液を除去し，浸水して内視鏡で撮影する（a, b）．当院で使用している台板は水に浮くため，鑷子で固定して撮影した．拡大観察することで，実体顕微鏡に近い画像を撮影することが可能である（c：CF-XZ1200 で撮影）．

展翅しやすくなる．

貼り付けた検体は，台板がゴム板などで沈む場合はそのまま，コルク板や発泡スチロールなど浮く場合は上下を逆にした状態で10％中性緩衝ホルマリン液に浸け，室温で6時間以上72時間以内固定し，切り出しを行う[7]．上下を逆にした場合は，蓋に台板が付着し，浸漬が不十分となる場合があるため，スペーサーとして台板をもう1枚挟むことを考慮する（図4）．

Ⅲ．展翅後標本の画像撮影のポイント

内視鏡像との対比や再構築像（マッピング）が必要な場合は，貼り付けた検体を写真撮影する．写真撮影は通常，右側を口側にして行い，撮影前には，固定後の検体に付着した粘液やホルマリンを流水や柔らかい筆先で除去し，洗浄を行う．

マッピング時の比較や，切り出し前に関心領域の微細構造（pit pattern）を再確認するために，実体顕微鏡を用いてホルマリン固定後に検体を観察する（図5a）．クリスタルバイオレット（ピオクタニン）染色を行い，浸水下で病変を弱拡大，強拡大で観察し，撮影する（図5b, c）．施設により，ヘマトキシリン染色，それにアルシアンブルー染色を加えた二重染色を行っている[6]．当院では標本固定後の写真撮影が終

わり，切り出しを行う前に ESD 検体と術前深達度 T1b（手術症例含む）検体に対し実体顕微鏡を用いて観察と撮影を行っている．実体顕微鏡が施設にない場合，内視鏡治療後に台板へ張り付けた検体を水道水で満たした容器に浸水させ（図6a），魚眼レンズではあるものの内視鏡で病変を拡大して撮影することで，実体顕微鏡に近い画像を撮影することが可能である（図6b, c）．ただしその場合は，粘液をとる際にプロナーゼを使用し，検体を損傷しないよう愛護的に除去することを心掛ける．

Ⅳ．病理医への依頼書の書き方

追加治療の必要性を判断するために，どこに割を入れ，切り出しを行うかの判断は非常に重要である．内視鏡像と対比して切り出す必要が

あるため，可能なかぎり臨床医自ら，もしくは臨床医と病理医が共同で施行することが望ましい．しかし，日常診療中に内視鏡医と病理医の予定が合わない施設も多い．その場合には，検体提出の際に病変の基本情報（術前診断，病変部位，肉眼形態，腫瘍径，処置時の検体損傷の有無）を記載したうえで，臨床的問題点が正確に伝わるように解説文もしくは図説で提示し，癌を疑う部位や深達度が最も深いと思われる部位を事前に指摘することが望ましい[6]．

おわりに

正確な病理診断はその後の治療へ直結する重要なプロセスであり，内視鏡医には貼り付けるべき検体の判断と，適切な切除検体処理方法，ならびに病理医との連携が求められる．

文献

1) Inoue T, Shichijo S, Nakajima K : Novel protective retrieval device for a large rectal cancer specimen resected by endoscopic submucosal dissection. Dig Endosc 2021 ; 33 : e129-e130

2) Tanaka S, Toyonaga T, East J, et al : Endoscopic retrieval method using a small grip-seal plastic bag for large colorectal resection specimens after endoscopic submucosal dissection. Endoscopy 2010 ; 42 (Suppl 2) : E186-E187

3) Nemoto D, Hayashi Y, Utano K, et al : A novel retrieval technique for large colorectal tumors resected by endoscopic submucosal dissection : tumor extraction by defecation. Endosc Int Open 2016 ; 4 : E93-E95

4) Kishida Y, Hotta K, Imai K, et al : Effectiveness of suction valve button removal in retrieving resected colon polyps for better histological assessment : Propensity score matching analysis. Dig Endosc 2021 ; 33 : 433-440

5) 岸田圭弘：病変を回収できない！そんな時に助かるひと工夫. 小野　敏 編：教科書では教えてくれない！私の消化器内視鏡 Tips—とっておきの"コツ"を伝授します. p.104, 医学書院, 東京, 2018

6) 村上　敬, 八尾隆史：大腸 T1 癌内視鏡的切除検体の正しい取り扱いと病理診断. 胃と腸 2021 ; 56 : 1064-1068

7) 大腸癌研究会 編：大腸癌取扱い規約（第9版）. 金原出版, 東京, 2018

8) Ono S, Nemoto D, Hayashi Y, et al : Gauze extension method for specimens resected by endoscopic submucosal dissection. VideoGIE 2022 ; 7 : 129-131

9) 田邊　寛, 岩下明徳：大腸癌の病理検査・診断 内視鏡切除標本の取り扱い方—正確な病理診断のために. 日本臨牀 2011 ; 69 : 330-334

10) 田中信治, 樫田博史, 斎藤　豊, 他：大腸 ESD/EMR ガイドライン（第2版）. Gastroenterol Endosc 2019 ; 61 : 1321-1344

Column

📝 大腸癌術前, ポリープ全部切除しなきゃダメですか？

- 大腸癌術前検査において, 原発巣の切除範囲外にポリープ（腺腫またはSSL）が発見された場合, 切除を行うべきかどうかは議論の余地があるところです. 当院では原則として術前にすべてのポリープを切除しています. これは, 大腸外科医の「吻合部にポリープが巻き込まれると術式に支障をきたす」という観点や, 内視鏡医の「術後サーベイランスの負担軽減」という目的に基づいています.
- 術後サーベイランスにおいて, 術前に指摘されたポリープが残存している場合, 検査時にその位置を特定するのは非常に困難です. 一部の報告では, 過去に指摘されたポリープの10数％が再検査時に見つけられないというデータもあり, 内視鏡診療の無視できないストレスとなります.
- また, 術前内視鏡においては, いくつかの留意点があります. とくに重要なのは, 吻合部にかかる可能性のある部位へのクリップの使用を避けることです. 外科医にとっては自動吻合器で吻合する際に吻合部にクリップが巻き込まれることを避けたいのです. また, T1癌の可能性がある病変を切除した場合には必ず点墨を行い, 手術の際に部位を正確に特定できるようにすることが求められます. さらに, 進行癌の下流に存在する病変に対しては, ESDを術後に行うことで, implantationのリスクを軽減する必要があります.
- このように, 術前内視鏡においては慎重な判断と適切な処置が求められます. ポリープ切除の方針については施設ごとの考え方や状況による部分もありますが, 術後の患者管理を円滑に進めるためには, 術前段階でのポリープ切除が大きな利点をもたらします.

（堀田　欣一）

第Ⅳ章 切除後のマネジメント

3 病理診断のエッセンス

重田 浩平
昭和医科大学
江東豊洲病院
消化器センター

堀田 欣一
静岡県立
静岡がんセンター
内視鏡科

Key words　病理組織診断，内視鏡診断，対比

はじめに

　大腸ポリペクトミーが普及し，内視鏡切除標本を用いて病理診断を行うことが一般的に行われるようになった．さらに，内視鏡機器の発展に伴い大腸腫瘍性病変に対する内視鏡診断は，色素拡大観察，画像強調観察を用いて高い精度で切除前に病理組織診断の予測が可能となった．内視鏡切除標本の病理診断結果は根治度，転移リスク，サーベイランス間隔などを決定するうえで重要な情報である．一方で，内視鏡観察で予測した組織像と切除後の病理組織像が乖離することもしばしば経験する．そのような場合，内視鏡画像と肉眼所見，実体顕微鏡像，病理組織像を対比することで内視鏡所見を再評価し，フィードバックを行うことにより，内視鏡診断の精度を高められる．とくに初学者においては，カンファレンスで内視鏡所見と病理所見の対比を繰り返し経験することが内視鏡医としてのスキル向上に有用と考え，レジデント教育の一環として実施している．

　本稿は，前半では大腸腫瘍，とくに早期大腸癌の病理診断像において，内視鏡画像と対比を行ううえで着目すべき事項について概説し，後半では現在の大腸pT1癌における追加外科切除の基準や今後の展望について概説する．

Ⅰ．内視鏡画像と病理診断の対比

●症　例：70歳代，男性．定期検査で貧血を認めたために大腸内視鏡検査を施行され，上行結腸に病変を指摘された．

① 内視鏡所見から病変の特徴を見極める

1）通常観察

　まず白色光観察で病変の全体像を認識し，その病変の関心領域となる部分を確認する．〔症例〕は，上行結腸の反転像にて，光沢のある褪色調の粘膜面を呈する丈の低い扁平隆起性病変を認める（図1a）．隆起内に発赤調粘膜を呈する周囲の隆起より一段凹んだ領域を認める（図1b）．次に，インジゴカルミン散布後観察で病変の肉眼型，凹凸や分葉構造，境界を確認する（図1c）．発赤調を呈する凹んだ部分は，境界のある陥凹として視認された（図1d）．鉗子径と比較し3mm程度の陥凹を伴う16mm大の0-Ⅱa+Ⅱc病変と診断した．

2）画像強調および拡大観察

　拡大観察を行ううえで重要な点は，通常観察で得られた病変の関心領域になる部分を詳細に観察し，病変の由来や質的診断，深達度診断を行うことである．切除後に病理組織像と比較するために，どの領域を拡大しているかを明確に

第Ⅳ章　切除後のマネジメント

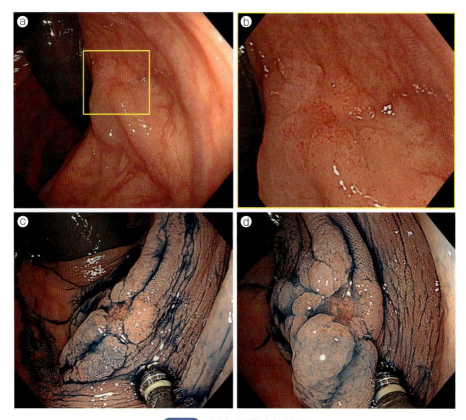

図1 症例：通常内視鏡像

a：白色光観察像．上行結腸の反転像にて，光沢のある褪色調の粘膜面を呈する丈の低い扁平隆起性病変を認める．病変内に一部発赤調粘膜を呈する部分（黄枠）を認める．
b：発赤調粘膜の部分の拡大像（aの黄枠）．周囲の隆起部と比べ，凹みを認める．
c：インジゴカルミン散布後観察像．周囲の粘膜と比べ，3 mm 程度の陥凹を伴う 16 mm 大の境界明瞭な病変として認識される．
d：発赤調粘膜を呈する部分はインジゴカルミンが溜まる境界明瞭な陥凹として認識される．

示すことが重要であり，漫然と所見を拾っていては，後で対比するときに内視鏡画像のどの部分に一致するかが不明確になるため対比を行うことができなくなる．〔症例〕においては，辺縁の扁平隆起部と陥凹部における拡大観察が重要となる．NBI 併用拡大観察において（図2a），辺縁隆起の大部分は JNET[1] Type 1 病変として認識され（図2b），一部ではネットワーク状の拡張した血管網を認め，dilated and branching vessels（DBV）[2] や opening crypt を認めた（図2c）．次に関心領域となる陥凹部は，表面構造はやや不明瞭だが，不均一に配列した拡張・蛇行した血管を認め，JNET Type 2B と判

定した（図2d）．ここまでの観察で sessile serrated lesion（SSL）に由来する腫瘍性病変と診断した．

さらに詳細な診断を行うため，クリスタルバイオレット染色を用いた拡大観察で pit pattern を確認する（図2e）[3]．辺縁隆起では，開Ⅱ型 pit pattern を認めた（図2f）．とくに，ネットワーク状の血管網を認めた部分では，開大した開口部を有する大小不同の pit を認め，VI 型軽度不整 pit pattern と判定した（図2g）．また陥凹内部に一致して，内腔狭小・辺縁不整 pit を認め，領域性のある VI 型高度不整 pit pattern と判定した（図2h）．しかし，陥凹部は

3 病理診断のエッセンス

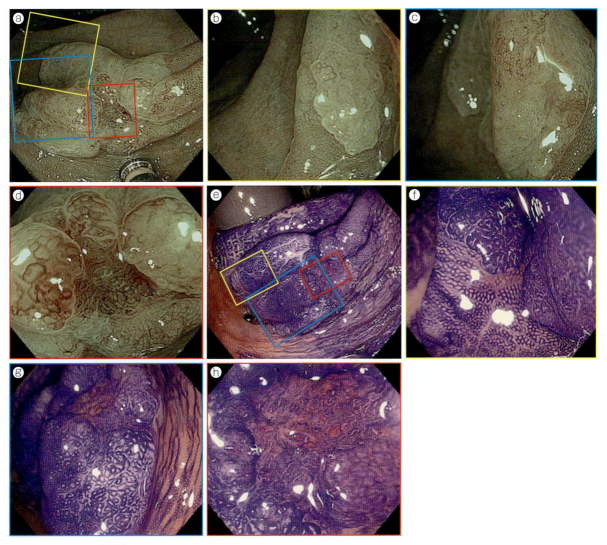

図2 NBIを併用した拡大観察像とクリスタル・バイオレット染色後の色素観察像

a：病変全体．
b：陥凹部の辺縁隆起口側の拡大（aの黄枠）．JNET Type 1と判定し，鋸歯状変化が示唆される．
c：陥凹部の辺縁隆起肛門側の拡大（aの青枠）．bと同様にJNET Type 1と判定するが，一部の粘膜表層にネットワーク状の拡張した血管網を認める．
d：陥凹部の拡大（aの赤枠）．表面構造はやや不明瞭だが，不均一に配列した拡張・蛇行した血管を認め，JNET Type 2Bと判定した．
e：病変全体．
f：陥凹部の辺縁隆起口側の拡大（aの黄枠）．開Ⅱ型pit patternを認めた．
g：陥凹部の辺縁隆起肛門側の拡大（aの青枠）．開Ⅱ型pit patternを認めるが，ネットワーク上の血管を認めた部分で大小不同のpitを認め，Vi型軽度不整pit patternと判定した．
h：陥凹部の拡大（aの赤枠）．陥凹内部に一致して，内腔狭小・辺縁不整のpit patternを認め，Vi型高度不整pit patternと判定した．

3mm程度と狭い領域であり深達度の確信度は低く，診断はSSLに由来する早期大腸癌，A，0-Ⅱa＋Ⅱc，cT1a＞T1b，16mmと診断した．ESDにより一括切除した．

第Ⅳ章 切除後のマネジメント

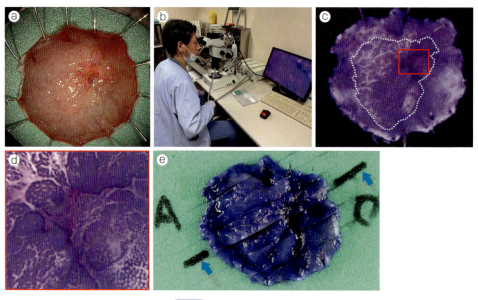

図3 病理標本の作製 ①

a：ESD後検体の内視鏡像．病変を伸展して，ピンによる固定を行う．
b：実体顕微鏡下での観察と切り出し．
c：実体顕微鏡で撮影した検体写真（白破線；病変の範囲）．
d：陥凹部の拡大（cの赤枠）．内腔狭小化した腺管を認め，V₁型高度不整 pit pattern を確認した．
e：標本の切り出し図．切り出す前に，実体顕微鏡下で切り出すラインを決定して記載する（青矢印）．

❷ 病理標本の作製

当院では，「第Ⅳ章 ② 検体処理の工夫」(p.167) において示したように，重要病変に対しては切除標本をピンで固定し，ホルマリン固定後に内視鏡医が実体顕微鏡を用いて観察を行う（図3a, b）．

【病理標本作製の手順】
① 〔症例〕では，実体顕微鏡で病変の範囲を確認し，辺縁の隆起や陥凹部の pit pattern を実体顕微鏡で確認してから病理標本を作製する（図3c, d）．実体顕微鏡で確認した関心領域や断端に注意し，2〜3 mm の間隔で割を入れる（図3e）．すべての切片においてプレパラートを作製し，それぞれ組織学的に評価する（図4a）．
② 得られた組織学的な診断を，切り出し図に追記してマッピングを行う（図4b）．この際，切り出した標本をパラフィンに包埋してから，薄切切片を作製するときに，標本全体が切片に反映されるまで数μm削られるため実際に切り出した面と切片に反映された面は数μm〜数 mm の誤差を生じることが想定され，マッピングを行う場合には注意を要する．とくに小さな関心領域の場合，診断に重要な切片を得るためにこの誤差を念頭に置いた割入れを行う．
③ マッピングは各組織切片のプレパラートにマーカーなどで印を付け，切片上の実際の長さを確認しながら作製する．
④ 次に実体顕微鏡画像にマッピングを行うために，切り出し図をもとにして仮想割線を挿入する．内視鏡像と病理組織像の対比を行ううえで，実体顕微鏡画像上でのマッピングが不可欠となる．
⑤ 実体顕微鏡に挿入した仮想割線像と切り出し図のマッピングを，検体の角度や病変の凹凸などを参考にしながら作製する（図5a）．

❸ 内視鏡画像と病理組織所見との対比

筆者は，内視鏡診断のゴールは病理組織診断と内視鏡による病理組織予測が一致することで

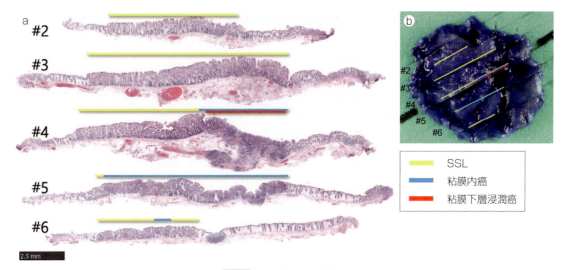

図4 病理標本の作製②
a：各切片のルーペ像．#4の赤色のラインで粘膜下層に浸潤した高分化〜中分化管状腺癌を認めた．水色のラインに沿って，鋸歯状変化を伴う高分化管状腺癌が粘膜内に広がっていた．黄色のラインに沿って腺底部まで変形・拡張した鋸歯状腺管が広がり，SSLと診断した．
b：標本切り出し図へのマッピング．

あると考える．適切に病理組織所見を内視鏡像に反映するために，本稿で概説してきたことを踏まえて作製した画像をもとに，内視鏡画像に得られたマッピングを照らし合わせることで内視鏡所見と病理組織所見を対比させることが可能となる．

1）対比の手順

① 病変の表面構造を対応させるときに，内視鏡画像は魚眼レンズ様になっているため，中央と辺縁部では縮尺が異なるため，組織標本の肉眼像と異なることに注意する．関心領域を中心として，病変全体を正面視した内視鏡画像を用いて対応させる．

② 〔症例〕では，陥凹部を中心とした内視鏡画像を用いて対比を行う．検体における特徴的な表面構造を内視鏡画像に対応させ，割を入れたラインに沿って推定した割線を挿入する（図5b, c）．このとき，検体は直線で割を入れるが，内視鏡画像では，見え方が異なるため割を入れたラインに沿って曲線を用いて忠実に再現する．

③ 実体顕微鏡を用いて観察された腺管構造と病理組織像で観察された表面の腺管構造を対応させることで，推定標本ラインを作製し，作製したマッピング像を内視鏡画像上の推定割線に沿って挿入する．

〔症例〕では，辺縁の扁平隆起部の，開Ⅱ型pit patternが観察された部分に一致して，病理学的にSSLと診断された（図5d）．またⅥ型高度不整pit patternが観察された陥凹部にほぼ一致して，高異型度高分化から中分化管状腺癌の粘膜下層（SM）浸潤を認めた（図5e）．NBI拡大観察でネットワーク状の血管を認め，大小不同のⅥ型軽度不整pit patternを呈した部分では，鋸歯状構造を伴う粘膜内癌が広がっていた（図5f）．このように内視鏡像と病理組織像を対比することで，内視鏡で得られた所見と病理組織所見の対比が可能であった．

この病変は，鋸歯状病変を由来とした早期大腸癌〔0-Ⅱa+Ⅱc，16×13 mm，tub1，tub2 with serrated polyp，pT1b（SM 2,212 μm），INF b，Ly1，V1，BD1，pHM0，pVM0，ER0〕と診断され，ESD後に回盲部切除術＋D2郭清が施行された．

第Ⅳ章　切除後のマネジメント

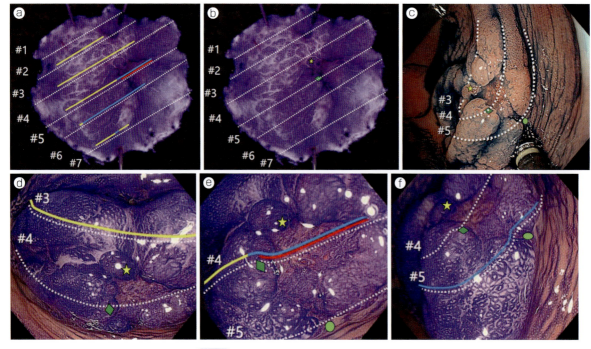

図5　内視鏡画像と病理組織所見の対比

a：実体顕微鏡像への仮想割線とマッピング．
b：実体顕微鏡像において，特徴的な部分をマークする．陥凹周囲の隆起やノッチにマークする．
c：内視鏡画像において，実体顕微鏡下で観察されたbの部分と対応させてマークする．マークや肉眼型をもとに推定割線を内視鏡画像へ挿入する．
d：口側の扁平隆起部における対比．開Ⅱ型 pit pattern を認めた部分にほぼ一致して SSL を認めた．
e：陥凹部における対比．Vɪ型高度不整 pit pattern を認めた部分に一致して，粘膜下層浸潤癌を認めた．
f：肛門側の扁平隆起部における対比．Vɪ型軽度不整 pit pattern を認めた部分に一致して，粘膜内癌を認めた．

2）病理診断医との合同カンファレンス

　当院では，内視鏡医と病理診断医が集まる合同カンファレンスを定期的に行っている．この目的は，内視鏡画像と病理組織所見を対比し，内視鏡診断の根拠を，内視鏡画像をもとに理論的に学ぶことである．また，内視鏡医の診断と病理組織診断に乖離があるときに，内視鏡医と病理診断医とが共有することで，なぜこのような乖離が起きたかを論理的に解釈する重要な機会としての役割をもつ．日常臨床において，内視鏡医と病理診断医が意見を交わす機会はそう多くはないため，互いの意見が一方通行になってしまう可能性がある．そこでこのような議論の場を設けることで，内視鏡医は病理診断医から知りたい情報を引き出すことができ，画像撮影の技術や内視鏡の診断力の向上につながる．また病理診断医も内視鏡医が何を疑問に思い，病理レポートにどういった情報を求めているかを共有できる．こういったカンファレンスを繰り返すうちに，内視鏡で病変を見つけた際に，自然と病理組織像が思い浮かぶようになってくる．経験の積み重ねが，内視鏡医としての診断力向上につながってくる．

Ⅱ. 大腸 pT1 癌内視鏡切除後の追加外科切除基準

❶ pT1 癌におけるリンパ節転移リスク因子

「大腸癌治療ガイドライン 2024 年版」において，pT1 癌の治療の原則はリンパ節郭清を伴う腸切除である．しかし，転移リスクがきわめて低い pT1 癌が存在するが，現在，リンパ節転移を高精度で予測できる診断方法は存在しない．そこで，pT1 癌に対しては，転移リスク因子の有無に応じて追加外科切除の適応を判断する必要がある．

大腸ポリープへの内視鏡治療が行われるようになって以降，内視鏡切除後の早期大腸癌に対する追加外科切除の適応を判断するために組織学的な所見を用いた検討が行われた．

1980 年の「大腸癌取扱い規約（第 2 版）」にて，脈管侵襲陽性・低分化，または未分化癌・断端近傍までの massive な癌浸潤が認められる場合に追加外科切除が必要であると記載された．具体的な浸潤距離については，1990 年代では相対分類が広く用いられた．200〜300 μm の浅い浸潤を sm1，固有筋層に近接するものを sm3，その中間を sm2 と分類し，sm1 が低リスク，sm2/3 が高リスクであることを示した[4]．

「大腸癌取扱い規約（第 5 版）」では，「約 200〜300 μm を超えた深い浸潤」と具体的な数値が記載された．浸潤距離を標本上で計測する絶対的な評価方法が発案され，さらに大腸癌研究会のプロジェクト研究により，SM 浸潤＜1,000 μm の症例においてリンパ節転移率が 0％だったことに対し，SM 浸潤≧1,000 μm の症例においてはリンパ節転移率 12.5％だったことが示された[5]．その後の大腸癌治療ガイドラインでは浸潤距離 1,000 μm 以上をリスク因子として採用した．

「大腸癌治療ガイドライン 2009 年版」では，簇出が追加治療を新たな危険因子として追加し，組織型においては低分化腺癌・印環細胞癌・粘液癌をリスク因子とした．大腸癌研究会のプロジェクト研究である "T1b 癌（1,000 μm 以深 SM 癌）転移リスクの層別化" においては，浸潤距離以外の因子がない T1 において，優勢組織像で評価した場合のリンパ節転移率 4.7％に対し，最低分化度で評価した場合の転移率は 1.3％になることが示され，低リスク群をさらに絞り込める可能性が示唆された[6]．この最低分化度の因子とする妥当性に関しては，今後さらに検証の必要があると筆者は考える．

これらの経緯のもと，現在の内視鏡的切除後の大腸 pT1 癌の治療方針（図 6）は，"粘膜下層への浸潤距離≧1,000 μm"，"低分化腺癌・印環細胞癌・粘液癌などの組織型"，"浸潤先進部の低分化成分・粘液結節，簇出（BD）"，"静脈やリンパ管への脈管侵襲" をもとに判断される．垂直断端陽性の場合は，局所の癌遺残の可能性や浸潤先進部の評価が不十分であるためリンパ節転移の可能性を考慮し，追加外科切除の適応と考え，ほかの因子とは別に記載している．

❷ pT1 癌の病理学的評価における課題

❶に記載したとおり，pT1 癌の治療方針はその病理組織所見に大きく依存している．これまで大腸癌研究会のプロジェクト研究をはじめとして，大腸 T1 癌に関する多くの研究により，さまざまなリンパ節転移リスク因子を同定してきた．一方，それぞれのリスク因子に対する正確な判定には専門的な知識を必要とする．本項では，病理学的評価における注意点や課題について概説する．

1）SM 浸潤距離の測定における注意点

現行の SM 浸潤度の判定法を図 7 に示す（大腸癌研究会「大腸癌取扱い規約（第 9 版）」を参考に筆者が作成）．内視鏡で判定された有茎性病変か非有茎性病変によって測定方法が異なる．内視鏡医の診断により，病理診断の手順が決定されるため，「Ⅰ. ❶内視鏡所見から病変の特徴を見極める」に示したとおり，病変の特徴を正確に捉えることが適切な組織診断につな

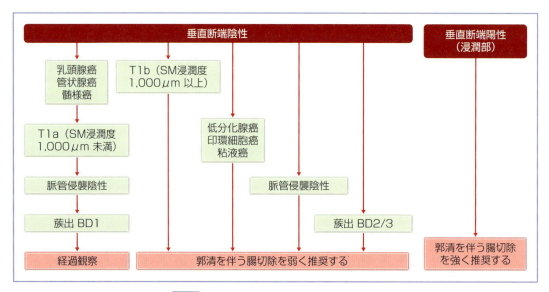

図6 内視鏡切除後のpT1癌の治療方針

〔大腸癌研究会「大腸癌治療ガイドライン医師用2024年版」（金原出版）より転載〕

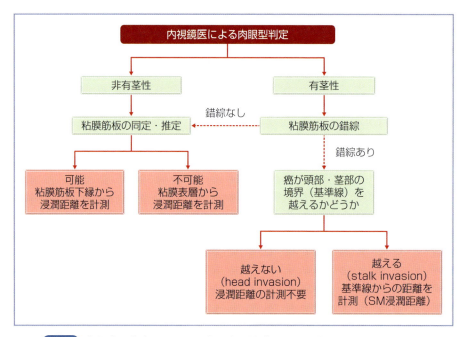

図7 大腸癌研究会によるT1大腸癌の粘膜下層浸潤度評価のアルゴリズム

がることに留意したい．

　有茎性病変の場合，粘膜筋板錯綜の有無を評価して診断を行う．粘膜筋板が錯綜していないと判定した場合は，非有茎性病変と同様に粘膜筋板の走行を確認してSM浸潤距離を測定する．一方，粘膜筋板の錯綜する場合はSM浸潤距離の測定が困難となるため，Haggitt分類[7]をもとにした基準線を用いる．腫瘍部である頭部と茎部の境界のラインを基準線として，基準線以内に癌がとどまるか，越えた浸潤を認めるかを判定する（図8）．基準線からの距離をSM浸潤距離として測定する．

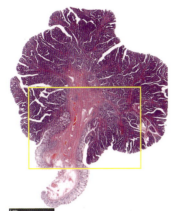
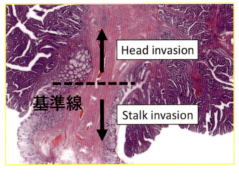

図8 有茎性病変における基準線

粘膜筋板が錯綜する場合，頭部と茎部の境界を基準線とする．癌が基準線を越えない場合（head invasion），浸潤距離の計測は行わない（0 μm とみなす）．基準線を越えた浸潤（stalk invasion）の場合，境界線から浸潤先進部までの距離を粘膜下層浸潤距離として用いる．

このように粘膜筋板錯綜例と非錯綜例に分けて診断するが，大腸癌研究会「1,000 μm 以上のSM癌のリンパ節転移リスクの層別化プロジェクト研究」（2012年）の中央診断予備的検討では，粘膜筋板錯綜例か非錯綜例かの評価一致率は低い（κ値 0.55）と報告されている．有茎性病変を「頭部に限局する head invasion」と「頭部と茎部の境を越える stalk invasion」に二分する組織判定法を用いたところ，head invasion ではリンパ節転移はなく（0/101），stalk invasion では 6.2%（8/129）にリンパ節転移を認めた[8]．

非有茎性病変の場合，粘膜筋板を基準にして判定するが，取扱い規約においては，浸潤による筋板の走行の乱れ，解離，断裂，断片化などがない筋板を同定・推定可能な粘膜筋板としている．粘膜筋板が完全断裂・消失した症例では，粘膜表層から計測するため病理診断医間での違いは少なく，精度管理が保証される．

一方，癌の浸潤により，粘膜筋板が部分的に断裂し，残存した粘膜筋板をつないでその走行を推定する場合，その判定は診断医において一致せず精度管理が困難な症例も見られる．Desmin 染色が粘膜筋板の同定に有用だが[9),10)]，それでも粘膜筋板の残存状態がさまざまで，下縁の評価が困難な病変に遭遇する．粘膜内に隆起性に増殖した polypoid growth（PG）type[11] の病変では，粘膜内の隆起した病変が SM 浸潤部の直上に残存する場合が多く，粘膜筋板の走行の推定が困難と判定されると，粘膜表層から測定されるために，SM 浸潤距離が過大評価されている可能性があることが示唆された[12]．平坦あるいは軽度隆起した non-polypoid growth（NPG）type[11] の病変でも同様に，粘膜内癌が保存されているが粘膜筋板が完全消失している場合は表層から測定され，SM 浸潤度を過大評価することになる．しかし，粘膜内病変を除外した SM 浸潤距離の測定が必要になる．経験豊富な消化管専門の病理診断医であれば，粘膜内病変の判定が可能だが，一般病理診断医では困難であり，精度管理が難しい．

2）脈管侵襲判定と問題点

脈管侵襲（リンパ管侵襲・静脈侵襲）はリンパ節転移リスク因子として非常に重要であり，最初期の追加切除因子から現在も変わらずに評価され続けてきた．リンパ管侵襲は，リンパ管内皮細胞に裏打ちされた空隙内に癌細胞が存在することで判定される．HE 染色標本で判定可能な場合も多いが，癌胞巣が小型である場合や

炎症細胞浸潤が高度な場合，リンパ管侵襲は認識困難となる．また，癌胞巣周囲に機械的に裂隙が生じた場合はリンパ管侵襲と誤認する可能性がある．そのため病理医間の一致率が低いことが指摘されていたが，特殊染色や免疫染色を用いることでその精度が向上することが示された[13]．とくにD2-40はリンパ管内皮細胞に陽性を示し，血管内皮細胞では陰性となるため，内皮細胞の鑑別に有用である．静脈侵襲も同様に，HE染色のみでの判定が困難であり，弾性線維染色（Elastica van Giesonなど）で癌胞巣周囲の弾性線維を染色すると判定が容易になる．

3）簇出判定における注意点

簇出とは，「癌発育先進部間質に浸潤性に存在する単個または5個未満の構成細胞から成る癌胞巣」と定義される．その判定方法は，20倍対物レンズで浸潤先進部において最も簇出が高度な領域を選択してその胞巣数を計測する．脈管侵襲との鑑別が困難な場合があるが，脈管侵襲は前述のとおり，免疫染色を併用し判定を行うことが推奨されているのに対して，簇出の判定はHE染色標本で行うことが原則とされる．また炎症細胞などと判定困難な細胞については簇出胞巣と判定しないとされる．免疫染色を併用することで簇出胞巣の検出が容易になる可能性はあるが，現在の簇出のgrading基準はHE染色によって作成された基準であるため，免疫染色で評価した場合に同様の診断基準を用いる

ことは適切ではない．

さらに，簇出と鑑別が必要なものに低分化胞巣（poorly differentiated clusters；PDC）がある[14),15)]．PDCは，「5個以上の癌細胞から構成される腺腔をまったく形成しないあるいは細胞内小腺腔などの微小な腺腔のみを有する癌胞巣」と定義されているため，簇出と区別するために胞巣内の核の個数を正確に計測する必要がある．

■ おわりに

内視鏡画像と病理診断の対比の方法と，T1大腸癌のリンパ節転移リスク因子について，変遷や判定法，課題を概説した．近年は，リンパ節転移高リスクの集団をさらに絞り込むために，各リスク因子の組み合わせによるリスク層別化が試みられている．Kajiwaraらは，6つの因子（性別，局在，組織型，脈管侵襲，簇出，SM浸潤距離）を用いて，リンパ節転移予測ノモグラムを作成した[16)]．

また人工知能（AI）によるリンパ節転移予測も行われるようになってきている[17)～19)]．Takashinaらは，大腸T1癌と診断された病変のWhole slide imageに対するAIによるリンパ節転移予測による追加切除判定が，ガイドライン[20),21)]に沿った判定と比べて，正診率が高かったことを示した[18)]．今後，病理AIの精度が向上し，さらなる発展が期待される．

文献

1) Sano Y, Tanaka S, Kudo SE, et al : Narrow-band imaging (NBI) magnifying endoscopic classification of colorectal tumors proposed by the Japan NBI Expert Team. Dig Endosc 2016 ; 28 : 526-533

2) Yamada M, Sakamoto T, Otake Y, et al : Investigating endoscopic features of sessile serrated adenomas/polyps by using narrow-band imaging with optical magnification. Gastrointest Endosc 2015 ; 82 : 108-117

3) Kudo S, Tamura S, Nakajima T, et al : Diagnosis of colorectal tumorous lesions by magnifying endoscopy. Gastrointest Endosc 1996 ; 44 : 8-14

4) Kikuchi R, Takano M, Takagi K, et al : Management of early invasive colorectal cancer. Risk of recurrence and clinical guidelines. Dis Colon Rectum 1995 ; 38 : 1286-1295

5) Kitajima K, Fujimori T, Fujii S, et al : Correlations between lymph node metastasis and depth of submucosal invasion in submucosal invasive colorectal carcinoma : a Japanese collabo-

rative study. J Gastroenterol　2004；39：534-543

6) 味岡洋一，大倉康男，池上雅博，他：早期大腸癌の内視鏡治療の適応拡大（1）T1b癌（1,000μm以深SM癌）リンパ節転移リスク層別化の検討．杉原健一，他編：大腸疾患NOW 2016大腸癌の診断と治療update．2016，63-77，日本メディカルセンター，東京

7) Haggitt RC, Glotzbach RE, Soffer EE, et al：Prognostic factors in colorectal carcinomas arising in adenomas：implications for lesions removed by endoscopic polypectomy. Gastroenterology　1985；89：328-336

8) Matsuda T, Fukuzawa M, Uraoka T, et al：Risk of lymph node metastasis in patients with pedunculated type early invasive colorectal cancer：a retrospective multicenter study. Cancer Sci　2011；102：1693-1697

9) Yoshida M, Suwa T, Shimada S, et al：Desmin immunostaining is effective for improving interobserver variability in the depth assessment of the submucosal invasion of colorectal cancers. Hum Pathol　2023；141：149-157

10) Ohno K, Fujimori T, Okamoto Y, et al：Diagnosis of desmoplastic reaction by immunohistochemical analysis, in biopsy specimens of early colorectal carcinomas, is efficacious in estimating the depth of invasion. Int J Mol Sci　2013；14：13129-13136

11) Shimoda T, Ikegami M, Fujisaki J, et al：Early colorectal carcinoma with special reference to its development de novo. Cancer　1989；64：1138-1146

12) Aizawa D, Sugino T, Oishi T, et al：The essential problem of over-measuring the depth of submucosal invasion in pT1 colorectal cancer. Virchows Arch　2022；480：323-333

13) Kojima M, Shimazaki H, Iwaya K, et al：Pathological diagnostic criterion of blood and lymphatic vessel invasion in colorectal cancer：a framework for developing an objective pathological diagnostic system using the Delphi method, from the Pathology Working Group of the Japanese Society for Cancer of the Colon and Rectum. J Clin Pathol　2013；66：551-558

14) Ueno H, Kajiwara Y, Shimazaki H, et al：New criteria for histologic grading of colorectal cancer. Am J Surg Pathol　2012；36：193-201

15) Ueno H, Hase K, Hashiguchi Y, et al：Site-specific tumor grading system in colorectal cancer：multicenter pathologic review of the value of quantifying poorly differentiated clusters. Am J Surg Pathol　2014；38：197-204

16) Kajiwara Y, Oka S, Tanaka S, et al：Nomogram as a novel predictive tool for lymph node metastasis in T1 colorectal cancer treated with endoscopic resection：a nationwide, multicenter study. Gastrointest Endosc　2023；97：1119-1128.e5

17) Kudo SE, Ichimasa K, Villard B, et al：Artificial intelligence system to determine risk of T1 colorectal cancer metastasis to lymph node. Gastroenterology　2021；160：1075-1084.e2

18) Takashina Y, Kudo SE, Kouyama Y, et al：Whole slide image-based prediction of lymph node metastasis in T1 colorectal cancer using unsupervised artificial intelligence. Dig Endosc　2023；35：902-908

19) Takamatsu M, Yamamoto N, Kawachi H, et al：Prediction of lymph node metastasis in early colorectal cancer based on histologic images by artificial intelligence. Sci Rep　2022；12：2963

20) Hashiguchi Y, Muro K, Saito Y, et al：Japanese Society for Cancer of the Colon and Rectum (JSCCR) guidelines 2019 for the treatment of colorectal cancer. Int J Clin Oncol　2020；25：1-42

21) Nagtegaal ID, Odze RD, Klimstra D, et al：The 2019 WHO classification of tumours of the digestive system. Histopathology　2020；76：182-188

第Ⅳ章　切除後のマネジメント

4 切除後のサーベイランス
——米国，欧州，日本のガイドラインの比較

堀田　欣一

静岡県立
静岡がんセンター
内視鏡科

Key words 内視鏡的切除後サーベイランス，大腸腫瘍，ガイドライン

はじめに

National Polyp Study（NPS）では，スクリーニング大腸内視鏡検査（total colonoscopy；TCS）に続いてポリープ切除を行い，その後サーベイランスを行うことで，大腸癌の発生率を76〜90％減少させることができると推定された[1]．さらに，英国で行われた大規模な後ろ向きコホート研究の結果から，とくに高リスクポリープ（近位ポリープ，高悪性度または大型の腺腫）やベースラインでの最適でないTCS（不完全または不十分な腸管洗浄）では，サーベイランス内視鏡検査がより効果的であることが示された[2]．大腸腫瘍の内視鏡的切除後のサーベイランスの目標は，大腸癌の発生率と死亡率を減少させることである．限られた内視鏡能力を有効に活用し，サーベイランスにかかる費用を考慮すると，可能なかぎり最小限のサーベイランス・プログラムを開発することが望ましい．欧米では，NPSの結果が公表された後，初回内視鏡検査でリスクを層別化し，各リスク群に対するサーベイランス・プログラムを提案するガイドラインが作成され，その後，定期的に改訂されている[3),4)]．

日本では，約10年前までは腺腫性ポリープのクリーンコロンが日常診療で普及しておらず，ポリープ切除後の経過観察も年1回が普通であったため，欧米のガイドラインのような効果的なサーベイランス・プログラムは存在しなかった[5]．その結果，貴重な内視鏡検査キャパシティはポリープ切除後のサーベイランスで占められていると考えられていた．大腸癌の発生率と死亡率を減少させるためには，新規患者の内視鏡検診を増やすことが重要である．今後，初回スクリーニング検査としてTCSが導入されることを考えると，新規患者の大腸内視鏡検査数を増やす必要がある．したがって，日本では大腸ポリープ切除後のリスク層別化に基づいたサーベイランス・プログラムの開発が急務であった．日本消化器内視鏡学会（JGES）による「大腸内視鏡スクリーニングとサーベイランスガイドライン」（図）は，「サーベイランス中の大腸癌死ゼロを目指し，腸管を温存し，患者のQOLを重視する」ことを基本理念として作成された[6]．

米国，欧州，日本のガイドラインの比較を表に示す．

Ⅰ．低リスク腺腫群

❶ 臨床試験のエビデンス

NPSの結果から，大腸ポリープ切除後のサーベイランスは3年が標準的な間隔であると考え

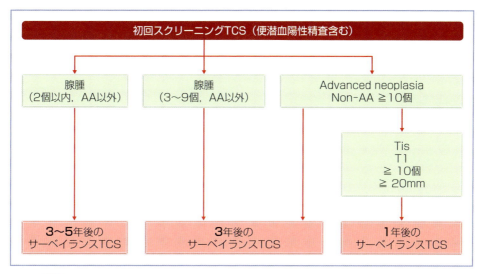

図 JGES「大腸内視鏡スクリーニングとサーベイランスガイドライン」による
ポリペクトミー後のサーベイランス間隔の推奨

JGES：日本消化器内視鏡学会，TCS：全大腸内視鏡検査，AA：進行腺腫

表 米国，欧州，日本のポリープ切除後サーベイランスガイドラインの比較

baseline TCS 結果	ESGE 2020[3]	US-MSTF 2020[4]	JGES 2020[6]
腺腫（1〜2個，＜10 mm）	スクリーニング・プログラムに戻る，または10年後のTCS	7〜10年後のTCS	3〜5年後のTCS
腺腫（3〜4個，＜10 mm）		3〜5年後のTCS	3年後のTCS
腺腫（5〜9個，＜10 mm）	3年後のTCS	3年後のTCS	
腺腫（10個以上，＜10 mm）		1年後のTCS	1年後のTCS
腺腫（11個以上）	遺伝コンサルト		
腺腫（10〜19 mm）	3年後のTCS	3年後のTCS	3年後のTCS
腺腫（≧20 mm）			1年後のTCS
HGD（日本のTis）			
絨毛成分	n/a		n/a
分割切除後	3〜6カ月後のTCS	6カ月後のTCS	6カ月後のTCS

TCS：total colonoscopy，ESGE：European Society of Gastrointestinal Endoscopy，US-MSTF：United States Multi-Society Task Force，JGES：Japan Gastroenterological Endoscopy Society，HGD：high grade dysplasia，n/a：not applicable

られている[7]．その後，腺腫の数，大きさ，病理，その他の因子によってリスクを層別化した研究がいくつか報告された[8]〜[10]．3個以上の腺腫を除く低リスクの腺腫群では，検査間隔を3年以上に延長できることが報告されている[9),11]．さらに，米国におけるスクリーニング大腸内視鏡検査3,121件を対象とした多施設共同前向きコホート研究によると，初回検査から5年後にadvanced neoplasia（AN）が発生する相対リスク〔95％信頼区間（CI）〕は，腺腫なし群1.0に対し，10 mm未満の腺腫2個以下群1.92（0.83-4.42）であった．腺腫の数は，3個以上の腺腫群におけるAN発生リスクに有意に影響した〔5.01（2.1-11.96）〕[10]．韓国で2,452例の患者を対象としたスクリーニング後5年間の前向き大腸内視鏡サーベイランスの結果，10 mm

未満の腺腫が2個以下の低リスク腺腫群における累積AN発生のハザード比は1.14であり，腺腫なし群と同程度であった[8]．

英国におけるS状結腸鏡検査後のサーベイランス未実施患者の長期コホートの結果から，直腸癌および結腸癌発生率の標準化罹患比（standardised incidence rate：SIR）（95%CI）は，左側の非進行腺腫のみを有する低リスク群でそれぞれ0.4（0.0-1.0）および0.5（0.1-1.3）であり，サーベイランス未実施の一般集団よりも低いことが示された[12]．大腸ポリープ切除後の患者を対象としたノルウェーの大規模コホートの結果から，低リスク（非AN）群の大腸癌の標準化死亡比（95%CI）は0.75（0.63-0.88）であり，これは一般集団よりも低いことが示された[13]．低リスクの定義は報告によって異なるが，大腸癌の発生率と死亡率をエンドポイントとして用いた研究の結果は，低リスクの腺腫群ではサーベイランスが必要ない可能性を示唆している．さらに，英国の大規模データベースに基づくポリペクトミー後のサーベイランスの費用対効果の分析によると，サーベイランスによって予防された大腸癌1人当りの増分費用と得られた質調整生存年は，低リスク群のほうが高いことが明らかになった[14]．

❷ ガイドラインでの取り扱い

現在，米国のガイドライン〔2020年に発表されたUnited States Multi-Society Task Force（US-MSTF）〕では，1～2個の管状腺腫<10 mmの患者に対して7～10年でのTCSサーベイランスを推奨している（表）[4]．欧州のガイドライン〔European Society of Gastrointestinal Endoscopy（ESGE），2020年〕では，10年後にスクリーニングプログラムに戻るか，TCSを繰り返すことが推奨されている（表）[3]．

日本人患者を対象としたいくつかの研究では，10 mm未満の腺腫のサーベイランス中にも一定の割合でANが発生することが報告されており，腺腫のない群と比較して大腸癌発生リスクが高いことが示唆されている[15),16]．一方，ドイツの集団ベースの症例対照研究（3,148例 vs. 3,274例）では，6年後のサーベイランスで大腸癌のオッズ比（95% CI）は2.96（1.7-5.16）であり，全大腸ポリープの切除が未完了の場合は3.73（2.11-6.6）であった．両者とも大腸内視鏡検査後大腸癌（post-colonoscopy colorectal cancer：PCCRC）の有意な危険因子であると報告されている[17]．別の解析では，低リスク群はTCSサーベイランスが3年未満で0.2（0.1-0.2），3～5年で0.4（0.2-0.6），6～10年で0.8（0.4-1.5）であり，低リスク群の大腸癌発生率減少効果は6年後に消失した[18]．以上の知見に加え，非ポリポイド大腸新生物は見落とされやすく，発生後短期間で浸潤癌に進展することが想定されるため，日本では5年以上の間隔を空けることは許容されない．日本のガイドラインでは，切除された腺腫（2個以下，非進行性腺腫 non-advanced adenoma：NAA）を有する患者に対して，初回大腸内視鏡検査から3～5年後に大腸内視鏡検査を行うことを推奨している（表）[6]．しかし，米国や欧州のガイドラインと比較すると，サーベイランスの間隔が短いと，大腸癌による死亡を減らすという観点からは，過度なコストアップになる可能性があり，費用対効果の観点からのガイドライン作成は今後の重要な課題である．

Ⅱ．高リスク腺腫（NAA）群

ベースラインTCSから5年後のANリスクを調査した前向き観察研究では，腺腫（3個以上，AA以外）の相対リスク（95%CI）は腺腫なしと比較して5.01（2.01-11.96）であり，別の研究では，腺腫（1～2個）のハザード比（95% CI）は3.06（1.51-6.57）であった[10]．

しかしながら，米国のガイドラインでは，従来の低リスク腺腫の一部として3～4個のNAAに対しては3～5年でのTCSサーベイランスが推奨されている．対照的に，5～10個以上のNAAに対しては3年でのTCSサーベイランス

が推奨されている（表）[4]．ESGE ガイドラインでは，腺腫（3〜4個の NAA）が10年後に腺腫（1〜2個の NAA）を有する患者と同様にスクリーニングプログラムまたは TCS に戻ることが推奨されている．対照的に，5個以上の腺腫（NAA）に対しては3年後の TCS サーベイランスが推奨される（表）[3]．

JGES ガイドラインは，腺腫（3〜9個の NAA）では3年後の TCS サーベイランスを推奨している（表）[6]．これは，これらのガイドラインが腸管温存を目標に作成されたためであり，大腸癌の死亡率抑制という目標よりも厳しいものである．Japan Polyp Study（JPS）では，3年間隔で数例の平坦陥凹型腫瘍が見つかっている[19]．したがって，3年以上間隔を空けることは困難である．US-MSTF ガイドラインでは，11個以上の腺腫について1年後の TCS サーベイランスを推奨している（表）[4]．ESGE ガイドラインでは，腺腫10個以上で遺伝相談が推奨されている（表）[3]．JGES ガイドラインでは10個以上の腺腫に対して1年後の TCS サーベイランスが推奨されている（表）[6]．

Ⅲ. advanced neoplasia（AN）群

US-MSTF と ESGE のガイドラインは，3年間の TCS サーベイランスを推奨している（表）[3],[4]．JGES ガイドラインでは，原則として3年後のサーベイランスを推奨しているが，20 mm を超える腺腫，粘膜内癌〔欧米では high-grade dysplasia（HGD）に相当〕，T1 癌の場合は1年後のサーベイランスを推奨している（表）[6]．ポーランドの全国スクリーニング・プログラムに基づく最近の研究では，HGD および20 mm を超える腫瘍の内視鏡的切除後の大腸癌発生率および死亡率のリスクは，ほかのAN の2倍以上であったと報告されている[20]．

さらに，日本で実施された大腸 ESD 症例の長期コホート研究（CREATE-J）では，20 mm以上のポリープを有する患者 1,437 例（約50%が pTis または pT1 癌）において，長期追跡期間中（中央値 46.0 カ月）に 15 例（1.0%）の異時性大腸浸潤癌が発生したと報告している．異時性大腸癌の発見までの期間中央値は 26.8 カ月で，ほとんどの症例が ESD 後の2回目のサーベイランスで発見され，15 例中 13 例が外科的治療を受けた[21]．したがって，3年後に頻度は低いものの，異時性大腸癌が発見された場合は，内視鏡的切除を行うには病変が進行しすぎている可能性が高い．したがって，早期大腸癌（pTis または pT1 癌）の初回内視鏡的切除後は，1年間のサーベイランス間隔が適切である．

Ⅳ. 分割切除後

早期大腸癌の内視鏡的切除で分割切除や水平断端陽性となった場合，局所再発のリスクは内視鏡的切除法にかかわらず増加する．とくに，分割切除後の局所再発は 9.1〜27.5% の確率で2年以内に起こることが多い[22]〜[26]．日本と台湾で行われた RCT では，3カ月後と6カ月後のサーベイランスで発見された局所再発病変はいずれも内視鏡的に救済可能であり，24 カ月後の再発率も同程度であったため，6カ月後が最適であると結論づけられた[27]．

ESGE と日本の大腸癌治療ガイドラインでは，分割切除後の次の内視鏡フォローアップを約6カ月後に行うことを推奨している[28]．病変の浸潤部位を考慮しない無計画な分割 EMRは，浸潤部位を分割する危険性があり，浸潤深度を過小評価する可能性がある．さらに，外科的追加切除の対象となるべき因子が見落とされる可能性もある．実際，無計画ではないが，粘膜内病変と診断された大型の側方進展型腫瘍（laterally spreading tumor；LST）を断片的なEMR で治療し，病理診断は粘膜内癌で脈管浸潤陰性であったが，経過観察中に局所浸潤癌が再発した症例の報告がある[29]．断片的切除が予想される場合でも，腫瘍の最深部を断片化せずに切除し，辺縁の非腫瘍性粘膜を確実に切除に含めることで，病理診断の精度が向上し，不完全切除による局所再発が減少する可能性がある．

また，治療前に浸潤癌か否かの診断が困難な症例も一定の割合で存在するため，LST 非顆粒型や陥凹を伴う病変など浸潤癌である可能性が高い症例では一括切除を目指して ESD を行うことが適切と考えられる．そのためには，ESD を行える内視鏡医の育成が重要である．

V．鋸歯状病変

US-MSTF，ESGE，および JGES のサーベイランスガイドラインは，異形成を伴う無茎性鋸歯状病変（sessile serrated lesion with dysplasia；SSLD）および鋸歯状腺腫（traditional serrated adenoma；TSA）に対して，3年後の TCS サーベイランスを推奨する点で共通している[3),4),6)]．鋸歯状病変については，サーベイランスの長期的効果に関するエビデンスが不足しており，今後の研究課題である．さらに，serrated polyposis syndrome（SPS）は大腸癌の高リスク因子と考えられており，より綿密なサーベイランスが推奨されている[30),31)]．

VI．ポリープ切除後のサーベイランスの将来展望

ESGE のガイドラインには，サーベイランスの中止に関する記述があり，"80 歳でサーベイランスを中止するか，併存疾患のために期待余命が短い場合は中止する" と推奨していることは注目に値する．平均寿命が世界有数の長寿国である日本では，80 歳代でもサーベイランス内視鏡検査は継続されていた．しかし，ガイドラインに中止の基準を明記することで，臨床現場で高齢者を不必要なリスクにさらすことを避けることができるかもしれない．

複数回のサーベイランス TCS に関するデータは非常に限られている．たとえば，2回目のサーベイランス内視鏡検査で低リスクの腺腫が見つかった場合，1回目のサーベイランスで低リスクの腺腫が見つかった症例と，1回目のサーベイランスでHGDや超高リスクの腺腫（＞20 mm）が見つかった症例とで，3回目のサーベイランス間隔を同じにすべきかどうかが問題となる．

おわりに

日本においてもリスク層別化に基づく待望のサーベイランスガイドラインが策定された[6)]．ガイドラインは，臨床現場で効果的に活用されてこそ意味がある．また，新しいエビデンスに基づいて改訂されなければならない．とくに日本では，現在不足しているトピックについて，新たな知見が蓄積されることが望まれる．

文献

1) Winawer SJ, Zauber AG, Ho MN, et al：Prevention of colorectal cancer by colonoscopic polypectomy. The National Polyp Study Workgroup. N Engl J Med　1993；329：1977-1981
2) Atkin W, Wooldrage K, Brenner A, et al：Adenoma surveillance and colorectal cancer incidence：a retrospective, multicentre, cohort study. Lancet Oncol　2017；18：823-834
3) Hassan C, Antonelli G, Dumonceau JM, et al：Post-polypectomy colonoscopy surveillance：European Society of Gastrointestinal Endoscopy（ESGE）Guideline—Update 2020. Endoscopy　2020；52：687-700
4) Gupta S, Lieberman D, Anderson JC, et al：Recommendations for follow-up after colonoscopy and polypectomy：A consensus update by the US Multi-Society Task Force on colorectal cancer. Gastroenterology　2020；158：1131-1153.e5
5) Hotta K, Matsuda T, Tanaka K：Post-polypectomy colonoscopy surveillance in the real clinical practice：Nationwide survey of 792 board certified institutions of the Japan Gastroenterological Endoscopy Society. Dig Endosc　2020；32：824
6) Saito Y, Oka S, Kawamura T, et al：Colonoscopy screening and surveillance guidelines. Dig Endosc　2021；33：486-519

7) Winawer SJ, Zauber AG, O'Brien MJ, et al : Randomized comparison of surveillance intervals after colonoscopic removal of newly diagnosed adenomatous polyps. The National Polyp Study Workgroup. N Engl J Med 1993 ; 328 : 901-906

8) Chung SJ, Kim YS, Yang SY, et al : Five-year risk for advanced colorectal neoplasia after initial colonoscopy according to the baseline risk stratification : a prospective study in 2452 asymptomatic Koreans. Gut 2011 ; 60 : 1537-1543

9) Bonithon-Kopp C, Piard F, Fenger C, et al : Colorectal adenoma characteristics as predictors of recurrence. Dis Colon Rectum 2004 ; 47 : 323-333

10) Lieberman DA, Weiss DG, Harford WV, et al : Five-year colon surveillance after screening colonoscopy. Gastroenterology 2007 ; 133 : 1077-1085

11) Noshirwani KC, van Stolk RU, Rybicki LA, et al : Adenoma size and number are predictive of adenoma recurrence : implications for surveillance colonoscopy. Gastrointest Endosc 2000 ; 51 : 433-437

12) Atkin WS, Morson BC, Cuzick J : Long-term risk of colorectal cancer after excision of rectosigmoid adenomas. N Engl J Med 1992 ; 326 : 658-662

13) Loberg M, Kalager M, Holme O, et al : Long-term colorectal-cancer mortality after adenoma removal. N Engl J Med 2014 ; 371 : 799-807

14) Cross AJ, Robbins EC, Pack K, et al : Colonoscopy surveillance following adenoma removal to reduce the risk of colorectal cancer : a retrospective cohort study. Health Technol Assess 2022 ; 26 : 1-156

15) Matsuda T, Fujii T, Sano Y, et al : Five-year incidence of advanced neoplasia after initial colonoscopy in Japan : a multicenter retrospective cohort study. Jpn J Clin Oncol 2009 ; 39 : 435-442

16) Yamaji Y, Mitsushima T, Ikuma H, et al : Incidence and recurrence rates of colorectal adenomas estimated by annually repeated colonoscopies on asymptomatic Japanese. Gut 2004 ; 53 : 568-572

17) Campa D, Sainz J, Pardini B, et al : A comprehensive investigation on common polymorphisms in the MDR1/ABCB1 transporter gene and susceptibility to colorectal cancer. PLoS One 2012 ; 7 : e32784

18) Stock C, Pulte D, Haug U, et al : Subsite-specific colorectal cancer risk in the colorectal endoscopy era. Gastrointest Endosc 2012 ; 75 : 621-630

19) Matsuda T, Fujii T, Sano Y, et al : Randomised comparison of postpolypectomy surveillance intervals following a two-round baseline colonoscopy : the Japan Polyp Study Workgroup. Gut 2020 ; 70 : 1469-1478

20) Wieszczy P, Kaminski MF, Franczyk R, et al : Colorectal cancer incidence and mortality after removal of adenomas during screening colonoscopies. Gastroenterology 2020 ; 158 : 875-883.e5

21) Ohata K, Kobayashi N, Sakai E, et al : Long-term outcomes after endoscopic submucosal dissection for large colorectal epithelial neoplasms : A prospective, multicenter, cohort trial from Japan. Gastroenterology 2022 ; 163 : 1423-1434.e2

22) Yamada M, Saito Y, Takamaru H, et al : Long-term clinical outcomes of endoscopic submucosal dissection for colorectal neoplasms in 423 cases : a retrospective study. Endoscopy 2017 ; 49 : 233-242

23) Hotta K, Fujii T, Saito Y, et al : Local recurrence after endoscopic resection of colorectal tumors. Int J Colorectal Dis 2009 ; 24 : 225-230

24) Moss A, Williams SJ, Hourigan LF, et al : Long-term adenoma recurrence following wide-field endoscopic mucosal resection (WF-EMR) for advanced colonic mucosal neoplasia is infrequent : results and risk factors in 1000 cases from the Australian Colonic EMR (ACE) study. Gut 2015 ; 64 : 57-65

25) Oka S, Tanaka S, Saito Y, et al : Local recurrence after endoscopic resection for large colorectal neoplasia : a multicenter prospective study in Japan. Am J Gastroenterol 2015 ;

110 : 697-707

26) Niimi K, Fujishiro M, Kodashima S, et al : Long-term outcomes of endoscopic submucosal dissection for colorectal epithelial neoplasms. Endoscopy 2010 ; 42 : 723-729

27) Nakajima T, Sakamoto T, Hori S, et al : Optimal surveillance interval after piecemeal endoscopic mucosal resection for large colorectal neoplasia : a multicenter randomized controlled trial. Surg Endosc 2022 ; 36 : 515-525

28) Hashiguchi Y, Muro K, Saito Y, et al : Japanese Society for Cancer of the Colon and Rectum (JSCCR) guidelines 2019 for the treatment of colorectal cancer. Int J Clin Oncol 2020 ; 25 : 1-42

29) Saito Y, Fukuzawa M, Matsuda T, et al : Clinical outcome of endoscopic submucosal dissection versus endoscopic mucosal resection of large colorectal tumors as determined by curative resection. Surg Endosc 2010 ; 24 : 343-352

30) Boparai KS, Mathus-Vliegen EM, Koornstra JJ, et al : Increased colorectal cancer risk during follow-up in patients with hyperplastic polyposis syndrome : a multicentre cohort study. Gut 2010 ; 59 : 1094-1100

31) Miwata T, Hiyama T, Oka S, et al : Clinicopathologic features of hyperplastic/serrated polyposis syndrome in Japan. J Gastroenterol Hepatol 2013 ; 28 : 1693-1698

第Ⅳ章 切除後のマネジメント

5 エビデンス創出のための臨床研究

今井 健一郎　静岡県立静岡がんセンター内視鏡科
堀田 欣一　静岡県立静岡がんセンター内視鏡科

Key words clinical question, ランダム化比較試験, 特定臨床研究

はじめに

大腸ポリペクトミーやEMRは，消化器内視鏡領域における標準的な治療技術であり，多くの大腸腫瘍に適用されている．しかし，標準治療のさらなる改良や新たな治療法を導入するためには，臨床試験によるエビデンスが不可欠である．とくに標準治療を変更するためには，第Ⅲ相試験を通じて現行の治療法との比較が必要である．

本稿では，研究の立案，試験デザイン，研究対象の設定，エンドポイントの選定とサンプルサイズ設計，そして研究実施体制の構築について述べる．

Ⅰ．研究の立案（図1）

臨床研究を立案する際の出発点となるのがclinical question（臨床的疑問）である．これは，医療現場で直面する課題や疑問から生まれるものであり，研究の目的や方向性を決定づける．良いclinical questionは，研究の質を大きく左右するため，明確かつ具体的であることが重要である．たとえば「Tip-in EMRは大型大腸腫瘍の内視鏡切除に有用か？」というclinical questionが発出されたとする．これをPICO（Patient, Intervention, Comparison, Outcome）フレームワークに当てはめてみる．P：15～25 mmの大腸腫瘍，I：Tip-in EMR, C：conventional EMR, O：一括切除割合，という具合に具体化されてくる．最初のclinical questionは「Tip-in EMRは15～25 mmの大型大腸腫瘍の内視鏡切除において従来型EMRと比較して，重要なエンドポイントである一括切除割合が優れているか？」というresearch questionに書き換えられる．発出されたclinical question

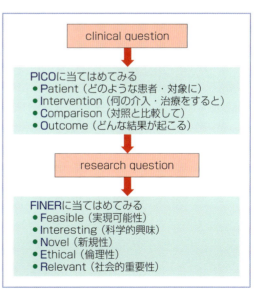

図1 clinical questionから臨床研究への発案プロセス

（research question）が実施する価値（value）があるか否かを吟味する方法に FINER（Feasible, Interesting, Novel, Ethical, Relevant）がある．本研究においては FINER のすべてが Yes であり，研究計画を実行した．

適切な clinical question を設定することで，研究の焦点が明確になり，無駄のない効率的なデザインが可能となる．また，臨床現場のニーズに即した研究となり，得られたエビデンスが医療の質向上に貢献する．したがって，臨床研究を始める際には，まず適切な clinical question の設定が不可欠である．

■ Ⅱ．試験デザイン

臨床研究は，医薬品や医療技術の有効性と安全性を評価するために実施される．とくに，新薬開発においては，第Ⅰ相試験から第Ⅳ相試験までの段階的なプロセスを経て，科学的根拠を蓄積しながら検証が行われる．

❶ 第Ⅰ相試験

第Ⅰ相試験は，おもに健康な成人ボランティア（場合によっては患者）を対象に，新薬の安全性と薬物動態を評価することを目的とする．少数の被験者を対象に，単回投与試験や反復投与試験が行われる．用量漸増試験を通じて，忍容性や最大耐用量が決定される．この段階では，治療効果の評価は主目的ではない．通常，内視鏡領域の研究では第Ⅰ相は省略されることが多い．

❷ 第Ⅱ相試験

第Ⅱ相試験は，新規治療の有効性と安全性について患者を対象に評価する段階である．ある程度の患者数，対象病変数で，治療効果と安全性を評価し，標準治療の候補となりうるかどうかを決定する段階となる．通常，単群で実施されることが多いが，新規治療候補が2つある場合にランダム化第Ⅱ相試験として，第Ⅲ相のアームを決める目的で実施されることもある．

❸ 第Ⅲ相試験

第Ⅲ相試験は，新規治療の有効性と安全性を大規模な患者群で実施される検証的試験である．通常，数百～数千人の患者を対象に実施され，現在の標準治療と比較することが一般的である．この試験の結果で新規治療が有意に優れていれば，標準治療が置き換わる根拠となる．第Ⅲ相試験では，ランダム化比較試験（RCT）として行われることが一般的であり，大きく優越性試験と非劣性試験という2つのデザインがある．優越性試験は新規治療が重要なエンドポイントにおいて，標準治療より優れていると期待される場合に採用される．非劣性試験は新規治療の治療効果は標準治療と同等と予想されるが，侵襲性やコストにおいて明らかに優れている場合に採用される．

❹ 第Ⅳ相試験

第Ⅳ相試験は，承認・市販後に行われる試験であり，リアルワールドに近い設定で行われる研究である．長期予後，長期の安全性などを検証する目的で実施される．第Ⅲ相と異なる対象設定で，異なる結果が得られることもあり，重要な位置づけの研究である．

❺ 研究施行後の手続き

また，臨床研究法の施行後は臨床研究法に基づく研究を「特定臨床研究」と「非特定臨床研究」に大きく分類することとなった．「特定臨床研究」には企業から資金提供を受けた介入研究や，未承認・適応外の医薬品・医療機器を用いた研究が該当する．特定臨床研究は，研究の信頼性や倫理性を担保するため，厚生労働省への届出や認定臨床研究審査委員会（Certified Review Board：CRB）での審査が必要となる．

■ Ⅲ．研究対象の設定

臨床試験の対象は，目的に応じた選定が必要である．たとえば，新しいポリペクトミー・EMR 手技の有効性を検証する場合，対象とな

る患者群を正確に定義し，従来の治療を受けた患者群と比較することが重要である．具体例を挙げると，Tip-in EMR についてはすでに後ろ向き研究[1]で，15〜25 mm 大のポリープに対する一括切除割合が従来型 EMR に関する既報の一括切除割合（50.5％）に比べて高い（85.9％）ことが判明していたために，従来法を上回る治療効果が期待できると予想し，第Ⅲ相試験として RCT（優越性試験）（STAR 試験）として計画した．

Ⅳ．エンドポイント設定とサンプルサイズ設計

臨床試験では，主要エンドポイントと副次的エンドポイントの設定が重要である．

❶ エンドポイント設定

主要エンドポイントは，研究の目的を達成するために最も重要な指標であり，たとえばポリペクトミーの成功率や再発率が含まれるが，生存，あるいはその代替指標を設定するとインパクトが大きい．副次的エンドポイントとしては，安全性や経済的影響が挙げられる．具体例を挙げると STAR 試験では EMR 遺残に対する強い逆相関がすでに数多く報告されている一括切除割合を主要エンドポイントとした．遺残腫瘍は内視鏡検査後大腸癌（PCCRC）の原因であることが知られており，初回の内視鏡切除において一括切除割合を向上することは"大腸腫瘍切除を実施する真の目的"である大腸癌死亡を間接的に低減することを示唆できると考えたためである[2]．

❷ サンプルサイズ設計

Tip-in EMR の後ろ向き研究（85.9％）から閾値を 50.5％，期待値を 85％ と見込んで，優越性を実証する設定でサンプルサイズ計算を行った．α エラー 5％，β エラー 20％，有意水準設定 0.05，脱落 20％ の場合に片群 40 例と算出された．さらに，Tip-in 手技を行うことによる不利益がないのかどうかを評価するために，副次評価項目に有害事象と術時間を設定した．その結果，「Tip-in EMR は有害事象や術時間を延長することなく一括切除割合を有意に向上した」と結論した[3]．

Ⅴ．研究実施体制の構築（図2）

臨床研究を始めるには，まず研究実施計画書（プロトコル）の作成が必要である．その他に説明同意文書，Clinical Research Form（CRF）などの必要書類を準備する．プロトコルに記載すべき項目は研究の内容にかかわらずだいたい決まっているので，過去に実施された研究でデザインなどが類似しているものを参考に作成す

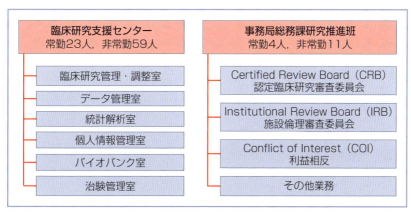

図2　静岡がんセンターにおける臨床研究支援体制

る．統計に関する部分は生物統計家に記載してもらうことが必須である．とくに「臨床研究法」においては記載すべき項目が厳格に定まっている．研究実施計画書，必要書類が準備できたら施設倫理審査委員会（Institutional Review Board；IRB）の承認を得る．

特定臨床研究ではCRBの承認を受ける．自施設にCRBがない場合には，審査を受け付けている他施設のCRBに依頼する．静岡がんセンターでは，臨床研究を効率的に進めるための支援体制が整備されている（図2）．研究者が直面する課題に対して，プロトコル作成や統計解析，データ管理，倫理的なアドバイスなど多面的なサポートを提供している．また，研究開始後についても登録，割付，CRF作成などのサポートが専門知識を有するClinical Research Coordinator（CRC）により提供される．これにより，臨床試験が円滑に進行し，エビデンスの創出が促進される．

臨床研究に役立つWebサイトとして，以下のツールを紹介する．

- 米国最大のがん臨床試験グループであるSWOGの統計ツール（https://stattools.crab.org）：研究設計に必要なサンプルサイズの計算や，統計的検討をサポートするツールである．
- 生物統計家のホームページ（https://nshi.jp/en/js/）：統計解析のリソースとして役立つ情報が提供されている．

おわりに

標準治療を変えるためには，臨床研究によるエビデンス構築が必要であり，そのための第Ⅲ相試験の計画と実施が重要である．適切な対象設定やエンドポイントの設定，そして研究を支える準備は，臨床研究の成功に不可欠である．研究支援体制の構築や公的に利用可能なツールを活用し，質の高い研究を進めることが求められる．

文献

1) Imai K, Hotta K, Ono H：Tip-in endoscopic mucosal resection：Simple, efficacious trick for endoscopic mucosal resections of large colorectal polyps. Dig Endosc 2021；33：203

2) Hassan C, Rutter M, Repici A：En bloc resection for 10-20 mm polyps to reduce post colonoscopy cancer and surveillance. Clin Gastroenterol Hepatol 2019；17：2173-2175

3) Imai K, Hotta K, Ito S, et al：Tip-in endoscopic mucosal resection for 15-to 25-mm colorectal adenomas：A single-center, randomized controlled trial (STAR Trial). Am J Gastroenterol 2021；116：1398-1405

和文索引

あ

アスコルビン酸含有ポリエチレングリコール製剤（モビプレップ®）　76
アスピリン　64
アルギン酸ナトリウム　86

い

遺残再発病変　120
異所性陰窩形成　40
一括切除　136, 158
インジゴカルミン・コントラスト法　18

え・お

エピネフリン局注　99
エロビキシバット（グーフィス®）　77
大型病変（large）　23

か

回盲部到達率　75
拡大視効果　116
過形成性ポリープ　37
画像強調内視鏡　18
家族性大腸腺腫症　60
観察技術　17

き

吸引回収　167
局所再発　137
局注　108
　──液　85
　──不要　115
虚血性腸炎　78
鋸歯状病変　37, 91, 155, 174

く・け

クエン酸マグネシウム製剤（マグコロール® P）　76
クリーンコロン　52, 60
グリセオール®　152
グリセロール　86

クリッピング　164
　予防的──　61, 164
グルカゴン　61
研究実施計画書　193

こ

高異型度病変予測所見　101
抗凝固薬単剤症例　64
抗血小板薬　63
　──2剤併用療法　67
　──多剤服用症例　66
　──単剤症例　64
抗血栓薬服用者に対する消化器内視鏡診療ガイドライン　63
後出血　100
　──率　61
小型病変（small）　23
コンピュータ質的診断支援　33

さ・し

再構築像（マッピング）　170
シクロペンチルトリアゾロピリミジン（CPTP）系　66
施設倫理審査委員会　194
実体顕微鏡　170
重要な質の指標　75
従来型EMR　105, 115, 136, 147, 155
出血　61
　術中──　114
　遅発性──　92, 164
消化器内視鏡用語集　158
静脈侵襲　181
浸水下EMR　57, 105, 115, 116, 126, 157

す〜そ

スネア　81, 118
スネアリング　110, 151
生理食塩水　85
切除後潰瘍　111
切除深度　91
説明同意文書　193
穿孔　61, 100, 114
　遅発性──　137, 157

腸管──　78
腺腫検出割合　16, 75
先端刺入法EMR　105, 133, 157
先端フード　17
簇出　182
側方発育型腫瘍　31, 113, 187

た

大腸ESD/EMRガイドライン　105
大腸pT1癌　173
大腸癌治療ガイドライン　105, 147
大腸鋸歯状病変　115
大腸内視鏡スクリーニングとサーベイランスガイドライン　23, 75, 184
大腸ポリープ診療ガイドライン　52
脱水症　78
担癌割合　29

ち

チエノピリジン誘導体　64
遅発性出血　92, 164
遅発性穿孔　137, 157
虫垂開口部病変　120
腸管穿孔　78
腸管洗浄　75
腸閉塞　78
直接経口抗凝固薬（DOAC）を含めた抗凝固薬に関する追補　63
直腸神経内分泌腫瘍　139

つ〜と

追加外科切除の基準　173
低圧　116
低出力純切開波 hot snare polypectomy　101
低電圧ピュアカット（LPPC）-HSP　60, 101, 157
低分化胞巣　182
電気凝固切除後症候群　137
展翅　168

特定臨床研究　192

な

内視鏡 AI　19
内視鏡検査後大腸癌　16, 37, 52, 75, 186, 193
内視鏡診療における鎮静に関するガイドライン　60
内視鏡選択　117

に〜の

日本消化器内視鏡学会（JGES）23, 91
日本版高出血リスク（HBR）評価基準　67
認定臨床研究審査委員会　192
粘膜下層剝離　151
粘膜切開　151
脳卒中治療ガイドライン　70

は

バイポーラ型　82
抜去時間　16
反復観察　17

ひ

ヒートシンク効果　116
ヒアルロン酸ナトリウム　86
ピコスルファートナトリウム・酸化マグネシウム・無水クエン酸配合剤（ピコプレップ®）77
微小病変（diminutive）　23
非進行性腺腫　186
ビスコクリア　126
非特定臨床研究　192
表在性非乳頭部十二指腸上皮性腫瘍　129
病変径測定　23
病理組織所見/標本　176
非劣性試験　192

ふ〜ほ

ブチルスコポラミン臭化物　61
分割 EMR　111
分割切除　158
分葉消失　29
ペチジン塩酸塩　61
ヘパリン置換　66
ポリープ切除後出血　157

ポリエチレングリコール（PEG）製剤（ニフレック®）75

み〜も

ミダゾラム　61
脈管侵襲　181
ムコアップ®　152
無水硫酸ナトリウム・硫酸カリウム・硫酸マグネシウム水和物（サルプレップ®）77
メジャー鉗子　25
モノポーラ型　82

ゆ・よ

優越性試験　192
有茎性病変　99
予防的クリッピング　61, 164

ら〜わ

ランダム化比較試験　136, 192
留置スネア　99, 166
臨床研究法　192
リンパ管侵襲　181
リンパ節転移予測ノモグラム　182
ワルファリン服用者　65

欧文索引

1,000 μm 以上の SM 癌のリンパ節転移リスクの層別化プロジェクト研究　181

A・B

adenoma detection rate（ADR）16, 75
advanced adenoma　23, 53
advanced neoplasia（AN）　185
ADVENTURE trial　30
AI サイズ測定　26
BioShield® irrigator　127
Blue Laser Imaging（BLI）18, 29
BRAF 遺伝子変異　37

C

CADEYE　33
Captivator™ II　102, 118, 133
Certified Review Board（CRB）192
CHADS$_2$スコア　71
clean colon　52, 60
clinical question　191
Clinical Research Coordinator（CRC）194
Clinical Research Form（CRF）193
clinically significant post-EMR bleeding（CSPEB）165
cold forceps polypectomy（CFP）60

cold snare EMR（CS-EMR）96, 105, 156
cold snare polypectomy（CSP）24, 29, 37, 53, 60, 83, 90, 99, 105, 155, 167
computer-aided diagnosis（CADx）33
CONCISE trial　97
conventional EMR（CEMR）105, 115, 116, 136, 147, 155
CpG island methylation phenotype（CIMP）-high　37
CREATE-J　187
CREDO-Kyoto リスクスコア　67

D・E

dilated and branching vessels （DBV） 174
dual antiplatelet therapy（DAPT） 67
EC 分類 32
ectopic crypt formation （ECF） 40
EMR 37, 53, 57, 83, 85, 91, 99, 115, 139, 147
　——using a cap-fitted endoscope （EMR-C） 140
　——with a ligation device （ESMR-L） 139
　conventional—— （CEMR）105, 115, 136
　gel immersion—— （GIEMR） 57, 126, 158
　precutting—— 105, 147
　Tip-in—— 105, 133, 157
　underwater——（UEMR） 57, 105, 115, 116, 126, 157
EndoBRAIN 33
Endocyto （EC） 32
endoscopic band ligation （EBL） 141
ESD 37, 117, 140, 147, 175
ESG-150 103
ESG-300 103
European Society of Gastrointestinal Endoscopy （ESGE） 23, 52, 91, 105, 164
　——ガイドライン 155

F〜H

familial adenomatous polyposis （FAP） 60
FINER 191
gel immersion EMR （GIEMR） 57, 126, 158
gel immersion endoscopy （GIE） 126
goblet cell-rich HP （GCHP） 37
head invasion 181
heat sink effect 116
hot snare polypectomy （HSP） 53, 60, 91, 99, 155
hyaluronic acid （HA） 86
hybrid ESD 147
hyperplastic polyp （HP） 37

I〜K

Institutional Review Board （IRB） 194
Japan Gastroenterological Endoscopy Society （JGES） 23, 91
JNET 分類 31
KRAS 遺伝子変異 37

L

laterally spreading tumor （LST） 31, 113, 187
Linked Color Imaging （LCI） 18
low-power pure-cut HSP （LPPC-HSP） 60, 101, 157
LST granular homogeneous type （LST-G-H） 31
LST granular nodular mixed type （LST-G-M） 31
LST non-granular flat elevated type （LST-NG-F） 31
LST psuedo-depressed type （LST-NG-PD） 31

M

Mallory-Weiss 症候群 78
microsatellite instability （MSI）-high 37
microsatellite stable （MSS） 37
microvesicular HP （MVHP） 37
modified EMR 105, 158

N

National Polyp Study（NPS） 52, 184
NBI 18, 29, 174
neuroendocrine tumor （NET） 139
non-advanced adenoma （NAA） 186
non-lifting sign 150
non-polypoid growth（NPG） 29, 155, 181
non-traumatic tube （NT-tube） 105
nongranular type （LST-NG） 113
normal saline （NS） 85

P・Q

Paris 分類 155
PEG 製剤 75
per-anal endoscopic myectomy （PAEM） 144
PICO 191
piecemeal CSP （pCSP） 96
pit pattern 分類 31
polypoid growth （PG） 181
poorly differentiated clusters （PDC） 182
positioning 108
post-colonoscopy colorectal cancer （PCCRC） 16, 37, 52, 75, 186, 193
post-polypectomy syndrome 157
precutting EMR 105, 147
pseudo-depressed type 113
PT-INR 65
quality indicator 7

R

R0 切除割合 136
randomized controlled trial （RCT） 136, 192
re-snaring 111
research question 191
Resect and Discard strategy 60
RSPO 融合遺伝子 37

S

serrated lesion （SL） 115
serrated pathway 37
serrated polyposis syndrome （SPS） 60
sessile serrated lesion（SSL） 37, 91, 155, 174
sessile serrated lesion with dysplasia （SSLD） 37, 105
SM 浸潤距離 179
SnareMaster Plus 102, 118
sodium alginate （SA） 86
SOUTEN® 147
stalk invasion 181
superficial nonampullary duodenal epithelial tumors （SNA-DETs） 129

T

target sign　111
terminal digit preference　26, 155
Texture and Color Enhancement Imaging（TXI）　19
Tip-in EMR　105, 133, 157
traditional serrated adenoma

（TSA）　37
two-fingers method　95

U~W

underwater EMR（UEMR）　57, 105, 115, 116, 126, 157
United States Multi-Society Task Force（US-MSTF）　23, 91
varicose microvascular vessel

（VMV）　40
VIO® 3　103
VIO200S　103
VIO300D　103, 133
virtual scale endoscope（VSE）　26
WASP classification　45
WHO 分類　37
WISE VISION®　33

大腸ポリペクトミー・EMR 2025

2025 年 5 月 10 日　第 1 版 1 刷発行

編　集	堀田　欣一
発行者	増永　和也
発行所	株式会社日本メディカルセンター
	東京都千代田区神田神保町 1-64（神保町協和ビル）
	〒101-0051　TEL 03（3291）3901㈹
印刷所	三報社印刷株式会社

ISBN978-4-88875-330-2

Ⓒ2025　乱丁・落丁は，お取り替えいたします.

本誌に掲載された著作物の複製・転載およびデータベースへの取り込みに関する許諾権は日本メディカルセンターが保有しています.

[JCOPY] 〈(社)出版者著作権管理機構　委託出版物〉
本誌のコピーやスキャン等による無断複製は著作権法上での例外を除き禁じられています. 複製される場合は，そのつど事前に，出版者著作権管理機構（電話 03-5244-5088，FAX 03-5244-5089，e-mail：info@jcopy.or.jp）の許諾を得てください.